EARL MINDELL

Die Nährstoffbibel

Handbuch der
Nahrungsergänzungsmittel

Aus dem Amerikanischen von
JUTTA HEIN und DR. DORIS MÄRTIN

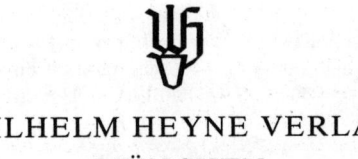

WILHELM HEYNE VERLAG
MÜNCHEN

HEYNE RATGEBER
08/5282

Deutsche Erstausgabe 10/99
Copyright © 1998 by Earl Mindell, R.Ph., Ph.D. and Carol Colman
Die amerikanische Originalausgabe erschien unter dem Titel
EARL MINDELL'S SUPPLEMENT BIBLE
im Verlag Fireside, New York
Copyright © der deutschsprachigen Ausgabe 1999
by Wilhelm Heyne Verlag GmbH & Co. KG, München
http://www.heyne.de
Printed in Germany 1999
Lektorat: Gisela Klemt/lüra
Umschlaggestaltung: Atelier Bachmann & Seidel, Reischach
Umschlagabbildung: Studio für Werbefotografie Elmar Kohn, Landshut
Satz: Schaber Satz- und Datentechnik, Wels
Druck und Bindung: Ebner Ulm

ISBN 3-453-15456-8

Dank

Ich möchte den Menschen, die mich bei diesem Buch unterstützt haben, meinen tiefen und nachhaltigen Dank aussprechen. Mein besonderer Dank gilt Judith Eaton, M.S., R.D., für ihre wunderbare Arbeit. Danken möchte ich auch Philip Duterme, Präsident von Ayurvedic Concepts; James H. Zhou, Ph.D., Mitgründer von HerbaSway; Alan Kratz, Pharm.D., von Homeovits Laboratories; Harold Segal, Ph.D.; Bernard Bubman, R.Ph.; Edward Powell, R.Ph.; Sal Messineo, Pharm.D.; Arnold Fox, M.D.; Dennis Huddleson, M.D.; Rory Jaffe, M.D.; Donald Cruden, O.D.; Nathan Sperling, D.D.S.; und Alan Kashin, R.Ph., Ph.D.

Inhalt

Einleitung

Als ich vor 20 Jahren mein erstes Buch über Nahrungsergänzungsmittel veröffentlichte, galten Vitamine (und Leute, die
sie einnahmen) in vielen Kreisen als merkwürdig und exotisch,
und Kräuter waren allenfalls als Zutat zu Tomatensoße bekannt. Heute wissen wir, wie wichtig Vitamine und Kräuter für
die Erhaltung der Gesundheit und Vitalität sind. Eine über-
wältigende Mehrheit der Menschen, die auf ihre Gesundheit
achten, nimmt täglich Nahrungsergänzungsmittel zu sich und
die Hälfte der Amerikaner – über 100 Millionen Menschen –
verwendet Ergänzungsmittel zumindest ab und an: als ein-
faches Multivitaminpräparat, als homöopathisches Heilmittel
gegen Erkältungen und Grippe, als Kräuter zur Behandlung
von Wechseljahres- oder Prostatabeschwerden.

Bis vor kurzem war unsere Auswahl an Ergänzungsmitteln
allerdings ziemlich begrenzt. Viele Produkte, die seit Jahrzehnten in Europa frei verkauft wurden, waren in den USA wegen
einer restriktiven Gesetzgebung nicht erhältlich. Als Reaktion auf die Verbraucherwünsche verabschiedete der Kongreß
1994 den Dietary Supplement Health and Education Act
(DSHEA), ein Gesetz, das den Verkauf und die Vermarktung
von Ergänzungsmitteln in den USA radikal veränderte. Das
Gesetz hob jahrzehntelange Barrieren auf, die es aus verschiedenen Gründen schwierig, wenn nicht gar unmöglich gemacht
hatten, neue Ergänzungsmittel auf den Markt zu bringen.

Die meisten Ergänzungsmittel werden aus natürlichen Produkten entwickelt, und Naturprodukte können nicht patentiert werden. Deshalb hat die Pharmaindustrie kein Interesse
daran, hunderte Millionen Dollar in die klinischen Tests zu

investieren, die für die Zulassung durch die amerikanische Gesundheitsbehörde FDA (Food and Drug Administration) notwendig sind – einfach, weil sich die Investitionen nicht rentieren würden. Das neue Gesetz dagegen erklärte Ergänzungsmittel zu diätetischen Produkten, mit der Folge, daß sie nicht mehr den strengen und teuren Tests unterlagen, die die FDA für neue Medikamente vorschreibt. Viele Ergänzungsmittel, die vorher als Medikamente eingestuft worden wären und den FDA-Bestimmungen unterlegen hätten, können wegen des neuen Gesetzes in Reformhäusern, Apotheken und sogar Supermärkten frei verkauft werden.

Selbst Produkte, die in anderen Ländern seit Jahrzehnten ohne Nebenwirkungen verwendet wurden, durften nach dem alten Gesetz in den USA nicht ohne teure klinische Tests verkauft werden. Heute kann nun jedes Produkt mit einem vernünftigen Unbedenklichkeitsnachweis schnell auf den Markt gebracht werden. Produkte, die seit Jahrtausenden von Naturheilern oder seit Jahrzehnten außerhalb der USA problemlos angewendet werden, müssen somit nicht mehr den mühsamen Testverfahren unterzogen werden, die die FDA verlangt. Im Gegenteil: Heute muß die FDA den Beweis erbringen, daß ein Produkt bedenklich ist, bevor es aus den Regalen genommen werden kann.

Eine weitere bedeutende Veränderung besteht darin, daß die Hersteller inzwischen die gesundheitlichen Vorteile ihrer Produkte auf dem Etikett und in Anzeigen bewerben dürfen, sofern ihre Angaben wissenschaftlich fundiert sind. Wenn ein Produkt erkältungslindernd wirkt oder Osteoporose vorbeugt, dürfen die Hersteller darauf hinweisen.

Für die Verbraucher hat sich das neue Gesetz als Segen erwiesen. 1995, im ersten Jahr nach seinem Inkrafttreten, wurden in den USA sage und schreibe 20 000 neue Ergänzungsmittel auf den Markt gebracht, und jedes Jahr kommen mehrere Tausend dazu. Ein Gang durch einen Naturkostladen oder eine Apotheke bestätigt, wie sich die Lockerung der Vorschriften bereits heute auf das Angebot an Nahrungsergänzungsmitteln auswirkt.

Neben den traditionellen Vitaminen, Mineralstoffen und Kräutern, die in den letzten Jahren zu festen Begriffen geworden sind, stößt man reihenweise auf neue Produkte mit zum Teil exotisch klingenden Namen. Viele dieser neuen Produkte sind phytochemische Substanzen, Extrakte wirksamer Inhaltsstoffe, die nur in Obst und Gemüse zu finden sind und erst kürzlich isoliert und zu Ergänzungsmitteln verarbeitet wurden. Als weitere neue Produkte tauchen in den Regalen unter anderem Proteine auf, Aminosäuren, Enzyme, natürliche Hormone (wie DHEA und Melatonin) sowie andere körpereigene Substanzen, deren Produktion mit zunehmendem Alter zurückgeht und die deshalb ergänzt werden sollten. Hinzu kommen pflanzliche Ergänzungsmittel, die zwar in anderen Ländern längst auf breiter Basis verwendet wurden, in den USA bisher aber nicht.

Die Nährstoffbibel ist das erste Buch, das den Lesern die vielen seit 1994 neu auf dem Markt befindlichen Ergänzungsmittel nahebringt. Es wurde für die Millionen von Verbrauchern geschrieben, die Ergänzungsmittel einnehmen, durch die Lawine neuer Produkte aber verunsichert sind und mehr darüber erfahren möchten.

Wie Sie dieses Buch verwenden

Kern des Buchs sind die sogenannten »Top 100« der Ergänzungsmittel. Viele dieser Präparate sind wegweisende High-Tech-Produkte, die in den USA bisher nicht allgemein zur Verfügung standen. Darüber hinaus habe ich auch einige altbekannte Ergänzungsmittel in die Liste der Top 100 aufgenommen, die jetzt in neuer und verbesserter Form angeboten werden oder in jüngster Zeit als neue medizinische Errungenschaften im Gespräch waren. Zu jedem dieser Ergänzungsmittel finden Sie in diesem Buch nicht nur eine Beschreibung, sondern auch genaue Informationen darüber, wie Sie es anwenden müssen. Nicht jedes Ergänzungsmittel ist für alle Menschen gleichermaßen zu empfehlen; ich weise deshalb auch darauf hin, unter welchen Umständen von der Einnahme abzuraten ist.

Zusätzlich zu den Top 100 habe ich Ergänzungsmittel, die spezielle Probleme ansprechen, in Gruppen zusammengefaßt. Dadurch finden sich auch Leser, die sich gezielt über bestimmte Fragen informieren möchten, leicht in der *Nährstoffbibel* zurecht. Ein Beispiel: Die Diätpille »Phen Fen« wurde aus Sicherheitsgründen vom Markt genommen. Infolge dessen suchen jetzt Millionen von Menschen nach natürlichen Alternativen, die sie beim Abnehmen überflüssiger Pfunde unterstützen können. Aus diesem Grunde habe ich das Kapitel »Fettverbrenner und Ergänzungsmittel für Sportler« aufgenommen, in dem Produkte vorgestellt werden, die die Gewichtsabnahme und den Aufbau von Muskeltonus fördern und für ein kräftigeres, schlankeres Erscheinungsbild sorgen. Im selben Kapitel finden Sie auch Ergänzungsmittel, die Ihnen helfen, mehr Muskelmasse zu bilden oder Ihre sportlichen Leistungen zu steigern.

Darüber hinaus finden Sie spezielle Kapitel über Produkte, die Ihnen helfen können, Depressionen zu bekämpfen, Ihr Sexualleben in Schwung zu bringen, sich geistig auf Trab zu halten und Ihre Haut zu verjüngen. Natürlich finden Sie auch die neuesten Informationen über altbekannte Ergänzungsmittel, die Sie vielleicht schon selbst einnehmen, und eine kurze Einführung in die homöopathische Medizin, deren Popularität bekanntermaßen sprunghaft steigt.

Antworten auf häufig gestellte Fragen

Neben meiner Tätigkeit als Autor von Gesundheitsbüchern halte ich auch Vorträge und trete in vielen Talkshows auf. Dabei werde ich oft nach Nahrungsergänzungsmitteln gefragt. Im Folgenden habe ich einmal die Antworten auf die am häufigsten gestellten Fragen zusammengefaßt.

Was ist ein Vitamin?

Vitamine sind lebenswichtige organische Substanzen, die im allgemeinen nicht vom Körper selbst produziert, sondern über die Nahrung oder Nahrungsergänzungsmittel aufgenommen werden. Vitamine sind Mikronährstoffe, das heißt, unser Stoffwechsel benötigt nur relativ kleine Mengen davon, um gut zu funktionieren. Wenn Sie an einer starken Unterversorgung mit einem bestimmten Vitamin leiden, besteht die Gefahr einer Mangelerkrankung. Ein schwerer Mangel an Vitamin C kann beispielsweise zu Skorbut, starker Mangel an Vitamin D zu Rachitis führen.

Man unterscheidet zwei Gruppen von Vitaminen: wasserlösliche und fettlösliche. Die meisten Vitamine sind wasserlöslich, das heißt, sie werden im Körper nicht gespeichert, sondern überschüssige Mengen werden mit dem Urin ausgeschieden. Fettlösliche Vitamine (A, D, E und K) werden im Fettgewebe gelagert. Wasserlösliche Vitamine werden in Mikrogramm ($1 \ \mu g = 1/1\,000\,000$ Gramm) oder in Milligramm ($1 \ mg = 1/1000$ Gramm) gemessen. Fettlösliche Vitamine mißt man in IE, Internationalen Einheiten; eine Ausnahme bildet das Vitamin A, das manchmal in RE (Retinol-Äquivalent) gemessen wird: $1 \ RE = 1 \ IE$.

Was ist ein Mineralstoff?
Mineralstoffe oder Mineralien sind in der Natur auftretende chemische Elemente, die überall im Körper vorhanden sind und entweder durch die Nahrung oder durch Ergänzungsmittel immer wieder aufgefüllt werden müssen. Sie sind wichtig für kräftige Zähne und Knochen und für die normale Zellfunktion. Mineralstoffe werden in zwei Kategorien eingeteilt: essentielle Mineralstoffe und Spurenelemente. Essentielle Mineralstoffe müssen in größeren Mengen aufgenommen werden und werden in Milligramm oder Gramm gemessen. Dagegen brauchen wir von den Spurenelementen nur winzige Mengen, sie werden in Mikrogramm gemessen.

Was sind angereicherte Produkte?
Angereicherte Produkte sind Lebensmittel, denen Ergänzungsmittel zugesetzt wurden, und die deshalb vor diversen Krankheiten schützen oder Alltagsbeschwerden behandeln sollen. Solche Produkte sind zum Beispiel mit phytochemischen Substanzen versehene Süßigkeiten für Kinder, die kein Gemüse mögen, oder Riegel, denen Soja zugesetzt wurde, um Wechseljahresbeschwerden wie Hitzewallungen zu lindern oder Prostataproblemen vorzubeugen.

Was bedeutet RDA?
RDAs (Recommended Daily Allowances) sind von der amerikanischen Regierung empfohlene Tagesmengen, genauer gesagt: die Mindestmenge, die wir an bestimmten Vitaminen und Mineralstoffen aufnehmen müssen, um schwere Mangelerkrankungen zu vermeiden. Die RDAs wurden vor Jahrzehnten festgelegt und spiegeln wider, daß die amerikanische Medizin sich primär auf die Behandlung bereits ausgebrochener Krankheiten konzentriert, und nicht auf die Erhaltung der Gesundheit und Vitalität. Die empfohlenen Tagesmengen wurden zu einem

Zeitpunkt festgelegt, als die Wissenschaft nur wenig über die Funktionsweise der Zellen und das Zusammenspiel von Mikronährstoffen und Zellen wußte. Heute ist uns bekannt, daß Vitamine und Mineralstoffe mehr leisten, als uns vor Krankheiten zu schützen: Sie spielen eine Schlüsselrolle bei der *Vorbeugung* vieler Krankheiten, einschließlich Krebs, Herzerkrankungen und Depressionen.

In diesem Buch finden Sie Hinweise auf zahlreiche Studien, die klar zeigen, daß unser Körper nicht richtig funktionieren kann, wenn die Anteile an Vitaminen, Mineralstoffen und anderen wichtigen Mikronährstoffen im Blut unter die optimalen Werte sinken. Die empfohlene Tagesmenge für Vitamin E zum Beispiel, einem Vitamin, das für ein gesundes Herz und ein gut funktionierendes Immunsystem notwendig ist, ist mit täglich 8 bis 10 IE geradezu erschreckend niedrig angesetzt: Studien, die durch das regierungseigene National Institute on Aging gefördert wurden, zeigen nämlich, daß täglich mindestens 200 IE Vitamin E nötig sind, um eine echte Verbesserung zu erzielen. In regelmäßigen Abständen wird darüber diskutiert, die RDAs so zu überarbeiten, daß sie die Fülle dieser neuen Erkenntnisse berücksichtigen; es kann jedoch noch Jahre dauern, bis sich auf diesem Gebiet etwas tun wird.

Meine Dosierungsempfehlungen basieren deshalb nicht auf den RDAs, sondern auf den neuesten wissenschaftlichen Studien.

*Was ist mit Ergänzungsmitteln, für die
es keine RDAs gibt?*
Die RDAs gelten nur für eine ausgewählte Gruppe von Vitaminen und Mineralstoffen. Sie lassen ganze Gruppen wichtiger Nahrungsergänzungsmittel unberücksichtigt, die in den letzten Jahren in zahlreichen Studien erforscht wurden. Tat-

sächlich gibt es für die meisten Ergänzungsmittel, die ich in diesem Buch beschreibe, keine offiziellen Dosierungsempfehlungen. Es gibt zum Beispiel keine empfohlenen Tagesmengen für Karotinoide wie Lycopin, Lutein und andere phytochemische Substanzen, die unter anderem die Krebsbekämpfung und die Erhaltung der Sehkraft unterstützen können. Die Bedeutung von Karotinoiden wird durch mehrere Studien belegt, die zeigen, daß bei Männern mit der lycopinreichsten Ernährung am seltensten Prostatakrebs auftritt. Ich persönlich empfehle die Einnahme eines Karotinoid-Kombinationspräparats, um eine ausreichende Versorgung mit diesen wichtigen Substanzen sicherzustellen. Dennoch werden solche möglicherweise lebensrettenden Substanzen im Zusammenhang mit den RDAs nicht einmal erwähnt.

Das Spurenelement Chrompicolinat ist ein weiteres Beispiel für ein wichtiges krankheitsbekämpfendes Ergänzungsmittel, für das keine empfohlenen Tagesmengen vorliegen. Wissenschaftler im US-Landwirtschaftsministerium haben nachgewiesen, daß Chrom wirkungsvoll bei der Behandlung eines Typ-II-Diabetes (Altersdiabetes) bei Erwachsenen ist, eine Erkrankung, die wiederum das Risiko von Herzkrankheiten erhöht. Obwohl Millionen von Menschen an Altersdiabetes erkrankt sind und viele Wissenschaftler glauben, die Einnahme von Chrompicolinat könne den Ausbruch der Krankheit verhindern helfen, wird Chrom in den offiziellen Listen nicht erwähnt. Ich will damit sagen: Wenn ein Ergänzungsmittel wie Chrom bei den RDAs unerwähnt bleibt, so bedeutet dies nicht, daß es nicht für viele Menschen von großem Nutzen sein könnte. Es bedeutet lediglich, daß die Informationen zu den offiziell empfohlenen Tagesmengen hoffnungslos überholt sind.

*Braucht man überhaupt Ergänzungsmittel, wenn
man sich ausgewogen ernährt?*

Gäbe es auf der ganzen Welt für alle Menschen optimale Bedingungen, so wäre jeder in der Lage, sich ausgewogen zu ernähren und auf Ergänzungsmittel zu verzichten. Wir würden jede unserer Mahlzeiten sorgfältig planen, damit wir genau die richtige Menge von jedem Mikronährstoff bekommen. Aber wir leben nicht in einer idealen Welt. Die meisten von uns essen nebenbei, lassen Mahlzeiten aus und entscheiden sich oft für industriell hergestellte Fertiggerichte, die größtenteils arm an Nährstoffen sind. Weniger als zehn Prozent der Bevölkerung halten sich zum Beispiel an die Empfehlung des National Cancer Institute, fünf- bis achtmal täglich Obst und Gemüse zu essen. Traurig, aber wahr: An jedem beliebigen Tag nehmen 80 bis 90 Prozent der Bevölkerung unzureichende Mengen eines oder mehrerer Vitamine oder Mineralstoffe auf.

Ich halte sehr viel von gesunder Ernährung und achte genau darauf, was ich esse. Ich wähle grundsätzlich Frischprodukte und rühre fast food unter keinen Umständen an. Anders als viele meiner Mitmenschen meide ich phosphathaltige Cola-Getränke, die Mineralstoffe buchstäblich aus dem Körper herauswaschen können. Ich trinke selten Alkohol, der dem Körper B-Vitamine entziehen kann. Auch rauche ich nicht, was den Vitamin-C-Spiegel im Körper senken kann. Obwohl ich versuche, frische, organische Produkte zu mir zu nehmen, weiß ich, daß ich nicht alle notwendigen Vitamine, Mineral- und Nährstoffe aus der Nahrung allein bekommen kann. Durch die modernen Methoden der Landwirtschaft werden dem Boden nämlich Nährstoffe entzogen, was wiederum Obst und Gemüse seiner wertvollen Vitamine und Mineralstoffe berauben kann. Auch durch Lagerung und Transport von Nahrungsmitteln können ihnen wichtige Nährstoffe verloren gehen. Um sicher sein zu können, daß ich dennoch alle notwendigen Mikronährstoffe bekomme, die für einen optimalen Gesundheitszustand notwendig sind, nehme ich Ergänzungsmittel ein, und ich rate meinen Mitmenschen, dies auch zu tun.

In welcher Form sind Ergänzungsmittel am wirkungsvollsten?

Ergänzungsmittel werden in den verschiedensten Formen angeboten: als Tabletten, Kapseln, Flüssigkeit, Pulver, das in Wasser oder Saft aufgelöst werden kann, Fruchtriegel, Creme oder Gel. Wählen Sie die Form, die für Sie am einfachsten zu verwenden ist. Wenn Sie zum Beispiel ungern Pillen schlucken, wählen Sie, wenn das Angebot es zuläßt, einen Flüssigextrakt oder ein Pulver. In einigen Fällen rate ich allerdings dazu, ein Ergänzungsmittel in einer bestimmten Form einzunehmen. Beispielsweise empfehle ich Vitamin B_{12} als Tablette, die sich unter der Zunge auflöst, weil das Vitamin so besser vom Körper absorbiert wird. In anderen Fällen empfehle ich aus Verträglichkeitsgründen eine spezielle Zubereitungsform.

Sollte man Ergänzungsmittel besser als Mono- oder als Kombinationspräparate einnehmen?

Ergänzungsmittel werden als Mono- oder als Kombinationspräparate verkauft, das heißt, sie enthalten einen oder mehrere Wirkstoffe. Bei Karotinoiden zum Beispiel rate ich, wie Sie bereits gelesen haben, zu einem Kombinationspräparat, in dem mehrere unterschiedliche Karotinoide enthalten sind. Sie können natürlich auch jedes Karotinoid einzeln kaufen, aber praktischer ist es, nur eine Pille zu schlucken. Es gibt viele verschiedene Kombinationspräparate, die unterschiedlichen Zwecken dienen – einem besseren Schlaf, der Gewichtsabnahme oder der Stärkung des Immunsystems – und jeweils eine Kombination aufeinander abgestimmter Kräuter, Vitamine und anderer Substanzen enthalten. In einigen Fällen können diese Kombinationspräparate sehr günstig sein, wenn Sie den Preis mit denen der einzelnen Wirkstoffe vergleichen. Denken Sie beim Kauf eines Kombinationspräparats daran, den Beipackzettel aufmerksam zu lesen, so können Sie sicher sein, daß Sie die in diesem Buch empfohlenen Dosierungen bekommen. Wenn ein Kombinationspräparat eine Substanz enthält, die Sie nicht einnehmen wollen, sehen Sie sich nach einem geeigneteren Mittel um.

Wann werden Ergänzungsmittel am besten eingenommen?

Die meisten Präparate werden, wenn nichts anderes angegeben ist, täglich zwei- oder dreimal eingenommen. In einigen Fällen empfehle ich, daß Sie ein Ergänzungsmittel auf nüchternen Magen oder ein bis zwei Stunden vor oder nach dem Essen einnehmen. Am besten stellen Sie die Wirkstoffe, die Sie benötigen, morgens zusammen. Nehmen Sie alles, was Sie tagsüber brauchen, in einer Plastikhülle oder einer Pillendose mit.

Ergänzungsmittel, die schlaffördernd oder entspannend wirken, sollten nur abends vor dem Schlafengehen eingenommen werden, da sie zu Benommenheit führen können. Nach der Einnahme dieser Mittel dürfen Sie weder Auto fahren noch schwere Maschinen bedienen.

In diesem Buch werden Hunderte von Ergänzungsmitteln genannt; woher weiß ich, welche für mich geeignet sind?

Niemand soll alle in diesem Buch genannten Mittel einnehmen, und schon gar nicht alle auf einmal. Obwohl einige Ergänzungsmittel täglich eingenommen werden können und sollen, werden die meisten nur bei speziellen Beschwerden oder in bestimmten Fällen angewandt:

Es gibt beispielsweise mehrere hervorragende Mittel, die

Erkältungs- oder Grippebeschwerden lindern können und Ihrem Immunsystem Auftrieb geben, wenn Sie krank sind. Sobald Ihre Symptome jedoch abklingen, brauchen Sie diese Mittel nicht mehr einzunehmen.

Eine Frau, die unter prämenstruellem Syndrom (PMS) leidet, wird andere Mittel nehmen als eine, die Wechseljahresbeschwerden lindern will.

Wenn Sie hohe Blutfettwerte haben, die das Risiko einer Herzerkrankung erhöhen, oder wenn Sie mit Arthritisschmerzen zu kämpfen haben, haben Sie die Wahl zwischen mehreren Mitteln, die Ihnen Linderung verschaffen können.

Wie finde ich in dem riesigen Angebot an Ergänzungsmitteln ein wirksames und unbedenkliches Markenprodukt?

Beim Kauf von Ergänzungsmitteln gelten die selben Regeln wie beim Kauf anderer frei verkäuflicher Medikamente: Wählen Sie die Produkte seriöser Hersteller, die die Sicherheit und Wirksamkeit ihrer Präparate durch geeignete Maßnahmen gewährleisten. Sie können die Präparate in Naturkostläden, Apotheken, Supermärkten, im Versandhandel oder über das Internet kaufen. Nehmen Sie Produkte, die manipulationssicher verpackt und am besten mit einem Sicherheitssiegel innen und außen versehen sind. Jede Packung sollte ein deutlich sichtbares Verfallsdatum tragen. Achten Sie auch darauf, daß auf der Packung eine Qualitätskontrollnummer steht; sie bedeutet, daß der Hersteller für den Fall, daß doch einmal etwas schiefgeht, das fehlerhafte Produkt schnell vom Markt nehmen kann.

In manchen Fällen bieten Hersteller Produkte mit garantierter Konzentration an. Das heißt: Das Produkt wurde nach der Herstellung analysiert, um die auf dem Etikett angegebene Konzentration zu garantieren. Manche Produkte sind mit dem Hinweis versehen, dem Arzneimittelstandard zu entsprechen. Das bedeutet: Sie sind von höchster Qualität und frei von Verunreinigungen.

Ich glaube zwar, daß die große Mehrheit der heute angebotenen Ergänzungsmittel unbedenklich ist. Dennoch warne ich davor, ein Produkt kritiklos einzunehmen, nur weil es als »natürlich« bezeichnet wird und rezeptfrei erhältlich ist. Wie Sie sehen werden, empfehle ich einige Ergänzungsmittel nur für bestimmte Situationen oder einen begrenzten Zeitraum; bei anderen rate ich ganz von einer Einnahme ab. Wenn Sie unsicher sind, ob ein bestimmtes Ergänzungsmittel für Sie geeignet ist, fragen Sie Ihren Apotheker, Heilpraktiker oder einen Arzt, der sich in diesem Bereich auskennt.

Damit Ihre Ergänzungsmittel möglichst frisch und wirksam bleiben, lagern Sie sie an einem kühlen, dunklen Ort, abgeschirmt von direktem Sonnenlicht. Manche Produkte gehören in den Kühlschrank; dies ist gegebenenfalls auf dem Etikett vermerkt.

Ist es unbedenklich, Ergänzungsmittel gleichzeitig mit verschreibungspflichtigen Medikamenten einzunehmen?
Das hängt ganz von dem jeweiligen Ergänzungsmittel ab. Johanniskraut zum Beispiel, ein natürliches Mittel gegen Depressionen, sollte nicht zusammen mit anderen Antidepressiva eingenommen werden. Genauso wenig ist es ratsam, Omega-3-Fettsäuren, die natürliche Blutverdünner sind, zusammen mit verschreibungspflichtigen Blutgerinnungshemmern zu verwenden. Probiotika dagegen sind ausdrücklich dafür gedacht, zusammen mit verschreibungspflichtigen Antibiotika eingenommen zu werden. Sie sehen bereits jetzt: Kein Fall ist wie der andere. In diesem Buch rate ich immer dann zur Vorsicht, wenn zwischen einem Ergänzungsmittel und einem anderen Medikament oder Ergänzungsmittel Wechselwirkungen auf-

treten könnten. Um ganz sicherzugehen, fragen Sie Ihren Arzt oder Heilpraktiker.

Wann ist die Selbstmedikation mit
Ergänzungsmitteln unbedenklich, und wann sollte
ich meinen Arzt um Rat fragen?

Es erscheint logisch, daß Sie bei gesundheitlichen Problemen, die Sie mit rezeptfreien Medikamenten behandeln könnten, ebenso gut Ergänzungsmittel einnehmen können. Diese sind besonders gut geeignet zur Linderung alltäglicher Beschwerden wie Erkältungen, Grippe, Halsentzündungen, Kopfschmerzen, Streß und Schmerzen allgemeiner Art. Wenn Sie hohes Fieber haben, eine Erkältung, Grippe oder Halsschmerzen, die länger als ein paar Tage andauern, oder andere ernste Symptome, dann sollten Sie auf jeden Fall Ihren Arzt oder Heilpraktiker zu Rate ziehen. Das gleiche gilt, wenn bei Ihnen eine Krankheit wie Krebs oder eine Herzerkrankung diagnostiziert worden ist: In solchen Fällen sollten Sie mit einem erfahrenen Arzt zusammenarbeiten, der Ihnen helfen kann, Naturheilmittel in Ihre Therapie einzubinden.

Bevor Sie sich nun in dieses Buch vertiefen, möchte ich noch einen letzten Gedanken hinzufügen. Ergänzungsmittel sind eine ausgezeichnete Möglichkeit, Ihren Gesundheitszustand zu verbessern. Sie können Ihnen helfen, Ihre Kraft und Vitalität bis ins Alter zu erhalten, Ihre Lebensqualität zu erhöhen und vielleicht sogar, Ihr Leben zu verlängern. Aber: Trotz all ihrer Vorteile ist die Einnahme von Ergänzungsmitteln nicht alles, was Sie für Ihre Gesundheit tun sollten: Sie wirken nämlich am besten, wenn sie durch eine vernünftige Ernährung und eine gesundheitsbewußte Lebensweise unterstützt werden.

1
Top 100 – die wirksamsten Ergänzungs- mittel zur täglichen Nahrung

Alpha-Karotin

Fakten

Ich eröffne die Liste der Top 100 mit Alpha-Karotin, der Nummer eins in der bedeutenden Familie der Karotinoide. Karotinoide sind in Obst und Gemüse enthaltene Substanzen, die als natürliche Farbstoffe wirken. Vor kurzem haben Wissenschaftler entdeckt, daß Karotinoide neben ihrer »dekorativen« Wirkung hochwirksame antioxidative und antikanzerogene Eigenschaften besitzen. Obwohl Pflanzen Licht brauchen, um zu wachsen und zu gedeihen, kann die ständige Bestrahlung durch die ultravioletten (UV-)Strahlen der Sonne zur Bildung gefährlicher freier Radikale führen, die genetische Schäden verursachen können. Zum Überleben brauchen die Pflanzen deshalb einen Mechanismus, der sie vor potentiell schädlichen UV-Strahlen schützt. Karotinoide sind ein natürlicher Sonnenschutz, der die UV-Strahlen herausfiltert und Pflanzen und Menschen vor Karzinogenen in der Umwelt schützt. Es gibt mehr als 500 pflanzliche Karotinoide, von denen etwa 50 in eßbarem Obst und Gemüse nachgewiesen werden können.

Das bekannteste Mitglied der Karotinoid-Familie ist Beta-Karotin, dem wegen seiner Provitamin-A-Aktivität – Beta-Karotin wird entsprechend dem Bedarf des Körpers in Vitamin A umgewandelt – das vorrangige Interesse der Wissenschaft gilt. Bis vor kurzem ging man davon aus, daß Beta-Karotin selbst nutzlos ist und vom Körper erst nach der Umwandlung in Vitamin A verwendet werden kann. Heute wissen wir, daß alle Karotinoide genauso wie Beta-Karotin ihre eigenen Vorteile haben. In den 80er Jahren ließen Studien, die andeuteten, Beta-Karotin biete einen Schutz gegen bestimmte Krebsformen, alle anderen Karotinoide vorübergehend in Vergessenheit geraten. Als dann die Wissenschaft andere Karotinoide auf einen ähnlichen versteckten Nutzen hin untersuchte, war die Überraschung groß: Einige der weniger bekannten Karotinoide legten eine erhebliche antikanzerogene Aktivität an den Tag und erwiesen sich teilweise sogar als noch wirkungsvoller als Beta-Karotin. Ein Beispiel dafür ist das lange vernachlässigte Alpha-Karotin, das heute als Ergänzungsmittel hoch gelobt wird. Mehrere Studien haben gezeigt, daß Alpha-Karotin die Zahl der Tumore bei Tieren mit Lungen-, Leber- und Hautkrebs dramatisch senken kann. Möglicherweise schützt Alpha-Karotin die Haut, die Augen, die Leber und das Lungengewebe *zehnmal so gut* wie Beta-Karotin vor Schäden durch freie Radikale. Wie Beta-Karotin wird auch Alpha-Karotin in Vitamin A umgewandelt. Die besten natürlichen Alpha-Karotin-Lieferanten sind gekochte Möhren und Kürbis.

Alpha-Karotin wird als Monopräparat angeboten und kann in kombinierten Karotinoidpräparaten und in Antioxidans-Präparaten enthalten sein.

Möglicher Nutzen von Alpha-Karotin:

• wirkt als natürliches Antioxidans und Radikalenfänger
• zeigt eine starke antikanzerogene Aktivität

Die richtige Dosis:

Nehmen Sie täglich 3 bis 6 mg kombinierte Karotinoide ein.

Persönliche Empfehlung

Die heutigen Obst- und Gemüsesorten liefern etwa 20 verschiedene Karotinoide – trotzdem werden nicht genügend Karotinoide mit der Nahrung aufgenommen. Tatsächlich zeigen Studien, daß zum Beispiel nur zehn Prozent der amerikanischen Bevölkerung entsprechend den Empfehlungen des National Cancer Institute täglich fünfmal Obst und Gemüse essen. Versuchen Sie, soviel karotinoidhaltige Nahrungsmittel wie möglich zu sich zu nehmen, zum Beispiel dunkelgrünes Blattgemüse und rotes und orangefarbenes Obst. Damit Sie wirklich sichergehen, Ihren Gesamtbedarf zu decken, empfehle ich Ihnen jedoch, ein Breitband-Antioxidans mit Alpha- und Beta-Karotinen sowie zwei weitere Ergänzungsmittel aus der Liste der Top 100 einzunehmen: Lycopin und Lutein. (Lycopin soll das Prostatakrebsrisiko senken; Lutein vor Makuladegeneration schützen.)

Apfelessig

Fakten

Apfelessig ist eine der vielen Alphahydroxysäuren (AHA), die in Obst und Gemüse enthalten sind: zum Beispiel in Äpfeln, Weintrauben und Preiselbeeren. Seit ein paar Jahren werden AHAs gern äußerlich zur Hauterneuerung eingesetzt. Neu ist Ihnen vielleicht, daß eine bestimmte AHA-Säure, eben der Apfelessig, eine wichtige Rolle bei der Energieproduktion des Organismus spielt.

Apfelessig gilt als entscheidender Faktor bei der Vorbeugung gegen Hypoxie, einem Zusammenbruch der Sauerstoffversorgung des Muskelgewebes, der zu einer vorschnellen Ermüdung der Muskeln führen kann. Vor diesem Hintergrund wurde Apfelessig als Mittel gegen Fibromyalgie (Weichteilrheumatismus) getestet, einem Sammelbegriff für Krankheiten, die durch chronische Erschöpfung und unspezifische Schmerzen und Beschwerden charakterisiert sind und möglicherweise in einem Zusammenhang mit Hypoxie stehen. Fibromyalgie läßt sich nicht heilen, und nur wenige Behandlungsformen erwiesen sich bisher als effektiv. Aus unbekannten Gründen tritt Weichteilrheumatismus vor allem bei Frauen auf. In einer im *Journal of Nutritional Medicine* veröffentlichten Studie erhielten fünfzehn Fibromyalgie-Patientinnen vier bis sechs Wochen lang täglich 1200 bis 2400 mg Obstessig zusammen mit 300 bis 600 mg Magnesium bzw. einige ein Placebo. Alle mit der Kombination Obstessig/Magnesium behandelten Patientinnen gaben an, ihre Schmerzen hätten innerhalb von zwei Tagen erheblich nachgelassen. Dieser Erfolg hielt an, solange sie Obstessig bekamen. Wurden die Frauen dagegen auf das Placebo umgestellt, verschlechterte sich ihr Zustand innerhalb von 48 Stunden. Aufgrund dieser Studie hofft man, daß Apfelessig einen Durchbruch bei der Behandlung von Weichteilrheumatismus und anderen Krankheiten, die auf Hypoxie zurückzuführen sind, darstellen könnte, so zum Beispiel das chronische Erschöpfungssyndrom.

Sportler versprechen sich von Apfelessig eine Stärkung ihrer Kondition und Ausdauer. Die Hoffnungen sind berechtigt: Tierversuche haben gezeigt, daß Apfelessig die Energieproduktion unterstützen und die aerobe Leistung verbessern kann. Angesichts der wichtigen Rolle, die Apfelessig bei der Vorbeugung gegen eine mangelhafte Sauerstoffversorgung der Muskeln spielt, klingen die Ergebnisse sehr plausibel.

Möglicher Nutzen von Apfelessig:

- kann Fibromyalgiebeschwerden lindern
- verbessert möglicherweise die Ausdauer

Die richtige Dosis:

Nehmen Sie bis zu zwei 200-mg-Tabletten täglich, und zwar
1 Stunde vor dem Essen und vor dem Schlafengehen.

Ashwagandha (Withania somnifera)

(*Hinweis:* Ashwaganda ist vorwiegend in den USA erhältlich.)

Fakten

Ashwagandha oder indischer Ginseng wird aus den Wurzeln
und Blättern des Busches *Withania somnifera* gewonnen und ist
Teil der traditionellen Ayurveda-Medizin. Im Westen hat sich
die Forschung darauf konzentriert, ein oder zwei aktive Bestandteile jeder Pflanze zu isolieren. In der Ayurveda-Tradition
wird dagegen die gesamte Pflanze genutzt. Dahinter steht die
Überzeugung, daß die Bestandteile einer Pflanze dazu bestimmt sind, in ihrer Gesamtheit zu wirken. Mehr als 1000 Jahre
lang war Ashwagandha ein hochgeschätztes Mittel gegen Impotenz, Streß, Unfruchtbarkeit und Arthritis. Wegen seiner brei-
ten Wirkung auf viele Systeme des Körpers steht Ashwagandha
in dem Ruf, ebenso wie Ginseng (siehe dort) ein Anregungsmittel zur Stärkung des Allgemeinbefindens und der Vitalität
zu sein. Auch Ashwagandha wird die Fähigkeit zugeschrieben,
Ausdauer und körperliche Leistungsfähigkeit sowie das Denkvermögen zu steigern. Das Konzept pflanzlicher Belebungsmittel läßt sich in westlichen Begriffen nur schwer erklären, weil
unser medizinisches System keine vergleichbare Herangehens-

weise kennt. Ganz allgemein schreibt man Belebungsmitteln wie Ashwagandha die Fähigkeit zu, den Körper zu stärken und zu kräftigen, so daß er Streßsituationen besser gewachsen ist. Mit anderen Worten: belebende Pflanzen helfen dem Körper, auch in schwierigen Zeiten im Gleichgewicht zu bleiben.

Heute ist Ashwagandha in vielen Kombinationspräparaten der Ayurveda-Medizin enthalten und wird zur Behandlung ganz unterschiedlicher Beschwerden eingesetzt. Insbesondere wird Ashwagandha als Aphrodisiakum und Ergänzungsmittel für besseren Sex vermarktet. Es wird in Kombination mit anderen pflanzlichen Ergänzungsmitteln wie Tribulus terrestris angeboten, die das sexuelle Verlangen und die sexuelle Funktion verbessern sollen. Ayurvedischen Heilern zufolge kann Ashwagandha das sexuelle Verlangen steigern und die Fähigkeit, eine Erektion zu halten, verbessern.

Als natürlicher Entzündungshemmer kann Ashwagandha möglicherweise zur Linderung von Arthritisschmerzen beitragen. Einer Studie der Universität Poona in Indien zufolge hatten Patienten nach der Einnahme eines pflanzlichen Präparats aus Ashwagandha und Zink eine deutliche Linderung ihrer Schmerzen und Steifigkeit verspürt. Es werden mehrere ayurvedische Präparate gegen Arthritis angeboten, von denen einige Weihrauchharz aus dem Boswelliabaum (siehe dort) enthalten.

Möglicher Nutzen von Ashwagandha:

• steigert die Energie
• verbessert die sexuelle Leistungsfähigkeit
• lindert Arthritis

Die richtige Dosis:

Nehmen Sie täglich bis zu 3 standardisierte Tabletten zu 4,5 mg ein.

Beta-1,3-Glucan

Fakten

Als ich in den 60er Jahren Pharmazie studierte, lernte ich, daß Infektionskrankheiten der Vergangenheit angehören. Geblendet von sogenannten Wunderheilmitteln wie Penizillin und anderen Antibiotika glaubten wir, es gebe keine Krankheiten, die nicht durch das Schlucken einiger Pillen geheilt werden könnten. Inzwischen ist bekannt, daß wir mit dieser Vorstellung auf dem Holzweg waren. Auch wenn Antibiotika zahllose Menschenleben gerettet haben, sind sie doch nicht das Allheilmittel, für das wir sie einmal gehalten haben: Erstens wirken sie nicht gegen Viren, und zweitens sind durch die übermäßige Verordnung von Antibiotika viele Arten von Bakterien bereits dagegen resistent geworden. Mediziner sind sich zunehmend über die folgende Erkenntnis einig: Der Schlüssel zum Sieg über Krankheiten liegt darin, gar nicht erst krank zu werden, und die beste Methode, gesund zu bleiben, ist die Erhaltung eines starken, wirksamen Immunsystems.

Beta-1,3-Glucan ist ein Nahrungsergänzungsmittel, das bei der Verwirklichung dieser Ziele helfen kann. Es wird aus den Zellwänden von Hefe gewonnen, stärkt das Immunsystem und aktiviert wichtige Immunzellen, die Makrophagen. Makrophagen zirkulieren im ganzen Körper und fressen Viren, Bakterien, Pilze, Krebszellen und andere potentiell schädliche Eindringlinge. Darüber hinaus werden durch die Aktivierung von Makrophagen auch andere Komponenten des Immunsystems in Stellung gebracht, die unseren Körper gegen Krankheiten verteidigen. Indem es das Immunsystem stärkt, hilft Beta-1,3-Glucan dabei, Störenfriede zu beseitigen, bevor sie uns krank machen können.

Beta-1,3-Glucan ist auch ein Antioxidans: Es kann gegen strahlenbedingte Schäden durch freie Radikale schützen – eine sehr wichtige Funktion in Anbetracht der Tatsache, daß wir alle in der einen oder anderen Form Strahlen ausgesetzt sind: Eine Hauptquelle für UV-Strahlung ist das Sonnenlicht, das nicht nur Hautkrebs auslösen, sondern auch das Immunsystem schwächen und ernste Gesundheitsprobleme verursachen kann. Darüber hinaus werden wir mit jeder Röntgenuntersuchung einer niedrigen Strahlendosis ausgesetzt, und nicht zuletzt werden im Rahmen der Krebstherapie Bestrahlungen oft eingesetzt. Studien des radiobiologischen Instituts der US-Streitkräfte haben gezeigt, daß Beta-1,3-Glucan einen hochwirksamen Schutz gegen Strahlenschäden bieten kann. Nachdem Ratten einer eigentlich tödlichen Strahlendosis ausgesetzt worden waren, bekamen sie 20 Tage lang Beta-1,3-Glucan. Normalerweise bekommen Ratten nach einer solch hohen Strahlendosis genau wie die Menschen die sogenannte Strahlenkrankheit, die zum Tod führen kann. Nach der Beta-1,3-Glucan-Gabe dagegen waren 90 Prozent der Ratten vollständig gegen Strahlenschäden geschützt. Insbesondere schien Beta-1,3-Glucan eine hohe Schutzwirkung für das Immunsystem zu haben. Möglicherweise ist dies der Grund, weshalb die Ratten gesund blieben.

Inzwischen empfehlen alternative Mediziner Patienten mit chronischen Infektionen wie *Candida albicans*, Epstein-Barr-Virus, Herpes und sogar HIV die Einnahme von Beta-1,3-Glucan. Es wird aber nicht nur von chronisch Kranken eingenommen, sondern erfreut sich auch bei Leistungssportlern zunehmender Beliebtheit. Der Grund dafür: Auch wenn Sport in vieler Hinsicht gesund für uns ist, kann der körperliche Streß eines anstrengenden Trainings das Immunsystem schwächen. Deshalb sind Marathonläufer nach einer intensiven Trainingsphase besonders anfällig für Atemwegsinfektionen. Manche Ärzte empfehlen Beta-1,3-Glucan auch älteren

Patienten, um der normalen altersbedingten Schwächung des Immunsystems entgegenzuwirken.

Beta-1,3-Glucan kann aber nicht nur das Immunsystem stärken, es hilft auch, einen hohen Cholesterin- und Triglyzeridspiegel zu senken – mit dem selben Erfolg wie einige verschreibungspflichtige Medikamente, aber ohne deren Nebenwirkungen. Hohe Blutfettwerte sind Risikofaktoren für Herzerkrankungen und Schlaganfall.

Möglicher Nutzen des Beta-1,3-Glucan:

- stärkt das Immunsystem
- schützt vor Strahlenschäden
- senkt hohe Blutfettwerte

Die richtige Dosis:

Nehmen Sie täglich 30 Minuten vor oder mindestens 2 Stunden nach dem Essen eine 2,5-mg-Kapsel ein.

Bienen-Propolis

Fakten

Bienen-Propolis ist die klebrige Substanz, mit der die Bienen ihren Stock versiegeln, um ihn vor unerwünschten Eindringlingen und Infektionen zu schützen. Insekten oder kleine Tiere, die sich in den Stock verirren, werden erst gestochen und dann mit Propolis einbalsamiert. Dadurch wird ihre Verwesung verhindert, die nämlich Krankheiten auslösen könnte. Bienen stellen Propolis nicht selbst her, sondern sammeln sie auf Bäumen. Propolis enthält viele verschiedene Substanzen wie Harze, Vitamine, Mineralstoffe und eine große Menge an

Bioflavonoiden. Bereits in der Antike wurde Propolis (griech.: »Verteidiger der Stadt«) sehr geschätzt. Die damaligen Heilkundigen wußten intuitiv um die desinfizierenden Eigenschaften von Propolis und setzten die Substanz bei ganz unterschiedlichen Beschwerden ein. Hippokrates verordnete sie, um Hautverletzungen zu heilen und Magengeschwüre zu lindern. Der große englische Naturheilkundler Nicholas Culpeper schrieb: »Propolis ist für jede Hitze und Entzündungen in vielen Teilen des Körpers gut und kühlt die Hitze der Wunden.« In beiden Weltkriegen behandelten Soldaten ihre Wunden mit Propolis, um einer Infektion vorzubeugen.

Vom Volksglauben neugierig gemacht, befaßten sich auch moderne Wissenschaftler mit Propolis und stellten fest, daß Bienen-Propolis in der Tat natürliche antibiotische, antivirale und entzündungshemmende Wirkstoffe enthält. Neuere Versuche am National Heart and Lung Institute in den USA bestätigten, daß Propolis gegen eine große Bandbreite krankheitserregender Mikroben wirkt, unter anderem gegen Staphylokokken (*Staphylococcus aureus*), die häufig in Krankenhäusern vorkommen und gegen die meisten Antibiotika resistent sind. Angesichts der Tatsache, daß der übermäßige Gebrauch von Antibiotika eine neue Art von »Monster«-Bakterien hervorbringt, die gegenüber allen bekannten Antibiotika resistent sind, ist diese Erkenntnis von nicht zu unterschätzender Bedeutung. Wenn wir die Ausbreitung von medikamentenresistenten Bakterien aufhalten wollen, müssen wir für neue natürliche Therapien wie Propolis offen sein, mit denen wir die Bakterien unter Kontrolle halten können.

Propolis kann sowohl äußerlich als auch innerlich angewandt werden. Vor kurzem haben Heilpraktiker herausgefunden, daß Propolis sich ausgezeichnet zur Behandlung von Zahnfleischentzündungen, Geschwüren im Mundbereich und Halsentzündungen eignet. Empfindliches Zahnfleisch kann mit

Propolissalbe eingerieben werden, es lindert Entzündungen und beugt Infektionen vor. Als Zusatz zum Gurgelwasser kann Propolis schmerzlindernd und heilungsfördernd bei Halsschmerzen und Geschwüren im Mundbereich wirken. Darüber hinaus hilft Propolis gegen den Herpesvirus; vorsichtig auf Herpesstellen aufgetragen wirkt es schmerzlindernd. In Kapselform eingenommen soll Propolis das Immunsystem anregen.

Möglicher Nutzen von Bienen-Propolis:

- fördert die Heilung von Hautverletzungen
- hilft gegen Halsschmerzen und Zahnfleischentzündungen

Die richtige Dosis:

Nehmen Sie täglich eine 200-mg-Kapsel ein.

Persönliche Empfehlung

Ich lasse bei den ersten Anzeichen einer Erkältung eine Zinkpastille im Mund zergehen und nehme Vitamin C, Propolis, Echinacea und Goldnerz ein. Bis zum nächsten Tag klingt die Erkältung ab.

Boswellia

(*Hinweis:* Boswellia ist in Deutschland kein Handelspräparat und muß über die Schweiz oder gar aus Tibet bezogen werden.)

Fakten

Boswellia (Weihrauch) gehört zu den überlieferten pflanzlichen Heilmitteln, die von der alternativen Medizin neu entdeckt werden. Boswellia wird seit Tausenden von Jahren in der ayurvedische Medizin Indiens verwendet. Heute wird es zur Behandlung von Osteoarthritis eingesetzt (eine Form der Arthritis, die durch Abnutzung bedingt ist), sowie zur Behandlung von rheumatoider Arthritis (eine Autoimmunerkrankung, bei der das Knorpelgewebe, das die Knochen schützend umgibt, zerstört wird). Rheumatoide Arthritis kann zu Schmerzen und Schwellungen in den Gelenken und in schweren Fällen zu Behinderung führen. Für beide Arthritisformen gibt es keine Heilung, auch wenn sie in der Regel mit nichtsteroidalen entzündungshemmenden Medikamenten behandelt werden (NSAIDs). Das Problem dabei: NSAIDs können Nebenwirkungen hervorrufen, insbesondere unerwünschte Magenbeschwerden bis hin zu Geschwüren. Darüber hinaus stellen die meisten Patienten fest, daß die wohltuende Wirkung eines NSAID zeitlich begrenzt ist, so daß das Medikament häufig gewechselt werden muß.

Natürliche Mittel wie Boswellia können Arthritis lindern, ohne die potentiell gefährlichen Nebenwirkungen von NSAIDs hervorzurufen. Bei Studien an Arthritis-Patienten schnitt Boswellia beeindruckend gut ab und linderte Schmerzen und Entzündungen genauso effektiv wie eines der am häufigsten verschriebenen NSAIDs. Boswellia blockiert die Synthese von sogenannten Leukotrienen, Substanzen im Körper, die Entzündungen auslösen und die Bildung freier Radikale fördern können. Boswellia kann aber auch hilfreich bei der Behandlung anderer Entzündungen wie Schuppenflechte (Psoriasis) oder geschwüriger Dickdarmentzündung (Colitis ulcerosa) sein.

Mehrere Mittel gegen Arthritis enthalten neben Boswellia weitere entzündungshemmende ayurvedische Pflanzen, wie Curcumin und Ashwagandha (siehe dort).

Boswellia hilft aber nicht nur gegen die oben genannten Krankheiten, es beugt auch Herzerkrankungen vor. Indischen

Studien zufolge kann Boswellia einen hohen Cholesterin- und Triglyzeridspiegel im Blut senken, zwei Risikofaktoren für Herzkrankheiten und Schlaganfall.

Möglicher Nutzen von Boswellia:

- lindert Arthritisbeschwerden
- normalisiert die Blutfette

Die richtige Dosis:

Boswellia gibt es in Kapseln und als Creme. Nehmen Sie täglich drei 500-mg-Kapseln ein. Wenn die Beschwerden nachlassen, reduzieren Sie die Dosis auf eine 500-mg-Kapsel täglich.

Massieren Sie Boswellia-Creme bis zu 3mal täglich sanft in die betroffenen Bereiche ein. Verwenden Sie das Mittel nicht bei Kindern unter 2 Jahren, ohne vorher den Rat eines Arztes oder Heilpraktikers einzuholen.

Brokkoli-Extrakt

Fakten

»Iß dein Gemüse auf, sonst gibt es keinen Nachtisch!« Wenn Sie selbst ein Kind waren, das bereitwillig auf den Nachtisch verzichtete, nur um kein Gemüse essen zu müssen, und wenn Ihnen selbst heute noch der Gedanke an Brokkoli, Grünkohl oder andere grüne Gemüsesorten Schauer den Rücken hinunterjagt, befinden Sie sich in guter Gesellschaft. Etwa 25 Prozent der Bevölkerung hat eine angeborene Abneigung gegen den bitteren Geschmack grüner Gemüsesorten. Das liegt daran, daß diese Menschen gegenüber bestimmten Geschmacksarten besonders empfindlich sind. Allerdings: Wegen ihrer

selbst auferlegten Ernährungseinschränkungen nehmen Gemüseverächter nicht alle pflanzlichen Stoffe mit der Nahrung
auf, die sie brauchen, um bei bester Gesundheit zu bleiben.
Nur 10 Prozent aller Amerikaner essen täglich die vom
National Cancer Institute empfohlenen fünf Portionen Obst
und Gemüse. Gemüseverächter sind wahrscheinlich noch weiter von diesem Ernährungsziel entfernt.

Was bedeutet das nun? Erstens ist grünes Gemüse prall
gefüllt mit mehreren wichtigen krebsbekämpfenden Substanzen und enthält unter anderem Indole, die freie Radikale ver-
nichten, potentiell krebserregende Stoffe deaktivieren und
Östrogene schwächen können, die das Wachstum von Brusttumoren begünstigen. Zweitens enthält grünes Gemüse eine
weitere antikanzerogene Substanz, Sulforaphan, die den Körper zur Produktion krebsbekämpfender Enzyme anregt. Angesichts dieser Tatsachen überrascht es nicht, wenn fast jede
Art von Krebs bei Vegetariern seltener auftritt als bei Menschen, die weniger Gemüse essen. Die gute Nachricht lautet,
daß viele der in grünem Gemüse enthaltenen gesundheitsfördernden Substanzen aus Brokkoli isoliert werden konnten
und in Pillen- oder Kapselform angeboten werden. Ich will
damit nicht sagen, daß das Schlucken einer Pille ebensogut
ist wie der Verzehr von frischem Gemüse; Gemüse enthält
Ballaststoffe und andere gesunde Inhaltsstoffe, die in einem
Nahrungsergänzungsmittel möglicherweise nicht mehr enthalten sind. Ich glaube aber, daß Brokkoli-Extrakt viele
Vorteile des frischen Gemüses bietet und für Menschen, die
ohnehin kein grünes Gemüse essen, eine gute Alternative
darstellt.

Möglicher Nutzen von Brokkoli-Extrakt:

• kann die Bildung von Krebstumoren verhindern

Die richtige Dosis:

Ich selbst nehme ein Kombinationspräparat aus 52 Gemüse-
und Obstsorten ein, das mir einen hoch willkommenen Energieschub zwischen den Mahlzeiten gibt und sicherstellt, daß
ich ausreichende Mengen phytochemischer Substanzen zu mir
nehme. Sehen Sie sich nach einem Ergänzungsmittel um, das
Brokkoli-Extrakte enthält.

Persönliche Empfehlung
Im allgemeinen rate ich, die Finger vom Salzstreuer zu lassen, aber ich will eine Ausnahme machen: Wenn Ihnen
Brokkoli zu bitter ist, würzen Sie ihn mit etwas Salz, um
den bitteren Geschmack zu neutralisieren. Falls Sie unter
Bluthochdruck leiden, sollten Sie Ihr Essen allerdings auf
keinen Fall salzen.

Bromelian

Fakten

Bromelian, ein aus Ananassaft gewonnenes Enzym, wirkt in
hohem Maße entzündungshemmend und fördert die Eiweiß-
verdauung. Als hervorragende Verdauungshilfe verstärkt es
die Absorption von Nährstoffen aus der Nahrung und Ergänzungsmitteln. Außerdem kann Bromelian Schmerzen und
Entzündungen nach einer Verletzung lindern, und ist dabei
nichtsteroidalen entzündungshemmenden Mitteln (NSAIDs)
wie Ibuprofen und Naprosyn in mindestens einer Hinsicht
überlegen: NSAIDs wirken nämlich, indem sie die Prostaglandine hemmen, hormonähnliche Substanzen, die in vielen Tei-

len des Körpers Entzündungen hervorrufen. Weil aber Prostaglandine paradoxerweise eine Schutzwirkung auf die Magenwände haben, können NSAIDs Probleme verursachen, die von leichten Magenreizungen bis hin zu besorgniserregenden blutenden Geschwüren reichen. Im Gegensatz dazu blockiert Bromelian Entzündungen, indem es die Produktion von Plasmin stimuliert, einem körpereigenen Wirkstoff, der Fibrinogen aufbricht, eine Substanz, die Mitursache lokaler Schwellungen ist. Bromelian ist somit gut dazu geeignet, Schmerzen und Entzündungen zu lindern, ohne die Magenbeschwerden zu verursachen, die typischerweise mit der Einnahme von NSAIDs verbunden sind.

Auch bei Sportlern, die häufig abnutzungsbedingte Verletzungen erleiden, erfreut sich Bromelian zunehmender Beliebtheit. Wichtiger noch: Wegen seiner Wirkung auf Fibrinogen kann Bromelian möglicherweise Blutgerinnseln vorbeugen. Fibrinogen ist zwar einerseits für die Blutgerinnung wichtig, durch die verhindert wird, daß wir nach einer Verletzung verbluten; andererseits aber kann ein anormal hoher Fibrinogenspiegel dazu führen, daß sich urplötzlich Blutgerinnsel bilden, die einen Herzinfarkt oder Schlaganfall auslösen. Tatsächlich wurde ein hoher Fibrinogenspiegel mit einem höheren Herzinfarktrisiko in Zusammenhang gebracht.

Raucher haben erhöhte Fibrinogenwerte und ein erhöhtes Herzinfarktrisiko. In einer Studie an Patienten mit Herzerkrankungen wurde nachgewiesen, daß Bromelian Fibrinogen aufbrach und das Zusammenkleben von Blutzellen verhinderte. Einer weiteren deutschen Studie zufolge trug eine Dosis von 1000 bis 1400 mg Bromelian pro Tag dazu bei, daß bei 14 Herzpatienten die durch ihre Angina pectoris verursachten Beschwerden völlig verschwanden. Bei einigen Patienten stellten sich die Erfolge schon nach drei Tagen, bei anderen erst nach drei Monaten ein. Wenn Sie eine Herzerkrankung haben oder hatten, sollten Sie vielleicht mit Ihrem Arzt oder Heilpraktiker über die tägliche Einnahme dieses Ergänzungsmittels sprechen. Bromelian ist auch in vielen Präparaten zur Stärkung des Herz-Kreislaufsystems enthalten.

Möglicher Nutzen von Bromelian:

• unterstützt die Verdauung
• lindert Schwellungen und Schmerzen bei Entzündungen
• beugt Blutgerinnseln vor

Die richtige Dosis:

Zur Förderung der Verdauung nehmen Sie nach den Mahlzeiten 1 oder 2 Tabletten ein.

Zur Linderung von Entzündungen nehmen Sie täglich bis zu drei 500-mg-Tabletten ein.

Zur Stärkung des Herz-Kreislauf-Systems nehmen Sie täglich eine 500-mg-Tablette ein.

Persönliche Empfehlung

Achten Sie darauf, daß auf dem Etikett der Vermerk (GDU Gelatin Digestion Unit) steht. (Der GDU-Wert sollte zwischen 450 und 600 liegen.)

Cat's Claw (Ackerschachtelhalm)

Fakten

Der früher gänzlich unbekannte Ackerschachtelhalm, eine in Süd- und Mittelamerika beheimatete Pflanze, ist praktisch über Nacht zu Ruhm gekommen, vor allem weil es das Immun-

system stärken soll. Inzwischen bieten amerikanische Naturkostläden über vier Dutzend verschiedene Cat's-Claw-Produkte an.

Cat's Claw hat eine faszinierende Geschichte, die zeigt, wie
schwierig es ist, Geld für die Erforschung pflanzlicher Heilmittel zu bekommen. Seit Jahrhunderten setzen Naturheiler in
Peru und anderen lateinamerikanischen Ländern Cat's Claw
zur Behandlung von Gesundheitsproblemen wie Arthritis,
Krebs und Darmkrankheiten ein. In den 70er Jahren machte
Cat's Claw in aller Welt Schlagzeilen, als mehrere bekannte
Peruaner – darunter ein berühmter Schauspieler und ein Re-
gierungsmitglied – öffentlich erklärten, dank Cat's Claw ihre
Krebserkrankung besiegt zu haben. Diese Erfolgsgeschichten
erregten die Aufmerksamkeit des amerikanischen National
Cancer Institute, das daraufhin mehrere Bestandteile der
Pflanze als möglichen Wirkstoff gegen Leukämiezellen testete.
Die ersten Ergebnisse waren äußerst vielversprechend, die Forschungen wurden jedoch wegen Geldmangel eingestellt, jedenfalls in den USA. Der Grund: Weil dort pflanzliche Heilmittel
nicht patentiert werden können und sich entsprechende Investitionen deshalb nicht lohnen, hat die Pharmaindustrie wenig Interesse daran, Forschungen in diesem Bereich zu unterstützen.

Im Ausland, vor allem in Europa und Lateinamerika, wurde
Cat's Claw dagegen weiterhin erforscht, und in schöner Regel-
mäßigkeit wurden neue interessante Informationen über die
Pflanze veröffentlicht. 1991 entdeckten Forscher, daß Cat's
Claw einen natürlichen entzündungshemmenden Wirkstoff
enthält, und diese Entdeckung bestätigte seinen Ruf als Mittel
gegen Arthritis. 1993 war Cat's Claw erneut in den Schlagzeilen, als europäische Wissenschaftler die Ergebnisse einer
Studie bekanntgaben, bei der HIV-positive Patienten stan-
dardisierten Cat's-Claw-Wurzelextrakt erhalten hatten. Wie
Sie wahrscheinlich wissen, schaltet das Aids-Virus die körpereigenen krankheitsbekämpfenden T-Zellen aus, so daß jedes

Präparat, das eine Stärkung der T-Zellen bewirkt, als Wundermittel angesehen wird. 14 Patienten nahmen an der Studie teil, die 6 Jahre dauerte. Fünf Patienten waren zu Beginn der Studie frei von Symptomen, und erstaunlicherweise blieben sie es auch. Bei den anderen Patienten, die zu Beginn der Studie bereits erste Beschwerden hatten, trat im ersten Jahr der Behandlung mit Cat's Claw eine Besserung ein. Wichtig ist vor allem aber dieses Ergebnis: Während der ersten zweieinhalb Jahre der Studie stieg die Zahl der T-Zellen bei diesen Patienten an – ein Zeichen für die Stärkung des Immunsystems. Danach pendelte sich die Zahl der T-Zellen auf einem stabilen Niveau ein.

Obwohl Cat's Claw mit Sicherheit kein Heilmittel gegen Aids ist, äußerten sich die an der Studie beteiligten Wissenschaftler vorsichtig optimistisch darüber, daß Cat's Claw möglicherweise zu einer Lebensverlängerung bei Aids-Patienten beitragen könne. Selbstredend setzte daraufhin ein Ansturm auf Cat's Claw ein und in den Schaufenstern von Naturkostläden tauchten binnen kurzem Werbetafeln auf: »Wir führen Cat's Claw.« So gerne ich es sehe, wenn eine Pflanze endlich die Anerkennung bekommt, die sie verdient, muß ich doch darauf hinweisen, daß auch die überzeugtesten Anhänger von Cat's Claw kein Hehl daraus machen, daß weitere Forschung nötig ist, bevor Cat's Claw als Medikament gegen Aids und Krebs proklamiert werden kann. Allerdings können wir mit einiger Sicherheit davon ausgehen, daß Cat's Claw das Immunsystem stärkt und so den Körper im Kampf gegen Infektionen aller Art, vielleicht sogar Krebs, unterstützt. Ich selbst kenne viele Leuten mit Arthritis, denen Cat's Claw ihren eigenen Angaben zufolge half, die Beschwerden zu lindern. Da Cat's Claw nicht toxisch und – zumindest in den empfohlenen Dosierungen – unbedenklich ist, schadet es sicher nicht, es auszuprobieren.

Möglicher Nutzen von Cat's Claw:

- stärkt die Immunfunktion
- lindert Schmerzen und Entzündungen bei Arthritis
- ist möglicherweise zur Vorbeugung und Behandlung von Krebs geeignet

Die richtige Dosis:

Nehmen Sie täglich bis zu drei 500-mg-Kapseln ein.

Cetyl-Myristat

Fakten

Cetyl-Myristat (CM) ist ein neues natürliches Mittel gegen Arthritis, das bei betroffenen Patienten gut ankommt, obwohl es nur wenige klinische Studien darüber gibt. CM wurde in den 70er Jahren von Harry W. Diehl entdeckt, einem Wissenschaftler am National Institute of Arthritis, Metabolic and Digestive Diseases. Diehl suchte angeblich nach einer wirkungsvollen Behandlung für einen Freund, der an einer besonders belastenden Form der Arthritis litt. In diesem Zusammenhang fiel ihm auf, daß eine bestimmte Art von Labormäusen, Schweizer Albinomäuse, nicht an Arthritis erkrankte, selbst wenn man sie einem speziellen Mikroorganismus aussetzte, der bei Tieren normalerweise diese Krankheit auslöst. Diehl vermutete, daß die Schweizer Albinomäuse über eine Art angeborenen Schutz verfügten, der sie vor Arthritis bewahrte. Sein Ziel war es, diese geheimnisvolle antiarthritische Substanz zu identifizieren – in der Hoffnung, sie würde auch beim Menschen wirken.

Schließlich isolierte Diehl CM, eine Fettsäure, die in kleinen Mengen in Nahrungsmitteln wie Nüssen, Gemüse und Butter, aber auch im Körper vieler Tiere enthalten ist. Schweizer Albinomäuse haben ungewöhnlich hohe Werte dieser Fettsäure. Diehl führte ein faszinierendes Experiment an Laborratten durch: Zwei Gruppen von Ratten wurden mit einem arthritisauslösenden Wirkstoff geimpft, von denen eine Gruppe zusätzlich CM erhielt. Wie erwartet bekam die Gruppe, die kein CM erhielt, Arthritis; die Gruppe, die CM bekommen hatte, erkrankte dagegen nicht.

Da CM nicht toxisch ist, verabreichte Diehl es Familienmitgliedern und Freunden, die unter Arthritis litten. Sie stellten fest, daß es gut geeignet war, die Beschwerden unter Kontrolle zu halten. 1991 entwickelte Diehl ein kommerzielles CM-Präparat gegen Osteoarthritis, das hauptsächlich über den Versandhandel verkauft wurde. Inzwischen sind weitere CM-Mittel auf dem Markt. Als dieses Buch entstand, gab es noch keine klinischen Doppelblind-Studien mit CM, und die meisten Positivberichte über das Ergänzungsmittel sind informeller Natur. Selbst die enthusiastischsten CM-Befürworter räumen ein, daß es nicht bei jedem wirkt – aber diese Einschränkung gilt auch für jede andere Arthritistherapie. Typischerweise müssen Arthritis-Patienten verschiedene Medikamente ausprobieren, ehe sie ein für sie geeignetes finden. Deshalb können Sie CM auf die Liste der möglicherweise hilfreichen Nahrungsergänzungsmittel setzen oder es zusammen mit anderen Ergänzungsmitteln gegen Arthritis einnehmen.

Möglicher Nutzen von CM:

• lindert Arthritissymptome

Die richtige Dosis:

Für jedes CM-Präparat gelten andere Einnahmevorschriften. Die übliche Dosis liegt je nach der in der Kapsel enthaltenen

CM-Menge bei 3 bis 5 Kapseln täglich über einen Zeitraum von bis zu einem Monat. Je nach Bedarf kann die Behandlung mehrmals jährlich wiederholt werden.

> **Vorsicht:**
> CM wirkt am besten bei Menschen, die Alkohol, kohlensäurehaltige Getränke und eine sehr zuckerhaltige Ernährung meiden.

Chitosan

Fakten

Das in Deutschland nicht mehr zugelassene Chitosan ist ein »Fettblocker«, ein Nahrungsergänzungsmittel, das die Gewichtsabnahme fördert, indem es die Absorption von Fett verhindert. Es wird aus Chitin gewonnen, das im Panzer von Schalentieren wie Garnelen und Krabben enthalten ist, und ähnelt pflanzlichen Ballaststoffen, die vom Körper nicht verdaut werden. Oral eingenommen wirkt Chitosan wie ein »Fettschwamm«. Auf seinem Weg durch den Verdauungstrakt kann es das Vier- bis Sechsfache seines Eigengewichts an Fett absorbieren. Mit anderen Worten: Wenn Sie Chitosan einnehmen, können Sie Ihren Kuchen ruhig aufessen!

Leider ist Chitosan kein Freibrief dafür, daß Sie ständig beim Essen über die Stränge schlagen. Chitosan sollte nur gelegentlich eingenommen werden – zum Beispiel als Starthilfe für eine Diät –, und nicht länger als zwei Wochen hintereinander. Der Grund dafür: Chitosan schwemmt zwar Fett aus dem Körper, kann dabei aber gleichzeitig auch fettlösliche Vitamine wie Vitamin E, A, D und K mitnehmen. Deswegen muß ich Ihnen davon abraten, Chitosan über einen längeren Zeitraum hinweg einzunehmen. Wenn Sie dieses Mittel einnehmen, müssen Sie Ihre Ernährung mit fettlöslichen Vitaminen und essentiellen Fettsäuren ergänzen. Ansonsten scheint Chitosan unbedenklich zu sein, und einige Studien weisen darauf hin, daß es möglicherweise noch mehr kann, als Fett abzubauen. In einer neueren Studie zum Beispiel wiesen Mäuse, die mit einem bekannten Karzinogen gefüttert wurden, gleichzeitig aber Chitosan bekamen, im Dickdarm weniger Gewebeveränderungen im Vorkrebsstadium auf als solche, die kein Chitosan bekommen hatten. Studien haben auch gezeigt, daß Chitosan den Cholesteringehalt im Blut deutlich absenkt und den Wert des »guten« HDL-Cholesterins, das vor Herzerkrankungen schützt, ansteigen läßt. Darüber hinaus hat das vielseitige Chitosan den Ruf, Karies vorzubeugen und ein ausgezeichnetes Antazidum zu sein.

Möglicher Nutzen von Chitosan:

- kann die Gewichtsabnahme unterstützen, indem es die Absorption von Fett blockiert
- senkt den Cholesterinspiegel
- kann vor Dickdarmkrebs schützen

Die richtige Dosis:

Nehmen Sie täglich bis zu drei 250-mg-Tabletten zu den Mahlzeiten ein. Trinken Sie zu jeder Tablette $\frac{1}{4}$ Liter klares Wasser.

Vorsicht:

Nehmen Sie Chitosan nicht ein, wenn Sie allergisch gegen Schalentiere sind. Auch Schwangere oder stillende Frauen und Kinder sollten auf Chitosan (oder andere Fettblocker) verzichten.

Allgemeiner Rat

Wenn Sie Chitosan oder ein anderes ballaststoffhaltiges Ergänzungsmittel einnehmen, trinken Sie täglich mindestens acht Glas Wasser.

Chitosan wirkt am besten in Verbindung mit einer vernünftigen Ernährung und ausreichender Bewegung.

Chlorella

Fakten

Chlorella (*Chlorella pyrenoidosa*) ist eine eßbare einzellige Süßwasseralge. Es steckt voller wichtiger phytochemischer Substanzen mit einzigartigen krankheitsbekämpfenden Eigenschaften und enthält außerdem Aminosäuren, Vitamine und Mineralstoffe. Chlorella ist in Japan weitverbreitet und gilt dort als das Ergänzungsmittel erster Wahl, wenn der Körper von schädlichen Chemikalien, Schwermetallen und Schadstoffen befreit oder »entgiftet« werden soll. Heilpraktiker empfehlen Chlorella bei unspezifischen Beschwerden wie Erschöpfung sowie zur Stärkung des Allgemeinzustands. Alternativmediziner setzen es auch bei Krebspatienten als Teil des Gesamtbehandlungsplans ein.

Vor kurzem haben japanische Forscher herausgefunden, daß Chlorella den Gehalt des Proteins Albumin im Blut erhöhen kann. Albumin ist eines der wirkungsvollsten Antioxidantien des Körpers und das Haupttransportsystem zur Verteilung von Vitaminen, Mineralstoffen, Fettsäuren, Hormonen und anderen lebenswichtigen Substanzen. Darüber hinaus spielt Albumin eine entscheidende Rolle beim Transport von Giftstoffen aus den Zellen in die Leber, wo sie zerlegt werden, um später aus dem Körper ausgeschieden zu werden. Ist der Albuminspiegel zu niedrig, können Nieren, Leber und andere lebenswichtige Organe nicht optimal arbeiten und die Funktionsfähigkeit des Immunsystems ist eingeschränkt. Zahlreiche Studien haben dokumentiert, daß ein niedriger Albuminwert auf eine schwere Krankheit wie Krebs oder eine Herzerkrankung hindeutet. Eine wegweisende, in *The Lancet* veröffentlichte Studie, bei der 7735 Männer mittleren Alters über mehr als neun Jahre hinweg beobachtet wurden, bestätigt diese Erkenntnis. Die Wissenschaftler stellten fest, daß bei den Männern mit den niedrigsten Albuminwerten im Blut die Todesrate am höchsten war, wobei die Todesursache auf die unterschiedlichsten Erkrankungen einschließlich Herzkrankheiten zurückzuführen war. Mit zunehmendem Alter sinkt der Albuminwert im Blut – ein weiterer Hinweis darauf, daß Albumin eine Rolle dabei spielt, unseren Körper gesund, stark und jugendlich zu erhalten. Auch bei Rauchern sind die Albuminwerte niedriger als normal. Es überrascht daher nicht, wenn Wissenschaftler glauben, daß eine Erhöhung der Albuminwerte eine gesundheitsfördernde Wirkung haben kann. Sie verweisen in diesem Zusammenhang auf Laboruntersuchungen, die bestätigen, daß eine Erhöhung der Albuminwerte kanzerogenen Veränderungen vorbeugen und die Lebensdauer menschlicher Zellen verlängern kann. Auch wenn bisher noch keine klinischen Studien dazu durchgeführt wurden, scheint es doch plausibel zu sein, daß ein höherer Albuminspiegel förderlich für die Gesundheit sein kann.

Möglicher Nutzen von Chlorella:

- hilft, den Körper von Giftstoffen zu reinigen
- erhöht die Albuminwerte

Die richtige Dosis:

Nehmen Sie täglich bis zu sechs 500-mg-Tabletten ein.

Chondroitin

Fakten

Statistisch gesehen wird einer von sieben Amerikanern in seinem Leben an Osteoarthritis erkranken, einer Verschleißerscheinung, die auf eine Abnutzung des Knorpels, der den Knochen schützend umgibt, zurückzuführen ist. Wenn der Knorpel Schaden nimmt, reiben Knochen an Knochen, und das kann so unangenehm sein, wie es klingt. Zu den üblichen Symptomen einer Arthritis gehören Steifheit, Schwellungen und Gelenkschmerzen, vor allem in den Hüften und Knien. Wenn Sie über Arthritisschmerzen klagen, wird Ihr Arzt Ihnen wahrscheinlich eines von mehreren nichtsteroidalen entzündungshemmenden Medikamenten (NSAIDs) verschreiben, die zwar zu einer Linderung der Schmerzen beitragen, aber nicht die eigentliche Krankheitsursache bekämpfen: den Verlust von Knorpel. Bis vor kurzem hielt man eine Regeneration des Knorpels für unmöglich, mittlerweile aber liegen zwingende neue Beweise vor, daß Knorpelgewebe doch erneuert werden kann. Noch interessanter ist die Tatsache, daß diese Arthritis-»Heilung« nicht irgendeinem teuren High-Tech-Medikament zu verdanken ist, das sich die Pharmaindustrie ausgedacht hat, sondern einer Kombination aus drei preiswerten Nahrungsergänzungsmitteln, die in Naturkostläden erhältlich sind: Chondroitin, Glukosamin und Pregnenolon (siehe dort).

Chondroitin ist bei Tieren im Knorpel rund um die Gelenke in hoher Konzentration vorhanden. Es trägt zu einem ungehinderten Gleiten der Gelenke beim Bewegen bei, weil es Flüssigkeit in die Zellen der Gelenke zieht, die wie ein Schmiermittel wirkt. Zusätzlich wirkt Chondroitin mit Glukosamin zusammen, das das Auffüllen von Kollagen und anderen Wirkstoffen unterstützt, die für den Aufbau von Knorpel benötigt werden. Mehrere klinische Studien haben klar gezeigt: Bei Arthritis-Patienten, die Chondroitinsulfate bekamen, ließen die Schmerzen deutlich nach, während sich die Beweglichkeit verbesserte. Wichtiger noch: Die positive Wirkung hielt noch lange nach dem Absetzen des Chondroitin an. Dies ist ein klarer Beweis dafür, daß die Behandlung nicht nur die Schmerzen überdeckte, sondern tatsächlich zu einer Regeneration verlorener Knorpelmasse beitrug.

Auch mehrere andere in der Liste der Top 100 enthaltenen Ergänzungsmittel können zu einer Linderung der für Arthritis typischen Entzündungen und Schmerzen beitragen, und sie können zusammen mit Glukosamin, Chondroitin und Pregnenolon eingenommen werden. Wenn Sie bisher NSAIDs zur Linderung Ihrer Schmerzen eingenommen haben, empfehle ich Ihnen, es einmal mit diesen Naturprodukten zu versuchen. Im Gegensatz zu NSAIDs verursachen sie keine Magenbeschwerden oder andere unangenehme Nebenwirkungen.

Möglicher Nutzen von Chondroitin:

- lindert Arthritisschmerzen
- läßt Knorpel nachwachsen

Die richtige Dosis:

Nehmen Sie zweimal täglich zwei 500-mg-Tabletten oder -Kapseln ein.

Chrompicolinat

Fakten

Chrom, ein Mineralstoff, den ich schon in meinen früheren Büchern vorgestellt habe, wurde in letzter Zeit von Fitneßfans

»entdeckt« – aber auch von Stubenhockern, die einfach nur sportlich *aussehen* möchten. Chrompicolinat, die am leichtesten absorbierbare Form von Chrom, ist zur Zeit eines der populärsten Ergänzungsmittel für Sportler. Bevor ich Ihnen aber sage, warum bei Bodybuildern und Fitnessfans der Chrom-Wahn ausgebrochen ist, möchte ich Ihnen einige Hintergrundinformationen geben.

Jahrelang habe ich auf die Vorteile von Chrompicolinat als natürliches Heilmittel bei erhöhten Cholesterin- und Triglyceridwerten hingewiesen, die das Risiko von Herzerkrankungen und Schlaganfällen erhöhen. Hinzu kommt: Während Chrom die Werte des »schlechten« LDL-Cholesterins senkt, erhöht es das »gute« HDL-Cholesterin, das gegen Herzerkrankungen schützen kann. Bei dieser Korrektur potentiell schädlicher Fettwerte wirkt Chrompicolinat besonders gut in Kombination mit »sanftem« Niacin (einem speziellen Niacin-Präparat, das keine Beschwerden im Verdauungstrakt verursacht). Viele Ärzte setzen Chrompicolinat auch bei der Behandlung von Typ-II-Diabetes oder Altersdiabetes ein. Bei letzterem handelt es sich um eine Diabetesform, bei der der Körper zwar ausreichend Insulin produziert, dieses aber von den Zellen nicht richtig genutzt wird, so daß der Blutzuckerspiegel steigt. Etwa 25 Prozent aller Menschen über vierzig werden statistisch gesehen irgendeine Form von Insulinresistenz bekommen – ein Risiko, das durch Übergewicht und eine zuckerreiche Ernährung erhöht wird. Die Einnahme von Chrompicolinat kann dem vorbeugen bzw. einen bestehenden Typ-II-Diabetes mildern. Nach Studien des U.S.D.A. Human Nutritition Research Center kann Chrom den Blutzuckerspiegel genauso wirksam senken wie verschreibungspflichtige Medikamente, ohne aber deren Nebenwirkungen zu verursachen.

Menschen, die eine Diät machen oder Bodybuilder finden

Chrom so interessant, weil neuere Studien zeigen, daß der Mineralstoff den Fettabbau und gleichzeitig den Muskelaufbau unterstützt. In einer an der Bemidji State University in Minnesota durchgeführten Studie nahmen männliche Sportler täglich 200 µg Chrompicolinat bzw. ein Placebo ein. Nach sechs Wochen war bei den Männern, die Chrom einnahmen, die fettfreie Körpersubstanz um 44 Prozent gestiegen, bei der Placebo-Gruppe dagegen nur um 7 Prozent. Andere Studien haben gezeigt, daß es nicht notwendig ist, Gewichte zu heben, um in den Genuß der Vorteile von Chrompicolinat zu kommen – Sie können gemütlich vor dem Fernseher sitzen und trotzdem Erfolge sehen. Die Wirkung von Chromergänzungsmitteln ist auch bei Menschen mit Übergewicht untersucht worden: In einem Institut zur Gewichtsabnahme in San Antonio erhielten übergewichtige Freiwillige durchschnittlich 72 Tage lang Chromergänzungsmittel oder ein Placebo, aber keine Anweisungen, eine besondere Diät oder einen bestimmten Trainingsplan einzuhalten. Während der Zeit, in der sie Chrom nahmen, bauten die Probanden im Durchschnitt 2 kg Fett ab und 0,6 kg fettfreie Körpersubstanz auf. Als die Teilnehmer anstelle von Chrom das Placebo bekamen, waren die Veränderungen der Körperzusammensetzung dagegen äußerst geringfügig. Chrompicolinat kann demnach sogar ohne ein Diät- und Sportprogramm Fett verbrennen und die Muskeln stärken. Trotzdem: Um in den vollen Genuß der Vorteile von Chrompicolinat zu kommen, sollten Sie sich vernünftig ernähren und regelmäßig Sport treiben.

Etwa 90 Prozent der Bevölkerung nehmen mit der Nahrung nicht ausreichend Chrom auf. (Chromlieferanten sind Brokkoli, Bierhefe und Schalentiere.) Darüber hinaus kann die von vielen Menschen bevorzugte zuckerreiche Ernährung die Ausscheidung von Chrom steigern, so daß wenig davon im Körper bleibt. Viele Wissenschaftler sehen Chrommangel als einen

möglichen Grund für die geradezu epidemische Verbreitung
von Typ-II-Diabetes in den USA an.

Es gibt aber noch einen weiteren Grund, der für die
Einnahme von Chrompicolinat spricht: Chrom kann Ihr Leben verlängern. Eine inzwischen berühmt gewordene Studie
zeigte, daß Ratten, die ihr Leben lang mit Chrom gefüttert
worden waren, um 36 Prozent länger lebten. Das entspräche einer Verlängerung der menschlichen Lebenszeit um
25 Jahre!

Möglicher Nutzen von Chrompicolinat:

- verbrennt Fett, erhöht die Muskelmasse
- senkt den Cholesterin- und Triglyzeridspiegel
- beugt Typ-II-Diabetes vor

Die richtige Dosis:

Nehmen Sie täglich bis zu drei 200-µg-Kapseln ein.

Ciwuja

(*Hinweis:* Diese Pflanze gehört zur traditionellen chinesischen
Medizin (TCM) und ist vorwiegend in den USA erhältlich.)

Fakten

Kann eine alte chinesische Pflanze die sportliche Leistung und
Ausdauer erhöhen? Interessante neue Beweise sprechen dafür. Die Wurzel der Ciwuja-Pflanze wird seit über 1700 Jahren
in der traditionellen chinesischen Medizin zur Behandlung von
Erschöpfungszuständen und zur Stärkung des Immunsystems
verwendet.

Ciwuja erregte die Aufmerksamkeit medizinischer Wissenschaftler, die gehört hatten, daß Bergsteiger es zur Steigerung ihrer Leistungsfähigkeit einnahmen, wenn sie sich in großen Höhen befanden, wo der Sauerstoffgehalt der Atemluft gering ist. Neuere Studien aus den USA und China zeigen, daß Ciwuja in der Tat leistungssteigernd wirkt. Ergänzungsmittel für Sportler, in denen Ciwuja enthalten ist, erfreuen sich deshalb bei Fitneßfans zunehmender Beliebtheit. Ciwujaprodukte werden auch als pflanzliche Stärkungsmittel für alle diejenigen angeboten, die sich mehr Energie und Leistungskraft wünschen.

In voneinander unabhängigen Studien haben Wissenschaftler an der Akademie für Präventivmedizin in Peking und im Fachbereich Physiologie der Universität Nordtexas herausgefunden, daß Ciwuja den normalen Stoffwechsel während des Trainings verändern kann, so daß mehr Fett und weniger Kohlenhydrate verbrannt werden. Diese Wirkung ist von Vorteil, weil der Wechsel von der Kohlenhydrat- zur Fettverbrennung die Bildung von Milchsäure in den Muskeln, die Erschöpfung und Muskelkater verursachen kann, verzögert. Wenn Sie Ciwuja einnehmen, können Sie länger und härter trainieren, bevor Sie müde werden. Ein weiterer Vorteil ist natürlich, daß Sie mehr Fett verbrennen.

Aber es kommt noch besser: Ciwuja enthält keine Steroide oder Stimulantien wie Koffein und ist selbst in hohen Dosierungen vollkommen unbedenklich. Die wachsende Beliebtheit von Nahrungsergänzungsmitteln wie Ciwuja ist ein weiteres Beispiel dafür, wie aufgeklärte Sportler gefährliche Drogen zugunsten von sicheren natürlichen Ergänzungsmitteln absetzen.

Ciwuja ist oft in Ergänzungsmitteln enthalten, die andere leistungssteigernde Substanzen wie Sibirischen Ginseng, Süßholz (siehe dort) und Bienenpollen enthalten.

Möglicher Nutzen von Ciwuja:

- steigert die sportliche Leistung
- erhöht das Durchhaltevermögen

Die richtige Dosis:

Nehmen Sie täglich zwei 400-mg-Kapseln ein.

Coenzym Q10 (Co-Q10)

Fakten

Als ich vor mehr als 20 Jahren erstmals über Nahrungs-ergänzungsmittel schrieb, galt Co-Q10 als exotisch und war schwer zu bekommen. Heute sind zahlreiche Hersteller mit Co-Q10 am Markt, und das Mittel ist in vielen Kombina-tionspräparaten zur Gewichtsabnahme und Herzstärkung enthalten. Co-Q10 ist für die Energieproduktion im Körper unverzichtbar und damit lebenswichtig. Es trägt zur Sicher-stellung unserer Energieversorgung bei, indem es die Mito-chondrien anregt, jene winzigen Kraftwerke in den Zellen, die Adenosin-Triphosphat (ATP) produzieren, den Treib-stoff, der den Körper am Laufen hält. Da Co-Q10 die Pro-duktion von Energie fördert, unterstützt es möglicherweise – zumindest indirekt – die Verbrennung von Kalorien, die normalerweise in Fett umgewandelt werden würden. Co-Q10 ist zumeist als herzstärkendes Ergänzungsmittel bekannt. Nach einer im *American Journal of Cardiology* veröffentlich-ten Studie leben Herzpatienten, die Co-Q10 allein oder in

Verbindung mit anderen Medikamenten einnehmen, durchschnittlich drei Jahre länger als Patienten, die kein Co-Q10 einnehmen! Darüber hinaus wirkt es auch blutdrucksenkend und verringert so das Risiko, einen Herzinfarkt oder Schlaganfall zu erleiden.

Seine vielleicht faszinierendste Verwendung findet Co-Q10 als Mittel gegen die gefürchteten Zahnfleischerkrankungen. Wissenschaftler an der Universität Osaka in Japan gaben Patienten mit Zahnfleischerkrankungen täglich 60 mg Co-Q10, einer anderen Gruppe hingegen ein Placebo; eine weitere Behandlung erfolgte nicht. Nach acht Wochen war bei der Co-Q10-Gruppe im Vergleich zu der Placebo-Gruppe eine deutliche Besserung festzustellen, unter anderem ein Nachlassen der Schmerzen und Entzündungen. Ich höre darüber hinaus immer wieder, wie Co-Q10 Zahnfleischerkrankungen praktisch ausgeheilt hat. Wenn Sie an einer leichten Zahnfleischerkrankung leiden, rate ich Ihnen, zwei Monate lang Co-Q10 auszuprobieren, bevor Sie sich einer schmerzhaften, teuren (und oft unnötigen) Behandlung unterziehen. (Wenn Sie allerdings zu lange gewartet haben, und Ihr Zahnfleisch voller Abszesse ist, bleibt Ihnen nichts anderes übrig, als sich sofort behandeln zu lassen.)

Seit neuestem gibt es eine weitere vielversprechende Anwendungsmöglichkeit für Co-Q10. Dr. Karl Folkers, der sich in Europa fast 40 Jahre lang mit diesem Wirkstoff beschäftigt hat, weist in einer neuen Studie nach, daß sich Tumoren bei Brustkrebspatientinnen, die täglich hohe Dosen Co-Q10 (über 300 mg) einnahmen, vollkommen zurückgebildet haben. Ich warte ungeduldig auf die Ergebnisse der Nachfolgestudien, die zeigen werden, ob Co-Q10 in das Arsenal natürlicher Krebsbekämpfungsmittel aufgenommen werden kann.

Möglicher Nutzen von Co-Q10:

- stärkt das Herz
- senkt Bluthochdruck
- heilt Zahnfleischerkrankungen

Die richtige Dosis:

Nehmen Sie täglich zwei 60-mg-Kapseln ein.

> **Persönliche Empfehlung**
> Ich verwende Co-Q10 als Gelkapseln. Sie sind die am besten absorbierbare Form und lassen sich leicht schlucken.

Cordyceps
(Cordiceps sinensis)

Fakten

Cordyceps ist ein altes chinesisches Stärkungsmittel, das traditionell bei Erschöpfungszuständen und zur Steigerung der Vitalität eingesetzt wird. Cordyceps ist ein parasitischer Pilz, der auf einer bestimmten Raupenart wächst. Lassen Sie sich von dieser wenig appetitlichen Beschreibung nicht abstoßen; echter Cordyceps ist selten und sehr teuer. Vor Tausenden von Jahren war der Pilz so kostbar, daß er ausschließlich dem Kaiserpalast vorbehalten war. In den 70er Jahren förderte die chinesische Regierung ein umfassendes Projekt, das preiswerte Möglichkeiten der Kultivierung dieses kostbaren Pilzes erforschen sollte. Als es Wissenschaftlern ein Jahrzehnt später gelang, die aktive Komponente von Cordyceps zu isolieren und eine Methode der Massenproduktion durch Fermentierung zu schaffen, gehörte der Cordycepsmangel der Vergangenheit an.

Was ist das Besondere an Cordyceps? In China gilt der Pilz schlichtweg als ein Jungbrunnen. Chinesischen Wissenschaftlern zufolge fühlen sich ältere Menschen, die Cordyceps zu sich nehmen, stärker und energiegeladener. Tatsächlich haben Studien gezeigt, daß es den Gehalt von natürlich produzierten Antioxidantien wie Superoxid-Dismutase, einer der Hauptwaffen des Körpers gegen die Angriffe freier Radikale, erhöhen kann. Das altersbedingte Absinken dieser Antioxidantien gilt als Mitursache vieler Krankheiten (z. B. Arthritis und Herzerkrankungen) sowie des Alterungsprozesses an sich.

Chinesischen Studien zufolge kann Cordyceps auch sportliche Leistungen steigern, dank dieser Erkenntnis nehmen viele chinesische Sportler das Mittel ein. Cordyceps-Fans verweisen auf die bemerkenswerte Geschichte acht chinesischer Läuferinnen, die 1993 bei ihrer Nationalmeisterschaft in Peking bei fast jedem Wettbewerb Weltrekorde liefen – in dem selben Jahr, als sie Cordyceps in ihre Ernährung aufgenommen hatten. Forscher vermuten, daß Cordyceps die sportliche Leistung steigert, indem es die Atemwege öffnet, so daß mehr Sauerstoff in den Körper gelangen kann. Sauerstoff ist für die Energieproduktion in den Zellen extrem wichtig, und mehr Energie bedeutet mehr Ausdauer. Interessanterweise haben chinesische Heiler Cordyceps zur Behandlung von Bronchitis und Asthma verwendet. Auch Herzpatienten, die unter übermäßiger Erschöpfung leiden, wird Cordyceps zur Wiederherstellung ihrer Energie gegeben.

Heute nehmen auch amerikanische Sportler und Bodybuilder Cordyceps ein, das dabei ist, sich zu einem beliebten Ergänzungsmittel für diese Zielgruppe zu entwickeln. Halten Sie nach Produkten Ausschau, die Cordyceps in Kombination mit anderen anregenden chinesischen Pflanzen enthalten.

Möglicher Nutzen von Cordyceps:

- steigert die Ausdauer
- schützt vor freien Radikalen
- schafft neue Energie

Die richtige Dosis:

Nehmen Sie täglich zwei 525-mg-Kapseln zu den Mahlzeiten ein.

Coriolus Versicolor-Extrakt

(*Hinweis:* Coriolus Versicolor ist in Deutschland nicht erhältlich.)

Fakten

Coriolus Versicolor-Extrakt wird aus einem in Asien sehr beliebten eßbaren Pilz gewonnen. In Japan wird der Extrakt als behördlich zugelassenes, nichttoxisches Krebsmittel unter der Bezeichnung PSK oder Crestin eingesetzt. In den USA ist er jetzt als Nahrungsergänzungsmittel erhältlich. Fast 20 Jahre lang haben Wissenschaftler zahlreiche Patienten überwacht, die Coriolus eingenommen haben, und ihre Ergebnisse sind sehr eindrucksvoll.

In Studien, in denen Coriolus in Kombination mit anderen Krebstherapien wie Bestrahlung, Chemotherapie und Operation verwendet wurde, verbesserten sich die Überlebensraten der Patienten signifikant. Auch wenn man noch nicht alles über die Antikrebswirkung von Coriolus weiß, zeigen Studien, daß es das Immunsystem stärkt. Insbesondere verbessert Coriolus die Aktivität natürlicher »Killerzellen«, die dem Körper helfen, sich von bösartigen Zellwucherungen zu befreien, bevor sie sich ausbreiten können. In Reagenzglas-Studien konnte Coriolus das Wachstum von Tumoren verhindern, ein Hinweis darauf, daß es das gleiche auch im menschlichen Körper leisten könnte.

In Japan gilt Coriolus nicht als Wundermittel, sondern einfach als ein wichtiger Teil eines ganzheitlichen Krebsbehandlungsprogramms. In den Vereinigten Staaten setzen Heilpraktiker Coriolus Versicolor-Extrakt zusammen mit anderen natürlichen Therapien im Kampf gegen den Krebs und bei der Behandlung anderer Erkrankungen einschließlich Aids ein, die im Zusammenhang mit einem geschwächten Immunsystem stehen. Heilpraktikern zufolge schlägt Coriolus auch bei Autoimmunkrankheiten wie rheumatoider Arthritis und Lupus erythematodes gut an, die auftreten, wenn Immunzellen verrückt spielen und anfangen, das eigene Körpergewebe anzugreifen. Obwohl Coriolus die krankheitsbekämpfenden Zellen des Immunsystems aktiviert, trägt es interessanterweise auch dazu bei, daß spezielle T-Zellen in ausreichender Menge vorhanden sind, sogenannte Suppressorzellen, die verhindern, daß der Körper sich selbst angreift.

Coriolus ist aber nicht nur für kranke Menschen empfehlenswert. Möglicherweise hilft es auch Gesunden, ihr Immunsystem zu stärken. Einer Studie zufolge stieg bei gesunden Teilnehmern, die täglich ein Gramm Coriolus bekamen, innerhalb von 24 Stunden die Menge der krankheitsbekämpfenden T-Zellen an. Als dieses Buch entstand, war Coriolus nur in höheren Dosierungen (Drei-Gramm-Kapseln) für Menschen erhältlich, die sich in medizinischer Behandlung befanden. Verglichen mit anderen Ergänzungsmitteln ist es relativ teuer, in Relation zu den Preisen vieler anderer Krebsmittel aber fallen seine Kosten kaum ins Gewicht. Vermutlich wird es in Kürze ein relativ preiswertes Coriolus-Produkt in niedrigerer Dosierung geben. Wenn Sie sich einer

Krebstherapie unterziehen müssen oder wegen eines geschwächten Immunsystems in Behandlung sind, sprechen Sie mit Ihrem Arzt oder Heilpraktiker, ehe Sie Coriolus in die Behandlung einbeziehen.

Möglicher Nutzen von Coriolus Versicolor-Extrakt:

- stärkt und normalisiert die Immunfunktion
- verbessert die Wirkung anderer Krebstherapien

Die richtige Dosis:

Die übliche Dosis für Krebspatienten liegt bei 3 Gramm täglich. Wenn Sie wegen Krebs oder anderen Erkrankungen behandelt werden, beraten Sie sich mit einem Fachmann.

Creatinmonohydrat

Fakten

Creatinmonohydrat ist ein hochinteressantes Ergänzungsmittel, das sich bei Bodybuildern und Sportlern zunehmender Beliebtheit erfreut. Creatin ist eine körpereigene Aminosäure, die an den Skelettmuskeln konzentriert auftritt. Es ist unverzichtbar für die Produktion von Adenosin-Triphosphat (ATP), jenem »Zelltreibstoff«, der den Körper am Laufen hält. Creatin ist auch in Lebensmitteln wie Fleisch und Fisch enthalten. Mit unserer Ernährung nehmen wir täglich etwa ein Gramm Creatin zu uns – zu wenig für Menschen mit einem aktiven Lebensstil.

Etwa 95 Prozent des im menschlichen Körper vorhandenen

Creatins finden sich in den Skelettmuskeln, der Rest kommt im Herzen, im Gehirn und in den Hoden vor. Intensives Training beraubt die Muskeln ihres natürlichen Creatin-Vorrats. Creatinhaltige Ergänzungsmittel unterstützen die Erholung müder Muskelzellen, so daß Sie länger und härter trainieren können. Mehrere Studien, darunter eine erst kürzlich im *International Journal of Sports Nutrition* erschienene, haben gezeigt, daß Menschen, die Creatin-Ergänzungsmittel einnehmen und regelmäßig Sport treiben, mehr Fett verlieren und einen besseren Muskeltonus entwickeln als solche, die zwar Sport treiben, aber kein Creatinmonohydrat einnehmen. In einer weiteren Studie, die gemeinsam von der Texas Woman's University, dem Southwestern Medical Center der Universität Texas und der Cooper Clinic durchgeführt wurde, stellten Wissenschaftler fest, daß Creatin die Leistung männlicher Gewichtheber verbessert und es ihnen ermöglicht, mit höheren Gewichten zu arbeiten und mehr Wiederholungen durchzuführen.

Allerdings ist Creatin nicht unbedingt ein Mittel zur Gewichtsabnahme. Wenn Sie Muskeln aufbauen, können Sie sogar ein paar Pfund zunehmen, weil Muskeln mehr wiegen als Fett, aber Sie werden schlanker und geschmeidiger aussehen.

Auch wenn es keine wissenschaftlichen Beweise dafür gibt, höre ich von Freunden und Sporttrainern immer wieder, Creatin steigere ihr Durchhaltevermögen und stärke ihre Kraft. Demgegenüber weisen einige Studien darauf hin, Creatin sei wenig hilfreich für Sportler, deren Sport Geschwindigkeit erfordert, also zum Beispiel für Läufer: In ihrem Fall können größere Muskeln sogar zur Belastung werden.

Aber es gibt noch mehr Gutes über Creatin zu berichten: Eine neuere gemeinsame Studie der Cooper Clinic und der Texas Woman's University ergab, daß Creatin erhöhte Cholesterin- und Triglyceridwerte, d. h. fettähnliche Substanzen im Blut, senken kann. Hohe Triglyceridwerte erhöhen aber das Herzinfarkt- und Schlaganfallrisiko.

In Europa wird Ceratin auch als mögliche Behandlung gegen Muskelschwund (Muskelatropie) erforscht, der als Teil des Alterungsprozesses auftreten kann. Etwa ab dem 30. Lebensjahr verlieren wir in jeweils zehn Jahren durchschnittlich ein bis zwei Kilo Muskelmasse, und der Verlust kann sich mit zunehmendem Alter beschleunigen. Eine Ursache für Muskelschwund ist unsere sitzende Lebensweise, und für ältere Menschen kann die Krankheit eine starke Beeinträchtigung der Lebensqualität bedeuten. Möglicherweise wird Creatin sich für diese Menschen als Hilfe erweisen, ihre Muskeln und ihre Kraft zu erhalten.

Möglicher Nutzen von Creatinmonohydrat:

- erhöht den Trainingseffekt
- baut fettfreie Körpersubstanz auf, verbrennt Fett
- kann vor Herzerkrankungen schützen, indem es Blutfettwerte senkt

Die richtige Dosis:

Creatinmonohydrat ist die in Ergänzungsmitteln verwendete Creatinform, weil es am leichtesten vom Körper absorbiert wird. Creatin gibt es als Pulver, das man mit Wasser oder Saft mischen kann, oder als Kautabletten. Nehmen Sie täglich 5000 mg (1 Eßlöffel des Pulvers) in Wasser oder Saft aufgelöst ein.

Curcumin

Fakten

Curcumin wird aus Gelbwurz gewonnen, dem Gewürz, das dem Curry seine typische gelbe Farbe gibt. (Es ist aber nicht mit Kreuzkümmel zu verwechseln, der ebenfalls in Currypulver enthalten ist.) Curcumin, das auch »Gewürz des Lebens« genannt wird, ist in der indischen Küche sehr beliebt. Darüber hinaus spielt es seit Tausenden von Jahren eine wichtige Rolle in der ayurvedischen Medizin Indiens. Lange vor der Erfindung der Kühlung wurden Currypulver und andere Gewürze zur Konservierung von Lebensmitteln benutzt, die anderenfalls durch den Kontakt mit Sauerstoff im Laufe der Zeit ranzig geworden wären. Es ist deshalb nicht überraschend, daß Curcumin sich – wie Studien gezeigt haben – als ein wirkungsvolles Antioxidans erwiesen hat.

Heute ist es in vielen pflanzlichen Arzneimitteln zur Linderung von rheumatoider Arthritis enthalten. Indische Studien haben gezeigt, daß Curcumin als entzündungshemmendes Mittel genauso wirksam ist wie viele verschreibungspflichtige und rezeptfreie Medikamente gegen Arthritis. Tatsächlich wurden in Doppelblind-Studien an Arthritis-Patienten mit Curcumin ähnlich signifikante Verbesserungen erzielt wie mit dem nichtsteroidalen entzündungshemmenden Medikament (NSAID) Phenylbutazon. Während aber das NSAID Magenschmerzen, blutende Geschwüre und andere Probleme verursachen kann, treten bei der Einnahme von Curcumin keine bekannten Nebenwirkungen auf.

Vor kurzem haben Wissenschaftler am American Institute of Cancer Research damit begonnen, Curcumin als mögliches Mittel gegen Haut-, Brust- und Dickdarmkrebs zu testen. Vorher hatten Wissenschaftler der Pennsylvania State University herausgefunden, daß Curcumin die Aktivität bestimmter Eiweiße zu behindern scheint, die das Wachstum von Brusttumoren auslösen können.

Curcumin schützt darüber hinaus auch vor Herzerkrankungen und Schlaganfall: Erstens kann es hohe Cholesterinwerte senken und zweitens Blutgerinnsel verhindern, die nicht selten zu einem Herzinfarkt oder Schlaganfall führen.

Gelbwurz, ein erprobtes Hausmittel bei Leberbeschwerden, wirkt gegen Entzündungen in der Leber und stärkt deren Funktion. Heute verordnen Heilpraktiker Curcumin oft Menschen mit Hepatitis C, einer häufig auftretenden Lebererkrankung. Vielseitig wie es ist, wurde Curcumin auch bei der Behandlung von Gallenerkrankungen erfolgreich eingesetzt.

Möglicher Nutzen von Curcumin:

• lindert Entzündungserscheinungen bei rheumatoider Arthritis
• kann aufgrund seiner antioxidativen Aktivität zur Vorbeugung gegen Krebs und Herzerkrankungen beitragen

Die richtige Dosis:

Nehmen Sie bis zu drei 500-mg-Kapseln während des Essens ein. Versuchen Sie, Curcumin in der Konzentration 18:1 zu bekommen.

Persönliche Empfehlung

Falls Sie rauchen, sollten Sie es sich so bald wie möglich abgewöhnen. Bis dahin nehmen Sie ein Ergänzungsmittel mit Curcumin ein. Einer interessanten Studie zufolge kann Curcumin nämlich, wenn es in hohen Dosierungen eingenommen wird, den durch freie Radikale verursachten

Schaden begrenzen, der durch die Hunderten in Zigaretten enthaltenen krebserregenden Substanzen ausgelöst wird. Das heißt nicht, daß Gelbwurz rauchertypische Krankheiten verhindert; es kann lediglich einen Teil der Schäden hinauszögern.

Cynarin (Artischocken-Konzentrat)

Fakten

Cynarin ist ein in Artischocken enthaltener Wirkstoff, der in Europa seit mehreren Jahrzehnten zur Senkung erhöhter Blutfettwerte (zum Beispiel zu hoher Cholesterin- und Triglyceridwerte) eingesetzt wird, die das Risiko von Herzerkrankungen stark erhöhen können. Vor mehr als 50 Jahren stellten japanische Wissenschaftler fest, daß der Verzehr von Artischocken die Produktion von Gallenflüssigkeit, die die Fette aus der Nahrung zerlegt, erhöhen kann. Während cholesterinsenkende Medikamente in seltenen Fällen zu Leberschäden führen können, ist Cynarin sogar gut für die Leber. Tatsächlich ist Cynarin ein naher botanischer Verwandter der Mariendistel, deren positive Wirkung auf die Gesundheit der Leber allgemein bekannt ist.

Studien haben gezeigt, daß Cynarin erhöhte Triglyceridwerte senken, das Cholesterin im Blut reduzieren und die Werte des »guten«, das heißt gesundheitsförderlichen HDL-Cholesterins erhöhen kann. Viele Menschen achten zwar auf ihren Cholesterinwert, sind sich aber nicht darüber im klaren, daß auch ein hoher Triglyzeridspiegel (über 200 mg/dl bei

Frauen und über 400 mg/dl bei Männern) einen ernstzunehmenden Risikofaktor für Herzerkrankungen und Schlaganfall darstellt – vor allem bei Frauen. Nach der berühmten Framingham Heart Study sind hohe Triglyceridwerte bei Frauen nach den Wechseljahren ein ebenso großer Risikofaktor für Herzerkrankungen wie ein zu hoher Cholesterinwert.

Wenn Ihre Cholesterin- und Triglyceridwerte nur leicht erhöht sind, sollten Sie versuchen, sie mit natürlichen Produkten wie Cynarin zu normalisieren.

Möglicher Nutzen von Cynarin:

• kann durch Senkung der Blutfette Herzerkrankungen vorbeugen
• verbessert die Leberfunktion

Die richtige Dosis:

Nehmen Sie täglich vier 500-mg-Kapseln ein. Innerhalb von 2 Monaten sollten sich Ihre Blutfettwerte verbessern.

Decosahexaenosäure (DHS)

Fakten

Vermutlich haben Sie wie die meisten Menschen in den letzten zehn Jahren verstärkt darauf geachtet, jedes Gramm Fett, das Sie zu sich nehmen, zu zählen – als Reaktion auf Studien, die einen Zusammenhang zwischen einer fettreichen Ernährung und einem erhöhten Herzinfarkt- und Krebsrisiko hergestellt haben. Möglicherweise haben Sie in Ihrem Eifer, sich richtig zu ernähren, aber auch einige »gute« Fette vom Speisezettel gestrichen, vor allem Decosahexaenosäure (DHS), eine essentielle

Fettsäure, die der Körper nicht selbst herstellen kann. DHS findet sich in Nahrungsmitteln, die viele Menschen im Namen der Gesundheit aufgegeben haben, zum Beispiel in Innereien (die jedoch auch sehr viele gesättigte Fettsäuren und Giftstoffe enthalten) und Eiern (die für Menschen mit entsprechenden Problemen zuviel Cholesterin enthalten können). DHS ist darüber hinaus auch reichlich in fettem Fisch wie Lachs, Makrelen, Sardinen und Thunfisch enthalten, die die meisten Menschen aber nicht eben in großen Mengen zu sich nehmen. Wozu benötigen wir DHS? DHS ist in hoher Konzentration in der grauen Gehirnmasse und in der Netzhaut des Auges vorhanden. Sie ist auch wichtig für die Funktion der Gehirnzellmembranen, die bei der Übermittlung von Hirnsignalen eine Rolle spielen.

DHS ist für die normale Entwicklung von Gehirn und Augen wichtig und wird über die Plazenta von der Mutter an den Fötus weitergegeben. Nach der Geburt wird DHS hauptsächlich über die Muttermilch aufgenommen. In den letzten 50 Jahren ist die Aufnahme von DHS über die Nahrung deutlich zurückgegangen, und viele Wissenschaftler betrachten diese Entwicklung mit Besorgnis. Das *American Journal of Clinical Nutrition* veröffentlichte einen Artikel, in dem Dr. Joseph R. Hibbeln und Dr. Norman Salem von den National Institutes of Health die Zunahme von Depressionen in Nordamerika während des vergangenen Jahrhunderts mit dem Rückgang des DHS-Verzehrs in Zusammenhang brachten. Die Autoren stellten fest, daß in Ländern mit einem unvermindert hohen DHS-Verzehr seltener Depressionen auftreten. Auch der Anstieg von Demenzerkrankungen, Stimmungsschwankungen, nachlassendem Gedächtnis und Sehproblemen wird mit niedrigen DHS-Werten in Verbindung gebracht. Tatsächlich hat man in einer schwedischen Studie herausgefunden, daß alte Patienten mit Alzheimerkrankheit einen niedrigeren DHS-Wert im Blut aufweisen als gesunde alte

Menschen. Einer japanischen Studie zufolge ließen die De-
menzsymptome bei Patienten, die DHS-Ergänzungsmittel
erhielten, um 65 Prozent nach.

Wissenschaftler sind über den Rückgang des DHS-Gehalts in
der Muttermilch besorgt und fürchten, diese Entwicklung könnte
der normalen geistigen Entwicklung von Kindern entgegenstehen.
In Europa wird DHS bereits der Säuglingsnahrung zugesetzt.
Zwar gibt es keinen direkten Beweis dafür, daß ein Zusammenhang zwischen dem DHS-Verzehr und geistigen oder Verhaltens-
störungen bei Kindern besteht. Eine Studie an der Purdue University stellte jedoch fest, daß hyperaktive Jungen, bei denen die
Konzentrationsstörung *Attention Deficit Disorder* (ADD) diagnostiziert worden war, weniger essentielle Fettsäuren wie DHS im
Blut hatten als Kinder ohne ADD. Einige Wissenschaftler vermuten auch, daß ein DHS-Mangel eine Mitursache für die sogenannte Wochenbettdepression junger Mütter sein kann.

Möglicher Nutzen von DHS:
- beugt Depressionen vor
- kann Demenz-Symptome mildern
- fördert die normale Gehirnentwicklung bei Kindern
- verbessert die Sehkraft

Die richtige Dosis:
Nehmen Sie täglich bis zu drei 250-mg-Kapseln ein.

Persönliche Empfehlung
Wenn Sie stillen, sprechen Sie mit Ihrem Arzt oder Heilpraktiker über die Einnahme von DHS. Möglicherweise ist
DHS genau das, was Sie und Ihr Baby brauchen, um sich
gesünder und glücklicher zu fühlen.

Dehydroepiandrosteron (DHEA)

(*Hinweis:* DHEA ist vorwiegend in den USA erhältlich.)

Fakten

Dehydroepiandrosteron (DHEA) hat in den USA Aufmerksamkeit erregt, da es in der Lage ist, uns bis ins hohe Alter hinein gesund zu erhalten. DHEA ist ein natürliches Hormon, das im Gehirn, in der Haut und in den Nebennieren produziert wird. Es ist das am reichlichsten im Körper vorhandene Steroidhormon. Wenn wir älter werden, sinkt unser DHEA-Wert so stark, so daß wir mit 45 nur noch halb so viel DHEA produzieren wie mit 20. Viele Wissenschaftler glauben, der Rückgang wichtiger Hormone wie DHEA sei für einen Großteil des körperlichen und geistigen Verfalls verantwortlich, den wir mit dem normalen Alterungsprozeß verbinden. Sie folgern daraus, daß wir durch ein Anheben des DHEA-Spiegels einige altersbedingte Probleme verhindern und rückgängig machen können.

Ich selbst nehme seit zwei Jahren DHEA ein und habe festgestellt, daß es meine Energie auf wunderbare Weise belebt. Ich führe ein ungewöhnlich aktives Leben: Ich schreibe, reise, halte Vorträge und widme mich meiner Familie. Seit ich DHEA einnehme, habe ich mehr Ausdauer und bin meinem aufreibenden Zeitplan besser gewachsen. Ich habe Dutzende ähnlicher Aussagen gehört und bin fest davon überzeugt, daß DHEA eine belebende Wirkung auf den Körper hat.

Hunderte von Studien dokumentieren die lebenswichtige Rolle von DHEA im Körper, das vor allem für die Immunfunktion von außerordentlicher Bedeutung zu sein scheint. Wenn wir älter werden, wird unser Immunsystem schwächer, wodurch wir anfälliger für Infektionen, Krebs und Autoimmunkrankheiten wie rheumatoide Arthritis werden. Vieles spricht dafür, daß eine Zufuhr von DHEA viele altersbedingte Probleme des Immunsystem *rückgängig* machen kann. In einer neueren Studie, die Dr. Omid Khorram, Medizinprofessor an der Universität San Diego, durchführte, bekamen neun ältere gesunde Männer fünf Monate lang ein DHEA-Ergänzungsmittel. Dr. Khorram stellte fest, daß DHEA neben der Produktion von Immunzellen, die Viren und Bakterien bekämpfen, auch die Produktion wichtiger natürlicher »Killerzellen« anregt, die wiederum an der Beseitigung von Krebszellen mitwirken, bevor sie wachsen können.

DHEA stärkt aber nicht nur das Immunsystem, es scheint auch unser emotionales Wohlbefinden zu beeinflussen. In einer kürzlich an der Universität San Diego durchgeführten Studie bekamen 13 Männer und 17 Frauen zwischen 40 und 70 drei Monate lang ein DHEA-Ergänzungsmittel. Anschließend erhielt die Gruppe drei Monate lang ein Placebo. In der Zeit, in der die Probanden DHEA einnahmen, beobachteten die Wissenschaftler eine »bemerkenswerte Steigerung des wahrgenommenen physischen und psychischen Wohlbefindens sowohl bei den männlichen als auch bei den weiblichen Teilnehmern«. Die Männer und Frauen fühlten sich während der Einnahme von DHEA nicht nur besser, sie konnten ihren eigenen Angaben zufolge auch besser mit Streß umgehen.

Andere Studien haben gezeigt, daß niedrige DHEA-Werte bei Männern das Risiko von Herzerkrankungen erhöhen. Interessanterweise gab es in einer Studie an Männern über 40 eine auffällige Korrelation zwischen niedrigen DHEA-Werten und sexueller Dysfunktion.

Obwohl DHEA rezeptfrei erhältlich ist, empfiehlt es sich, vor einer Einnahme den DHEA-Spiegel untersuchen zu lassen, um zu sehen, ob Sie das Ergänzungsmittel überhaupt benötigen. Die meisten Menschen unter 40 brauchen kein DHEA, weil es bei ihnen in der Regel in ausreichender Menge vom Körper produziert wird. Bei Menschen ab Mitte 40 und darüber ist es dagegen wahrscheinlich, daß der DHEA-Spiegel zu niedrig ist.

Vor kurzem testeten Forscher am Medical Center der Stanford University DHEA an Frauen mit Lupus erythematodes, einer Autoimmunkrankheit, die durch Gelenkschmerzen, Hautausschlag, Erschöpfung, Brustschmerzen und hohe Infektionsanfälligkeit charakterisiert ist und die die Lebensqualität stark beeinträchtigen kann. In schweren Fällen kann Lupus zu Nierenversagen führen. Für Lupus erythematodes gibt es keine Heilung, und die medikamentösen Therapien mit Prednisolon, NSAIDs, Antimalariamitteln und starken Chemotherapeutika können schwere Nebenwirkungen verursachen. In zwei kleinen Studien gaben Wissenschaftler Lupus-Patientinnen bis zu drei Monate lang täglich 200 mg DHEA. Die Ergebnisse waren sehr ermutigend: Die meisten Patientinnen fühlten sich nicht nur deutlich besser, ihre Bluttests zeigten auch eine geringere Autoimmunaktivität. Hinzu kam, daß die Nebenwirkungen minimal waren. Jeder Lupus-Patient sollte also mit seinem Arzt über die Einnahme von DHEA sprechen.

Möglicher Nutzen von Dehydroepiandrosteron:

• stärkt das Immunsystem
• hebt die Stimmung
• kann die mit Autoimmunkrankheiten wie Lupus und rheumatoider Arthritis verbundenen Beschwerden mildern

Die richtige Dosis:

Die übliche Dosis für über 40jährige liegt bei einer 50-mg-Tablette täglich für Männer und einer 25-mg-Tablette täglich für

Frauen. Das beste Ergebnis erzielen Sie, wenn Sie DHEA morgens einnehmen.

> **Vorsicht:**
>
> Wenn Sie an Prostata- oder Brustkrebs leiden oder litten, rate ich Ihnen von der Einnahme dieses Ergänzungsmittels ab. Obwohl es keine Beweise dafür gibt, daß DHEA schädlich ist, ist es doch ein Hormon und kann theoretisch das Wachstum vom hormonabhängigen Krebsarten anregen.

DGL

Fakten

Schauen Sie sich doch einmal in Naturkostläden nach DGL um, einer Form des seit langem beliebten Süßholzes, dem die Glycyrrhetinsäure entzogen wurde. Asiatische Heiler schätzen Süßholz als Mittel gegen Magengeschwüre, Arthritis und sogar Krebs. Vor zweitausend Jahren gehörte Süßholz zu der ausgewählten Gruppe von Pflanzen, die in dem berühmten chinesischen Shennong-Kräuterbuch beschrieben wurden. Wir wissen seit langem, daß Süßholz einen natürlichen entzündungshemmenden Wirkstoff enthält, der nicht nur arthritisähnliche Gelenkschmerzen, sondern auch Magen-Darm-Beschwerden lindern kann, wie sie von Magengeschwüren verursacht werden. Allerdings: So gut Süßholz zur Linderung von Magen-Darm-Beschwerden geeignet ist, so wenig ratsam ist seine Einnahme für Patienten mit erhöhtem Blutdruck. DGL bietet hier eine gute Alternative: Anders als Süßholz enthält es keine Glycyrrhetinsäure, die den Blutdruck erhöhen kann. Dennoch bietet es viele der guten Eigenschaften von Süßholz, insbesondere Linderung bei Magen-Darm-Beschwerden.

Wenn Sie häufig säurebindende Mittel (Antazida) gegen Sodbrennen oder Magenschmerzen einnehmen, sollten Sie wissen, daß DGL den frei verkäuflichen und rezeptpflichtigen Antazida in mehrfacher Hinsicht überlegen ist. Antazida wirken, indem sie die Säuresekretion im Magen reduzieren; dies kann zu einer Unterbrechung des normalen Verdauungsprozesses führen und weitere Probleme nach sich ziehen. Tatsächlich kommt es bei Patienten mit zuviel Magensäure oder Magenschmerzen, die durch ein Geschwür verursacht sind, häufig zu Rückfällen. DGL erzielt seine Wirkung, indem es die innere Schutzschicht des Magens und des Dünndarms verstärkt und so einen natürlichen Puffer gegen Magensäure bildet; möglicherweise trägt dies zur Vorbeugung künftiger Probleme bei. Mehrere klinische Studien, darunter eine in dem angesehenen britischen Medizinjournal *The Lancet* veröffentlichte, kamen zu dem Schluß, daß DGL besser zur Behandlung von Zwölffingerdarmgeschwüren geeignet ist als viele der gerne verordneten verschreibungspflichtigen Medikamente. Tatsächlich wurden bei Patienten, die DGL einnahmen, schnellere Heilerfolge und weniger Rückfälle verzeichnet als bei Patienten, die andere Medikamente bekamen. Anders als rezeptpflichtige und freiverkäufliche Antazida verursacht DGL keine unerwünschten Nebenwirkungen wie Übelkeit, Durchfall oder mögliche Leberschäden. Hinzu kommt, daß es sehr viel preiswerter ist als manche andere Medikamente.

Möglicher Nutzen von DGL:

- lindert Schmerzen, die von Geschwüren oder starken Blähungen verursacht werden
- hilft bei der Linderung von Arthritisschmerzen

Die richtige Dosis:

Bei Schmerzen im Magen-Darm-Trakt kauen Sie 20 Minuten vor dem Essen 2 Tabletten zu 380 mg.

Emu-Öl

Fakten

Mehrere Ergänzungsmittel in der Liste der Top 100 kommen aus fernen Ländern zu uns, wo sie in der traditionellen Medizin Verwendung fanden. Zu den faszinierendsten dieser neu entdeckten Ergänzungsmittel gehört ein Öl, das aus dem Fett des Emus gewonnen wird, eines Vogels, der in Australien beheimatet und ein enger Verwandter des Straußes ist. Australische Ärzte erfuhren über die Aborigines von Emu-Öl, die es von jeher als Sonnenschutz und zur Behandlung von Hautverletzungen und Gelenkschmerzen verwendeten.

Produkte aus Emu-Öl – vom beruhigenden Balsam gegen Arthritis bis hin zur Hautcreme gegen den Alterungsprozeß – werden in Australien in Apotheken und Supermärkten verkauft und sind jetzt auch in amerikanischen Naturkostläden zu finden.

Emu-Öl enthält reichlich Linolensäure, die arthritistypische Beschwerden wie Schwellungen, Steifheit und Entzündung lindern kann. Obwohl umfangreiche Studien über Emu-Öl und Arthritis noch ausstehen, bestätigen viele informelle Berichte die Wirksamkeit dieses Ergänzungsmittels. Die Wiederentdeckung von Emu-Öl durch die moderne Medizin ist Dr. Peter Gosh zu verdanken, dem Leiter des Forschungslabors am Royal North Shore Hospital in Sydney und eine führende Kapazität auf dem Gebiet der Arthritisforschung. Unter Berufung auf kleinere Studien an seinen Patienten schreibt Dr. Gosh, Emu-Öl biete »die beste Linderung bei Arthritis, die es je gegeben hat«.

Spezialkliniken für Brandverletzungen auf der ganzen Welt sind sich einig darüber, daß Emu-Öl, das von eingeborenen Heilern schon lange zur Behandlung von Wunden und Verbrennungen verwendet wird, den Heilungsprozeß fördern kann. Als wirkungsvoller Feuchtigkeitsspender für die Haut soll Emu-Öl feine Linien und Falten glätten und vor Sonnenschäden schützen. In Australien wird Emu-Öl auch zur Behandlung von Sonnenbrand empfohlen.

Kürzlich hörte ich von einer Brustkrebspatientin, die sich mit Emu-Öl erfolgreich gegen die mit der Strahlentherapie verbundenen Verbrennungen schützte. Dem Bericht zufolge hatte sie nur wenig Schmerzen, und die Heilung ging schneller voran als bei anderen Patientinnen.

Emus sind übrigens Zuchtvögel, von denen nach der Schlachtung jeder Teil verwendet wird. Das Fleisch ist in Australien sehr beliebt: Es sieht aus und schmeckt wie Rindfleisch, ist aber so fett- und cholesterinarm wie Putenfleisch.

Möglicher Nutzen von Emu-Öl:

- lindert Arthritissymptome
- fördert die Wundheilung
- lindert Muskelschmerzen und Verstauchungen

Die richtige Dosis:

Bei Gelenk- oder Muskelschmerzen massieren Sie die betroffenen Stellen 2- oder 3mal täglich mit Emu-Öl ein. Wunden oder Verbrennungen behandeln Sie entsprechend den Anweisungen auf der Packungsbeilage.

Persönliche Empfehlung
Probieren Sie aus, ob Emu-Öl Ihnen hilft, Muskelkater
nach dem Training zu lindern.

Forskolin

(*Hinweis:* Forskolin ist vorwiegend in den USA erhältlich.)

Fakten

Forskolin ist ein Extrakt, der aus der Pflanze *Coleus forsholi*
gewonnen wird, einer Pflanze, die in der indischen Ayurveda-
Medizin Verwendung findet. Seit Jahrhunderten wird *Coleus
forsholi* als natürliches Heilmittel bei Herzerkrankung,
Schuppenflechte (Psoriasis) und Schlaflosigkeit eingesetzt.
Forskolin war Gegenstand Tausender von Studien, die vorwiegend in Indien durchgeführt wurden. Heute setzen indische Ärzte es zur Behandlung von Bluthochdruck, Angina
pectoris und Herzinsuffizienz ein, wenn der Herzmuskel so
schwach ist, daß er das Blut nicht richtig durch den Körper
pumpen kann.

Studien haben gezeigt, daß Forskolin nicht nur den systoli-
schen und diastolischen Blutdruck senken, sondern auch die
Aktivität des Herzmuskels stärken und so den Blutfluß im
Körper verbessern kann. Viele alternative Mediziner in den
USA ziehen es vor, anstelle von verschreibungspflichtigen
antihypertonischen Medikamenten Forskolin und andere
natürliche Mittel zu verordnen. Obwohl blutdrucksenkende
Medikamente gut wirken, können sie oft unangenehme
Nebenwirkungen wie Erschöpfung, Mundtrockenheit, De-
pressionen und sogar Impotenz verursachen. Wenn Sie blut-

drucksenkende Medikamente einnehmen müssen und Forskolin einmal ausprobieren möchten, sollten Sie das nicht auf eigene Faust tun. Sprechen Sie sich mit Ihrem Arzt oder Heilpraktiker ab, wie Sie langsam von verschreibungspflichtigen Medikamenten auf natürliche Alternativen umsteigen können.

Tierversuchen zufolge kann Forskolin auch zur Vorbeugung gegen Grünen Star (Glaukom) beitragen, einer der Hauptursachen für die Erblindung älterer Menschen. Grüner Star wird durch steigenden Druck der Flüssigkeit im Augapfel verursacht, was dann zu einer Beschädigung des Sehnervs führt. Direkt auf das Auge aufgetragen reduziert Forskolin den Druck im Augapfel und verbessert die Durchblutung. Möglicherweise kann es so dazu beitragen, Glaukomschäden vorzubeugen oder sogar rückgängig zu machen. Forskolin wird noch nicht in Form von Augentropfen angeboten, vielleicht läßt sich aber durch die orale Einnahme eine ähnliche Wirkung erzielen.

Vor kurzem wurde Forskolin als mögliches Antikrebsmittel getestet. Dabei wurde nachgewiesen, daß es bei Tieren, denen Krebszellen injiziert wurden, das Wachstum von Tumoren hemmen kann. Außerdem scheint Forskolin die Aktivität des Immunsystems zu steigern.

Forskolin ist eine gute, aber starke Arznei. Sie sollten es deshalb unter der Anleitung eines erfahrenen Arztes oder Heilpraktikers anwenden.

Möglicher Nutzen von Forskolin:

- senkt Bluthochdruck
- kräftigt das Herz
- kann Grünem Star vorbeugen

Die richtige Dosis:

Forskolin wird in den USA als standardisierter Extrakt und in Kapselform angeboten. Sprechen Sie mit Ihrem Arzt oder Heilpraktiker, um die richtige Dosis für Sie festzulegen.

> *Vorsicht:*
>
> Wenn Sie verschreibungspflichtige Medikamente (Antidepressiva, Antihistamine usw.) einnehmen, sprechen Sie mit Ihrem Arzt, bevor Sie Forskolin anwenden.

Fructo-Oligo-Saccharid (FOS)

Fakten

Frukto-Oligo-Saccharid (FOS), ein aus Pflanzen gewonnener komplexer Zucker, ist in Japan in über 450 verschiedenen Lebensmitteln enthalten. Anders als die in den USA und anderen westlichen Ländern beliebte Zuckerraffinade ist FOS nicht nur unschädlich, sondern sogar gesundheitsförderlich. Tatsächlich bietet FOS so viele Vorteile, daß es in den USA inzwischen als Nahrungsergänzungsmittel vermarktet wird. FOS, das auch unter dem Namen Inulin bekannt ist, kommt in Artischocken in großen Mengen vor und ist in kleineren Mengen in vielen Obst- und Gemüsesorten enthalten. Das Einzigartige an FOS ist, daß es von den Verdauungssäften im Gegensatz zu anderen Zuckerarten nicht aufgebrochen wird. Statt dessen wandert es direkt in den Darm, wo es von »guten« Bakterien verdaut wird und deren Wachstum anregt.

Der menschliche Körper beherbergt Milliarden guter und

schlechter Mikroorganismen. Die guten Bakterien erledigen wichtige Aufgaben: Sie unterstützen die Verdauung, stärken das Immunsystem, halten das Wachstum schlechter Bakterien und Pilze in Schach und beugen Krebs vor, indem sie für die richtige Säuremenge im Magen-Darm-Trakt sorgen. Es gibt mehr als 400 Bakterienarten im Darm. Zu den nützlichsten unter ihnen gehören *Bifidobacterium bifidum*, *Lactobacillus acidophilus* und *Lactobacillus bulgaricus*. (Weitere Informationen finden Sie unter »Probiotika« weiter hinten in diesem Buch.) Bifidobakterien sind besonders nützlich, weil sie an der Zerlegung der wichtigen B-Vitamine beteiligt sind.

Um gesundheitlich in Topform zu bleiben, müssen Sie darauf achten, ein gesundes Gleichgewicht zwischen guten und schlechten Bakterien zu erhalten. Leider ist die typische westliche Ernährung dem Wachstum guter Bakterien nicht eben förderlich. Zuckerraffinade, Fleisch und industriell verarbeitete Lebensmittel bewirken, daß die gesundheitsförderlichen Bakterien ins Hintertreffen geraten und schlechte Bakterien überhand nehmen. Wenn die Waagschale sich zu sehr zugunsten der schlechten Bakterien neigt, steigt das Risiko, daß wir Hefepilzinfektionen und Magenbeschwerden bekommen und daß sich Karzinogene in der Leber und im Dickdarm entwickeln, die zu Krebs führen können. Mit zunehmendem Alter sinken die Werte der guten Bakterien. Dies ist eine mögliche Ursache dafür, daß wir im Alter anfälliger für Krankheiten werden. Studien haben gezeigt, daß die Einnahme von FOS die Bifidobacterium-Werte älterer Menschen ansteigen läßt. Gleichzeitig sinken die pH-Werte im unteren Darmbereich, der damit keinen Nährboden mehr für schlechte Bakterien bieten kann.

Japanische Studien haben gezeigt, daß die tägliche Aufnahme von drei bis sechs Gramm FOS die Menge von toxischen krebserregenden Substanzen im menschlichen Stuhl innerhalb von drei Wochen um über 40 Prozent senken kann.

Erstaunlicherweise kann FOS sogar die Blutzuckerwerte normalisieren. Die Aufnahme von zuviel Zuckerraffinade kann zu einem anormalen Blutzuckergehalt führen, der in Krankheiten wie Typ-II-Diabetes oder Insulinresistenz münden kann. FOS dagegen kann einigen Studien zufolge sowohl hohe Blutzuckerwerte bei Diabetikern als auch erhöhte Cholesterinwerte senken.

Möglicher Nutzen von Frukto-Oligo-Saccharid:

- erhöht den Anteil guter Bakterien im Darm
- stärkt das Immunsystem
- senkt einen erhöhten Blutzucker- und Cholesterinspiegel
- schützt vor Krebs im Magen-Darm-Bereich

Die richtige Dosis:

FOS ist als lösliches Pulver und in Kapselform erhältlich. Beginnen Sie mit einem Gramm täglich. Wenn Sie an chronischer *Candida albicans* (Hefepilzinfektion), Blähungen, aufgedunsenem Bauch oder anderen Magen-Darm-Beschwerden leiden, können Sie die Dosis auf 4 Gramm täglich erhöhen.

Persönliche Empfehlung

Nehmen Sie bei Durchfall oder Verstopfung versuchsweise FOS ein. Das Mittel kann zusammen mit anderen Probiotika verwendet werden. Oder sehen Sie sich nach Lebensmitteln um, die FOS enthalten.

Gelee Royal

Fakten

Interessanterweise sind zwei der Top-100-Ergänzungsmittel Produkte, die entweder von Bienen genutzt oder von ihnen produziert werden – und seit 40 Millionen Jahren zur Verfügung stehen: Propolis und Gelee Royal.

Propolis (siehe dort), der Wabenbaustoff der Bienen, wird aus Pflanzen und anderen Substanzen hergestellt und von den Bienen zur Versiegelung und Desinfektion des Bienenstocks verwendet.

Das im Folgenden beschriebene Gelee Royal ist ein weißes, milchiges Sekret, das die Arbeiterinnen produzieren, jene unermüdlichen Insekten, deren Aktivitäten den Bienenstock mit summendem Leben erfüllen.

Während der ersten drei Lebenstage fressen alle Bienenlarven Gelee Royal; danach bleibt dieses besondere Nahrungsmittel einzig und allein der künftigen Bienenkönigin vorbehalten. Die Larve der Königin wird 50 Prozent größer als die anderen weiblichen Bienen des Bienenstocks, sie lebt bis zu 40 mal länger und ist im Gegensatz zu den unfruchtbaren Arbeiterinnen überaus fruchtbar. Kräuterheilkundige glauben seit langem, daß Gelee Royal der Bienenkönigin diese offenkundigen Vorteile über die anderen Bienen verschafft.

Gelee Royal ist ein vollständiges Protein und enthält alle essentiellen Aminosäuren und B-Vitamine. Studien zufolge ist Gelee Royal ein mildes Antibiotikum und stimuliert die Nebennieren, die wichtige Hormone zur Steuerung des Stoffwechsels, der Stimmung, des Appetits und des sexuellen Verlangens produzieren. Kenner empfehlen Gelee Royal gerne bei weiblichen Wechseljahresbeschwerden, zur Steigerung der männlichen Potenz und für beide Geschlechter zur

Stärkung der Vitalität. Darüber hinaus soll Gelee Royal die Faltenbildung verringern. Wenn Gelee Royal beim Menschen so gut wirkt wie bei den Bienenköniginnen, hilft es uns möglicherweise, ein längeres, gesünderes Leben zu führen.

Möglicher Nutzen von Gelee Royal:

- erhöht die Energie
- stellt das sexuelle Verlangen wieder her
- verbessert die Qualität der Haut
- hilft bei der Behandlung von Wechseljahresbeschwerden

Die richtige Dosis:

Nehmen Sie täglich bis zu zwei 500-mg-Kapseln ein.

Persönliche Empfehlung

Ich nehme täglich zwei Kapseln zur Steigerung der Ausdauer und Energie.

Germanium

Fakten

Germanium ist ein Spurenelement, das in Nahrungsmitteln und Pflanzen wie Knoblauch, Shiitake-Pilzen, Ginseng, Suma (einer stärkenden Pflanze aus Südamerika) und Aloe vera enthalten ist. In den 80er Jahren wurde organisches Germanium (Ge 132) bekannt, nachdem der japanische Ingenieur Kazuhiko Asai, Gründer des Asai Germanium Research Institute, das Buch *Miracle Cure: Organic Germanium* veröffentlicht hatte. Anorganisches Germanium wurde in erster Linie in der Industrie verwendet, doch Dr. Asai stellte fest, daß viele der wichtigsten chinesischen Pflanzen hohe Mengen des für den Menschen unbedenklichen organischen Germaniums enthalten. In seinem Buch pries Dr. Asai Germanium als ein nichttoxisches, aber wirksames Mittel gegen Krebs an, das auch bei zahlreichen anderen Beschwerden wie rheumatoider Arthritis sowie Hefepilz- und Virusinfektionen hilfreich ist. Für kurze Zeit machte Germanium Schlagzeilen, um dann wieder in Vergessenheit zu geraten.

Vor kurzem wurde organisches Germanium wiederentdeckt: Neue Studien bestätigen, daß es das Immunsystem stärken kann, besonders bei Menschen mit Autoimmunkrankheiten, bei denen also Immunzellen körpereigenes Gewebe angreifen. Genauer gesagt kann organisches Germanium jene natürlichen Killerzellen stimulieren, die Krebszellen und Viren beseitigen, und darüber hinaus die Aktivität krankheitsbekämpfender T- und B-Zellen fördern. Insbesondere vermag organisches Germanium Defizite des Immunsystems zu korrigieren, die zu Autoimmunkrankheiten wie rheumatoider Arthritis führen. Anderen Studien zufolge blockierte Germanium in Tierversuchen das Wachstum vieler verschiedener Krebsformen. Darüber hinaus heißt es, organisches Germanium könne akute Schmerzen bei Krebspatienten lindern.

Heilpraktiker und alternative Ärzte setzen organisches Germanium zur Behandlung des Epstein-Barr-Virus und anderer Infektionen ein, die gegen Antibiotika resistent sind. Sie folgen damit dem Trend, Krankheiten durch eine Stärkung des Immunsystems und damit der Selbstheilungskräfte des Körpers zu behandeln.

Möglicher Nutzen von Germanium:

- stärkt das Immunsystem
- kann vor Krebs schützen

Die richtige Dosis:

Bei einer akuten Infektion liegt die übliche Dosis zwischen 50 und 150 mg täglich.

Glukosamin

Fakten

Jeder fünfte Amerikaner leidet heutzutage an Arthritis. Der Begriff Arthritis beschreibt ein Problem, das mehr als 200 verschiedene Krankheitsbilder umfaßt. Die häufigsten Arthritisformen sind Osteoarthritis, eine Verschleißkrankheit, und rheumatoide Arthritis, die durch Gelenkentzündung verursacht ist. Auch wenn diese Erkrankungen sehr unterschiedlich verlaufen, ist für beide die Zerstörung von Gewebe charakteristisch, vor allem von Knorpel, der Substanz, die die Gelenke umgibt. Wenn der Knorpel sich abnutzt, liegen die Knochenenden frei; Schmerzen, Steifheit und Gelenkschwellungen sind die Folge. Glukosamin, das vor kurzem als *das* Heilmittel bei Arthritis bezeichnet wurde, ist ein natürlicher Bestandteil des Knorpels und regt die Produktion von Bindegewebe im Körper an. Obwohl ich Glukosamin ungern ein Arthritis-»Heilmittel« nennen möchte, bin ich doch davon überzeugt, daß es die Beschwerden, die mit dieser belastenden Erkrankung verbunden sind, erheblich lindern und sogar einige ihrer Folgeerscheinungen rückgängig machen kann.

Mit zunehmendem Alter können wir nicht mehr genügend Glukosamin herstellen. Das hat zur Folge, daß der Knorpel kein Wasser mehr speichern und somit nicht mehr als Puffer gegen Stöße und Erschütterungen wirken kann. Mehrere Studien haben gezeigt, daß Glukosamin-Ergänzungsmittel nicht nur Arthritisschmerzen lindern, sondern auch das Fortschreiten der Erkrankung zum Stillstand bringen können. Nach einiger Zeit der Einnahme nämlich beginnt Glukosamin, verlorengegangenen Knorpel wiederherzustellen. Obwohl entzündungshemmende Mittel schneller wirken als Glukosamin, ist es langfristig betrachtet effektiver. Das liegt daran, daß die Wirkung entzündungshemmender Medikamente schnell nachlassen kann, während Glukosamin weiter wirkt. Darüber hinaus ist das Mittel unbedenklich und verursacht praktisch keine Nebenwirkungen. Es wirkt am besten zusammen mit zwei anderen Ergänzungsmitteln, dem ebenfalls im Knorpel vorkommenden Chondroitin und Pregnenolon (siehe dort), einem natürlichen Hormon. Die Kombination dieser drei Ergänzungsmittel vermag nicht nur die Arthritisschmerzen zu lindern, sondern regt auch die Bildung von neuem Knorpelgewebe an.

Möglicher Nutzen von Glukosamin:

• lindert Arthritisbeschwerden

Die richtige Dosis:

Ich empfehle Glukosamin HCl, das höher als normales Glukosamin konzentriert ist. Nehmen Sie täglich bis zu drei 500-mg-Tabletten ein. Um die Beschwerden so optimal wie möglich zu lindern, empfehle ich zusätzlich die Einnahme von 10 mg Pregnenolon bis zu 3mal täglich.

Persönliche Empfehlung

In seltenen Fällen kann Glukosamin Übelkeit oder Sodbrennen verursachen. In diesem Fall ist es normalerweise hilfreich, es während des Essens einzunehmen.

Glycerol

Fakten

Glycerol nimmt gegenüber den typischen Ergänzungsmitteln für Sportler, die das Durchhaltevermögen und die sportliche Leistung steigern sollen, eine einzigartige Stellung ein: Seine Hauptrolle besteht darin, die Flüssigkeit zu ersetzen, die dem Körper beim Sport verlorengeht. Bei einem anstrengenden Training können Sie ein bis zwei Kilo Flüssigkeit verlieren, und wenn Sie in einem warmen, feuchten Klima trainieren, ist der Verlust noch größer. Wenn diese Flüssigkeit nicht ersetzt wird, werden Sie nicht nur langsamer: Auch das Risiko eines Hitzschlags steigt. Die Austrocknung läßt die Menge des Blutplasmas absinken, so daß weniger Blut für den Transport von Sauerstoff und lebenswichtigen Nährstoffen in die Zellen vorhanden ist. Die Folge: Sie ermüden schneller und erholen sich nach dem Training langsamer. Außerdem ist weniger Blut zur Kühlung der Haut vorhanden. Mehr Wasser zu trinken, kann helfen, Flüssigkeit zu ersetzen; diese zusätzliche Wasserzufuhr reicht aber möglicherweise nicht aus.

Glycerol ist eine hydroskopische Substanz, die in jeder Körperzelle vorhanden ist und den Zellen hilft, Wasser zu speichern. Glycerol bewegt sich in die Zellen hinein und wieder hinaus und transportiert Wasser dorthin, wo es benötigt wird. Studien haben gezeigt: Wenn Sportler bei einem anstrengenden Training ein glycerolhaltiges Getränk zu sich nehmen, verlieren sie weniger Flüssigkeit und ihre Körpertemperatur und der Herzschlag bleiben niedriger, als wenn sie nur Wasser trinken. Nach dem Sport unterstützen glycerolhaltige Getränke den Körper, verlorengegangene Flüssigkeit schneller wieder zu ergänzen. Glycerolhaltige Ergänzungsmittel für Sportler sind in Sportgeschäften und Naturkostläden erhältlich.

Möglicher Nutzen von Glycerol:

• verhindert Austrocknung während des Sports

Die richtige Dosis:

Trinken Sie eine halbe Stunde vor und unmittelbar nach dem Sport ein glycerolhaltiges Getränk. Achten Sie außerdem darauf, während des Trainings viel Wasser zu trinken. Wenn Sie sehr lange sportlich aktiv sind – zum Beispiel, weil Sie an einem Marathonlauf teilnehmen – müssen Sie möglicherweise während des Wettkampfs Glycerol nachtanken.

Grapefruitsamen-Extrakt

Fakten

Grapefruitsamen-Extrakt ist eine von mehreren Waffen, die die Natur in ihrem Arsenal gegen *Candida albicans* oder Hefepilzinfektion bereitstellt. *Candida albicans* ist einer der vielen Mikroorganismen, die in unserem Körper vorkommen. Unter normalen Bedingungen halten die »guten« Bakterien, die die Verdauung unterstützen, *Candida albicans* erfolgreich in Schach. Allerdings kann dieses natürliche Kontrollsystem aus verschiedenen Gründen aus dem Gleichgewicht geraten:

Schuld daran ist in erster Linie der übermäßige Gebrauch von Antibiotika, die gute und schlechte Bakterien unterschiedslos abtöten, so daß *Candida albicans* überhand nehmen kann. Zweitens ist Zucker ein Nährboden für *Candida albicans*; unsere westliche Ernährung trägt somit zu einer Verschärfung des Problems bei.

Die Folge: Viele Frauen werden von wiederkehrenden Hefepilzinfektionen in der Vagina geplagt. Darüber hinaus ist jeder, dessen Immunsystem geschwächt ist, anfällig für Beschwerden, die durch Hefepilz ausgelöst werden, zum Beispiel Soor oder Hautausschlag. Dazu kommt, daß *Candida albicans* besonders schwer zu bekämpfen ist: Der Pilz ist zum einen sehr hartnäckig und spricht zum anderen auf Behandlungen nicht mehr schnell an. Leider sind rezeptfreie Mittel oft unwirksam – sie helfen zwar für kurze Zeit, können aber ein Wiederauftreten der Infektion nicht verhindern.

Eine Methode, Hefepilzinfektion in den Griff zu bekommen, besteht darin, den Anteil der guten Bakterien im Darm, die dazu beitragen, das Wachstum von *Candida albicans* unter Kontrolle zu halten, zu erhöhen (siehe unter »Probiotika«). Eine weitere Möglichkeit ist die Einnahme von Pflanzenpräparaten und anderen Ergänzungsmitteln mit antifungalen Eigenschaften, zum Beispiel Grapefruitsamen-Extrakt. Obwohl es nur wenige wissenschaftliche Studien darüber gibt, sprechen viele informelle Berichte für den Erfolg von Grapefruitsamen-Extrakt bei der Behandlung von Pilzinfektionen. Grapefruitsamen-Extrakt enthält gesundheitsförderliche Bioflavonoide, unter anderem Hesperidin, ein natürliches Mittel zur Stärkung des Immunsystems. Heilpraktikern zufolge kann Grapefruitsamen-Extrakt oral eingenommen bei vielen Menschen die mit Pilzinfektionen verbundenen Beschwerden lindern.

Möglicher Nutzen von Grapefruitsamen-Extrakt:

• bekämpft Hefepilzinfektionen

Die richtige Dosis:

Bei innerlicher Anwendung nehmen Sie 2- oder 3mal täglich 10 bis 15 Tropfen Grapefruitsamen-Extrakt aufgelöst in Saft oder Wasser ein.

Persönliche Empfehlung

Grapefruitsamen-Extrakt kann auch direkt auf Zehen-nagel-Pilz aufgetragen werden, dessen Behandlung äußerst schwierig ist. Reiben Sie die betroffenen Stellen bis zum Abklingen der Symptome zweimal täglich mit ein paar Tropfen Grapefruitsamen-Extrakt ein.

Grünlippiger Muschelextrakt

Fakten

Grünlippiger Muschelextrakt aus Neuseeland ist eines der drei in der Liste der Top 100 enthaltenen Ergänzungsmittel, die aus Meerespflanzen oder -tieren gewonnen werden. (Die beiden anderen sind Seegurke und Haifischleberöl (siehe dort).

Ironischerweise wissen wir in vieler Hinsicht mehr über den Weltraum als über das Leben in den Meeren und Ozeanen unserer Erde, die noch immer zum größten Teil unerforscht sind. Wie die Regenwälder, in denen Tausende bisher nicht identifizierter Pflanzenarten gedeihen, ist der Meeresboden voller geheimnisvoller Pflanzen und Tiere, die wichtige

Heilstoffe für alltägliche Krankheiten liefern können. Beispielsweise haben Wissenschaftler vor kurzem entdeckt, daß die grünlippige Muschel einen natürlichen entzündungshemmenden Wirkstoff enthält, der hervorragend zur Behandlung von Arthritis geeignet ist. Laborstudien zeigen, daß grünlippiger Muschelextrakt die Aktivierung von Enzymen und anderen entzündungsfördernden Substanzen hemmen kann, die zu den für Arthritis typischen Schwellungen und Gelenkschmerzen beitragen.

Beim Test an Arthritis-Patienten erzielte der grünlippige Muschelextrakt ausgezeichnete Ergebnisse. In einer Studie im Homeopathic Hospital im Glasgow wurde 66 Patienten täglich 350 mg Muschelextrakt verabreicht. Alle Patienten litten unter so schweren Arthritisbeschwerden, daß bereits eine operative Gelenkerneuerung geplant war, und alle waren mit entzündungshemmenden Medikamenten (NSAIDs) behandelt worden. Nach der Einnahme von grünlippigem Muschelextrakt trat den Angaben der Wissenschaftler zufolge bei 68 Prozent der Patienten mit rheumatoider Arthritis und bei 39,5 Prozent der Osteoarthritis-Patienten trotz der Schwere der Symptome eine signifikante Besserung ein. Die Wissenschaftler schlossen daraus, daß die Behandlung »den Schmerz- und Steifheitsgrad reduziert, die Fähigkeit des Patienten zu einer selbständigen Lebensführung steigert und den Allgemeinzustand verbessert«. Anders als die üblichen Medikamente, die Magenblutungen und Geschwüre verursachen können, scheint grünlippiger Muschelextrakt den Magen-Darm-Trakt zu schonen.

Möglicher Nutzen von grünlippigem Muschelextrakt:

- lindert Arthritissymptome

Die richtige Dosis:

Nehmen Sie 2 Monate lang täglich drei 350-mg-Kapseln ein. Wenn die Beschwerden nachlassen, versuchen Sie, die Dosis auf zwei 350-mg-Kapseln zu reduzieren. Nebenwirkungen sind nicht bekannt.

Grüntee-Extrakt

Fakten

Grüner oder chinesischer Tee ist in Asien seit über 3000 Jahren ein beliebtes Getränk. Er ist weniger stark behandelt als der im Westen bevorzugte schwarze Tee und hat einen deutlich anderen, feinen Geschmack. Grüner Tee ist aber nicht nur ein wohlschmeckendes Getränk, er liefert auch reichlich Polyphenole – Substanzen, die als vielversprechende Krebsbekämpfer gelten. Menschen, die regelmäßig grünen Tee trinken, erkranken seltener an Magen-, Lungen-, Speiseröhren-, Bauchspeicheldrüsen- und Darmkrebs als diejenigen, die keinen grünen Tee trinken. Eine besonders interessante Studie ergab sogar, daß Raucher, die grünen Tee tranken, signifikant niedrigere Krebsraten hatten als solche, die ihn nicht zu sich nahmen. Diese Erkenntnisse werden durch Tierversuche bestätigt, die zeigen, daß die in grünem Tee enthaltenen Polyphenole die Produktion wichtiger körpereigener Antioxidantien und entgiftender Enzyme, die kanzerogene Veränderungen blockieren, anregen. In einer Studie der American Health Foundation in Valhalla, New York, wurden Mäuse stark krebserregenden Wirkstoffen ausgesetzt, die das Lungengewebe angreifen. Bei der Hälfte der Mäuse wurde dem Trinkwasser grüner Tee beigemischt, bei der anderen Hälfte nicht.

Nach einigen Wochen waren bei den teetrinkenden Mäusen 45 Prozent weniger Fälle von Lungenkrebs aufgetreten als bei den anderen.

Manche Studien haben sogar gezeigt, daß die in grünem Tee enthaltenen Polyphenole eine stärkere antioxidative Wirkung haben als die beiden hochwirksamen Antioxidantien Vitamin C und E. Auf die Haut von Versuchstieren aufgetragen konnten Grüntee-Polyphenole sogar verhindern, daß Tiere, die bekannten Karzinogenen und extremer Sonne ausgesetzt wurden, Hauttumore bekamen. Es überrascht also nicht, daß Hautcremes mit Grüntee-Polyphenolen jetzt in Naturkostläden verkauft und als Gegenmittel für sonnengeschädigte Haut angepriesen werden.

Darüber hinaus treten in Ländern, in denen grüner Tee schon immer getrunken wurde, signifikant weniger Herzerkrankungen auf. Grüner Tee vermag anormaler Blutgerinnung vorzubeugen, Bluthochdruck und einen hohen Cholesterinspiegel zu senken und den Wert des »guten« HDL-Cholesterins zu erhöhen.

Die Experten sind sich weitgehend einig darüber, daß wir täglich fünf bis zehn Tassen grünen Tee trinken müßten, damit sich seine krebsvorbeugende Wirkung voll entfalten kann. Das ist natürlich unrealistisch. Grüner Tee enthält zwar nur halb soviel Koffein wie Kaffee, aber fünf bis zehn Tassen davon reichen aus, Sie ziemlich nervös zu machen. (Es gibt einige entkoffeinierte Marken, aber die sind schwer zu bekommen.) Dagegen sind die meisten angebotenen Grüntee-Tabletten koffeinfrei, und viele Menschen schätzen sie wegen der unkomplizierten Einnahme.

Möglicher Nutzen von Grüntee-Extrakt:

- beugt der Bildung von Krebstumoren vor
- heilt sonnengeschädigte Haut

- kann wegen seiner antioxidativen Wirkung vielen Krebsarten vorbeugen

Die richtige Dosis:

Ich nehme 2mal täglich ein Kombinationspräparat aus Grüntee-Extrakt (ohne Koffein) und Grapefruitsamen-Extrakt. Eine Tablette mit Grüntee-Extrakt entspricht in der Wirkung $1\frac{1}{2}$ Tassen grünem Tee.

Persönliche Empfehlung

Das Trinken von grünem Tee verhindert, daß sich Bakterien auf den Zähnen festsetzen und beugt somit Karies vor. Wenn Sie den Tee nicht mögen, können Sie den Inhalt einer Kapsel in eine Tasse warmes Wasser geben und damit den Mund ausspülen. Wenn Sie einen Sonnenbrand haben, tupfen Sie vorsichtig etwas kühlen grünen Tee auf die verbrannten Hautstellen, um den Schmerz zu lindern und die Heilung zu fördern.

Guarana

Fakten

Die Frucht der Guaranapflanze wächst in der wilden Amazonasregion von Brasilien und Uruguay und ist eine der beliebtesten Pflanzen der südlichen Hemisphäre. Tatsächlich ist Guarana in Südamerika ein Synonym für Energie. Es gilt als stärkende Pflanze, die weniger wegen ihrer medizinischen Eigenschaften, sondern hauptsächlich als Anregungsmittel zur Verbesserung des Allgemeinbefindens eingesetzt wird. In ganz Südamerika wird Guarana häufig Getränken, Getreideprodukten und Süßigkeiten zugesetzt. In den USA ist es mittlerweile in Kapselform in Naturkostläden erhältlich.

Guarana enthält Koffein, ein natürliches Anregungsmittel, das auch in Kaffee, Tee und Cola-Getränken enthalten ist. Jede 500-mg-Kapsel Guarana enthält etwa 15 mg Koffein. (Zum Vergleich: In einer Tasse Kaffee sind 80 bis 120 mg Koffein enthalten.) Allerdings bewirken andere in Guarana enthaltene Wirkstoffe, daß der Körper das Koffein langsamer aufnimmt. Auf diese Weise hält seine belebende Wirkung bis zu sechs Stunden an.

Als Energielieferant erfreut sich Guarana auch bei Sportlern, die ihre Ausdauer und ihr Durchhaltevermögen steigern möchten, zunehmender Beliebtheit. Das Mittel soll überanstrengte Muskeln von Milchsäure befreien, die sich im Muskelgewebe sammelt und nach dem Training Schmerzen verursachen kann. Informellen Berichten zufolge unterstützt Guarana auch eine schnellere Erholung nach dem Training.

Die Indianer im Amazonasgebiet verwenden Guarana seit mindestens 400 Jahren als pflanzliches Heilmittel gegen Migräne.

Möglicher Nutzen von Guarana:

- liefert neue Energie
- steigert die sportliche Leistungsfähigkeit

Die richtige Dosis:

Nehmen Sie täglich bis zu drei 500-mg-Kapseln ein. Ich rate Ihnen allerdings davon ab, Guarana regelmäßig anzuwenden. Reservieren Sie es für Situationen, in denen Sie wirklich einen Energieschub brauchen!

Vorsicht:
Nehmen Sie Guarana nicht ein, wenn Sie schwanger sind, Bluthochdruck haben, herzkrank sind oder wenn Sie Koffein und Stimulantien grundsätzlich meiden wollen.

Gugulipid

(*Hinweis:* Das Mittel ist in Deutschland bisher nicht erhältlich.)

Fakten

Gugulipid wird aus Mikul-Myrrhe gewonnen. Es ist seit Jahrhunderten Bestandteil der indischen ayurvedischen Medizin und dort offiziell als cholesterinsenkendes Medikament anerkannt. Obwohl die Pflanze im Westen noch unbekannt ist, bieten die meisten amerikanischen Naturkostläden Gugulipidkapseln an. Gugulipid ist auch in vielen pflanzlichen Kombinationspräparaten zur Stärkung des Herz-Kreislauf-Systems enthalten.

Zahlreiche Studien, die fast alle in Indien durchgeführt wurden, zeigen, daß Gugulipid einem hohen Cholesterin- und Triglyzeridspiegel und damit zwei ernstzunehmenden Herzinfarkt- und Schlaganfallrisikofaktoren entgegenwirkt. Zusätzlich erhöht es die Werte des »guten« HDL-Cholesterins, das vor Herzerkrankungen schützt. Gugulipid schlägt ebenso gut oder besser an als viele verschreibungspflichtige Medikamente zur Senkung des Cholesterinspiegels, ohne deren unangenehme Nebenwirkungen wie Magenbeschwerden, Übelkeit und mögliche Leberschäden zu verursachen. Studien zufolge kann Gugulipid innerhalb von vier Wochen den Cholesterinspiegel um bis zu 27 Prozent und den Triglyzeridspiegel um bis zu 30 Prozent senken.

Gugulsterone sind steroidähnliche Substanzen und die eigentlichen aktiven Inhaltsstoffe von Gugulipid.

Möglicher Nutzen von Gugulipid:

• senkt erhöhte Blutfettwerte
• erhöht das »gute« HDL-Cholesterin

Die richtige Dosis:

Nehmen Sie 3mal täglich eine 25-mg-Gugulipidkapsel zu den Mahlzeiten ein.

Gymnema sylvestre

(*Hinweis:* Das Mittel ist vorwiegend in den USA erhältlich.)

Fakten

Gymnema sylvestre ist in Indien beheimatet und wird von indischen Heilern seit fast 2000 Jahren als Teil der traditionellen ayurvedischen Medizin verwendet. In früheren Zeiten war Gymnema unter dem Namen Gurmar (wörtlich übersetzt: »Zuckertöter«) bekannt, weil ayurvedische Ärzte beobachtet hatten, daß es genügte, ein paar Gymnema-Blätter zu kauen, um den süßen Geschmack von Zucker zu unterdrücken.

Jahrhundertelang wurden Gymnema-Extrakte zur Behandlung von Diabetes eingesetzt, einer Krankheit, bei der zuviel Zucker in Blut und Urin ist und die zu schweren Komplikationen wie Erblindung und Schlaganfall führen kann. Typ-I-Diabetes, die bei Kindern und jungen Erwachsenen häufigere Form, entsteht, wenn die Beta-Zellen in der Bauchspeicheldrüse nicht in der Lage sind, genug Insulin herzustellen, jenes Hormon, das Zucker in eine für die Körperzellen verwertbare Form zerlegt. Typ-II-Diabetes, der häufig bei älteren Menschen auftritt, wird durch einen Rückgang der Insulinproduktion und/oder Insulinresistenz verursacht, bei der der Körper das vorhandene Insulin nicht mehr wirksam nutzt, so daß die Zuckerwerte steigen. Gymnema kann ein hilfreiches Mittel zur Behandlung beider Diabetesformen sein. In indischen Fachzeitschriften veröffentlichte Studien zeigen, daß Gymnema nicht nur den Blutzuckerspiegel senkt, sondern möglicherweise auch die Reparatur geschädigter Zellen in der Bauchspeicheldrüse, in der das Insulin hergestellt wird, unterstützt und auf diese Weise die Insulinproduktion verbessert.

Auch wenn es wissenschaftlich nicht bewiesen ist, steht Gymnema in dem Ruf, den Heißhunger auf Süßigkeiten zu unterbinden. Bei manchen Menschen reicht es aus, wenn sie eine Tasse Tee mit einigen Tropfen Gymnema-Extrakt trinken, damit Süßigkeiten bis zu zwei Stunden danach bitter schmekken. Wenn man bedenkt, daß Fettleibigkeit ein wichtiger Risikofaktor für Diabetes und andere Gesundheitsprobleme ist, kann alles, was zum Abbau überflüssiger Pfunde beiträgt, als nützliches Hilfsmittel gelten.

Wenn Sie Medikamente gegen Diabetes einnehmen, sollten Sie die Einnahme von Gymnema mit Ihrem Arzt oder Heilpraktiker absprechen. Darüber hinaus rate ich Menschen mit einem hohen Diabetesrisiko zur Einnahme von Gymnema: zum Beispiel Menschen, die Übergewicht haben oder über 65 Jahre alt sind. Wenn Sie kein Diabetiker sind, aber Ihren Appetit auf Süßes zügeln möchten, können Sie versuchen, sich mit Hilfe von Gymnema das Naschen abzugewöhnen.

Möglicher Nutzen von Gymnema sylvestre:

• normalisiert hohe Blutzuckerwerte
• bremst möglicherweise den Appetit auf Süßigkeiten

Die richtige Dosis:

Gymnema sylvestre gibt es in Kapselform; nehmen Sie täglich zwei 200-mg-Kapseln ein.
Gymnema-Extrakt (5 bis 10 Tropfen) kann mit Tee, Wasser oder Saft gemischt werden; trinken Sie täglich eine Tasse Tee.

Haifischleberöl

Fakten

Der Bestseller *Sharks Dont't Get Cancer* (wörtliche Übersetzung: »Haie bekommen keinen Krebs«) stellte Haifischknorpel als mögliche Behandlung für viele unterschiedliche Krebsarten vor. Haifischknorpel hemmt den Prozeß der Angiogenese, bei der neue Blutgefäße gebildet werden, die den Tumor mit Blut und Nährstoffen versorgen. Wird dem Tumor Blut vorenthalten, kann er nicht wachsen, und der Krebs kann sich nicht ausbreiten. Inzwischen vermutet man, daß ein Organ des Hais – die Leber – möglicherweise ein sogar noch wirksamerer Krebsbekämpfer ist als das Knorpelgewebe.

Haifischleberöl ist reich an Vitamin A und D und enthält darüber hinaus die biologisch aktiven Substanzen Squalen und Alkoxyglyzerol, deren krankheitsbekämpfende Eigenschaften zur Zeit erforscht werden. Darüber hinaus enthält Haifischleberöl andere Substanzen, die sich als gesundheitsförderlich erweisen könnten. Alles in allem hat Haifischleberöl eine starke Wirkung auf das Immunsystem. Es verbessert die Produktion von Makrophagen, einer Form von weißen Blutkörperchen, die helfen, Viren- und Hefepilzinfektionen in Schach zu halten. Hinzu kommt, daß zahlreiche Studien bestätigt haben, daß Haifischleberöl bei Labortieren eine provozierte Erkrankung an Krebs verhindert.

Haifischleberöl kann auch vor Verletzungen durch Strahlung schützen, eine Wirkung, die für Krebspatienten interessant sein dürfte. Strahlung führt normalerweise zu einer Schwächung des Immunsystems, unter anderem zu einem Absinken der krankheitsbekämpfenden weißen Blutkörperchen und Lymphozyten. Interessanterweise hielten Versuchstiere, die einer tödlichen Strahlung ausgesetzt wurden, deren Futter jedoch das in Haifischleberöl enthaltene Squalen beigemengt wurde, eine stärkere Immunfunktion aufrecht und lebten erheblich länger als Tiere, die kein Haifischleberöl erhielten. Wegen der positiven Ergebnisse dieser Tierversuche wird derzeit erforscht, ob Haifischleberöl in Kombination mit anderen Therapien bei der Behandlung von Krebserkrankungen beim Menschen eingesetzt werden kann. Untersuchungen in Europa und Japan haben gezeigt, daß die Einnahme von Haifischleberöl vor, während und nach einer Strahlentherapie dazu beiträgt, bei Krebspatienten einige der negativen Auswirkungen auf das Immunsystem zu verringern, die oft nach der Behandlung auftreten.

Haifischleberöl stärkt aber nicht nur das Immunsystem, es ist auch ein starkes Antioxidans, das die Zellmembranen vor dem Angriff freier Radikale schützt. Wenn freie Radikale nicht daran gehindert werden, die Zellmembranen zu durchdringen, können sie dauerhafte Schäden anrichten, die zu Krebs und anderen Krankheiten führen können. Ergänzungsmittel mit Haifischleberöl werden täglich zur Stärkung des Immunsystems und zur Abhärtung gegen Erkältungen und andere Infektionen eingenommen.

Es gibt mehrere Haifischölprodukte unterschiedlicher Qualität auf dem Markt. Bei den besten Produkten wird der Squalen- und Alkoxyglyzerol-Gehalt klar beziffert. Einige Wissenschaftler halten Haie, die in tiefen, kalten Gewässern leben, für die ergiebigsten Lieferanten dieser einzigartigen Substanzen. Außerdem sollten Sie sich für ein Öl entscheiden, das nur gering vorbehandelt ist – je mehr Verarbeitungsstufen, desto höher ist die Wahrscheinlichkeit, daß gesundheitsfördernde Inhaltsstoffe zerstört wurden.

Möglicher Nutzen von Haifischleberöl:

• stärkt das Immunsystem
• vereitelt möglicherweise das Wachstum von Krebszellen

Die richtige Dosis:

Nehmen Sie täglich 1 Kapsel bzw. 1 Teelöffel des Öls ein.

Hanföl

Fakten

Hanföl ist eine reiche Quelle essentieller Fettsäuren, jener Fettart, die in unserer modernen Ernährung fehlt. Jahrhundertelang war Hanf ein Hauptlieferant von Öl und Ballaststoffen. Leider geriet Hanföl zu Unrecht in Verruf, da es wie die bewußtseinsverändernde Droge Marihuana zur *Cannabis-sativa*-Familie gehört. Obwohl aus Hanf hergestellte Produkte keine Halluzinationen hervorrufen, darf die Pflanze in den USA wie auch in Deutschland nicht angebaut werden. Wegen seiner gesundheitsförderlichen Wirkung wird Hanf jetzt aus anderen Ländern in die Vereinigten Staaten importiert, und Hanfprodukte werden in Naturkostläden angeboten.

Was ist das Besondere an Hanföl? Es ist ein ausgezeichneter Lieferant von Omega-3-Fettsäuren, »guten« Fetten, die für einen gesunden Körper und Geist notwendig sind. Es gibt zwei Formen von essentiellen Fettsäuren: Omega-6- und Omega-3-Fettsäuren. Omega-6-Fettsäuren sind in Nüssen, Keimen, Avocados, Körnern und den meisten zum Kochen verwendeten Ölen enthalten. Während die meisten Menschen sie in ausreichender Menge mit der Nahrung aufnehmen, ist die Versorgung mit Omega-3-Fettsäuren nicht gewährleistet. Diese sind in fetten Kaltwasserfischen, dunkelgrünem Gemüse und einigen Körnern und Keimen enthalten. Bei unseren Vorfahren, die noch Sammler und Jäger waren, lag das Verhältnis von Omega-6- zu Omega-3-Fettsäuren bei 5 : 1. Wegen der industriellen Verarbeitung der Lebensmittel und unserem veränderten Eßverhalten liegt das Verhältnis heute bei 24 : 1. Es ist ohnehin sehr schwer, allein mit der Nahrung Omega-3-Fettsäuren in ausreichender Menge aufzunehmen. Dazu kommt, daß sie hochempfindlich sind und durch Erhitzen zerstört werden können.

Essentielle Fettsäuren sind wichtig, weil sie bei vielen Körperfunktionen eine Rolle spielen: bei der Produktion von Hormonen sowie der Regulierung des Blutdrucks, des Cholesterins und der Körpertemperatur. Darüber hinaus sind essentielle Fettsäuren natürliche Blutverdünner: Sie können Blutgerinnsel vorbeugen, die einen Herzinfarkt oder Schlaganfall auslösen können. Essentielle Fettsäuren enthalten natürliche entzündungshemmende Substanzen, die die durch Arthritis und Autoimmunerkrankungen hervorgerufenen Beschwerden zu lindern vermögen. Außerdem kann eine an essentiellen Fettsäuren arme Ernährung zu Hautproblemen wie Schuppen, Ekzemen, splitternden Nägeln und stumpfem, brüchigem Haar führen. Noch wichtiger: Zahlreiche Studien zeigen, daß in essentiellen Fettsäuren enthaltene Substanzen die Tumorbildung bei Tieren blockieren können, und Reagenzglas-Studien dokumentieren, daß Omega-3-Fettsäuren das Wachstum menschlicher Brustkrebszellen verhindern.

Noch interessanter ist eine neue Studie, die einen Zusammenhang herstellt zwischen einer Ernährung, die arm an Omega-3-Fettsäuren ist, und einem vermehrten Auftreten von Depressionen. Angesichts der Tatsache, daß das menschliche Gehirn zu mehr als 50 Prozent aus Fettzellen besteht, ist diese Erkenntnis nicht weiter erstaunlich. Weil essentielle Fettsäuren eine so lebenswichtige Rolle für die Gesundheit spielen, glauben viele Wissenschaftler, der Mangel an Omega-3-Fettsäuren sei ein Hauptgrund für das gehäufte Auftreten von Krebs und Herzerkrankungen in der zweiten Hälfte des 20. Jahrhunderts.

Möglicher Nutzen von Hanföl:

- lindert Schmerzen und Entzündungen bei Arthritis und einigen Autoimmunkrankheiten
- schützt vor Herzerkrankungen
- kann das Wachstum von Krebstumoren blockieren
- trägt zur Gesunderhaltung von Haut, Haar und Nägeln bei
- beugt Depressionen vor

Die richtige Dosis:

Hanföl kann in Salatdressings und anderen Gerichten verwendet werden. Es hat einen angenehm nussigen Geschmack. Allerdings sollten Sie Hanföl nicht erhitzen, denn durch Hitze werden die empfindlichen Omega-3-Fettsäuren zerstört. Geben Sie das Öl besser nach dem Kochen zum Essen, oder verwenden Sie es wie gesagt als Salatdressing.

Die Verwendung von Hanföl-Kapseln ist unkomplizierter. Nehmen Sie täglich bis zu zwei 1000-mg-Kapseln ein.

Heidelbeere

Fakten

Die Heidel- oder Blaubeere steht für gesunde Augen: Seit über tausend Jahren wird sie als Hausmittel gegen Augenprobleme aller Art eingesetzt. Im Zweiten Weltkrieg haben sogar Piloten der Royal Air Force vor Nachtflügen Heidelbeermarmelade gegessen, um ihr Sehvermögen zu schärfen. Heidelbeeren enthalten Anthocyanoside, natürliche Antioxidantien, die die Kapillaren (kleine Blutgefäße) vor Schäden durch freie Radikale schützen und so die Durchblutung verbessern. Anthocyanoside sind auch an der Regeneration eines Netzhautpigments beteiligt, das für die Anpassung des Auges ans Licht benötigt wird. Heidelbeeren sind empfehlenswert für Menschen mit so unterschiedlichen Augenkrankheiten wie Grünem Star, der durch hohen Augendruck verursacht wird, und diabetischer Retinopathie, die auf eine schlechte Durchblutung des Auges zurückzuführen ist. In den meisten Kombinationspräparaten zur Verbesserung und Aufrechterhaltung des Sehvermögens sind denn auch aus Heidelbeeren gewonnene Anthocyanoside enthalten. Auch das verschreibungspflichtige Medikament Myrtocyan R wird aus Heidelbeerextrakt hergestellt. Es ist ein weiteres Beispiel dafür, wie tief die moderne Medizin in der Schuld der Apotheke der Natur steht. Der Verzehr von Heidelbeeren kann zwar die genannten Augenkrankheiten nicht heilen, trägt aber zur Vorbeugung weiterer Schäden bei, indem der Blutfluß zu den Augen verbessert wird.

Neueren Forschungen zufolge unterstützen Heidelbeeren darüber hinaus auch die Vorbeugung und Behandlung anderer Gefäßerkrankungen. Bei Menschen mit einer schlechten Durchblutung ist oft der Blutfluß zu den Beinen und Füßen behindert. Schmerzen, Taubheit, Hautkribbeln und Flüssigkeitsstau sind die Folge. Mehrere Studien haben gezeigt, daß Anthocyanoside dazu beitragen können, diese unangenehmen Beschwerden zu lindern. Wenn Sie unter den genannten Problemen leiden, sollten Sie zusammen mit einem Arzt einen geeigneten Behandlungsplan entwickeln.

Es gibt noch mehr Gutes über Heidelbeeren zu sagen: 1996 entdeckten Wissenschaftler, daß Heidelbeerextrakt eine antikanzerogene Wirkung zeigt. Allerdings sind weitere Studien notwendig, um eindeutig festzustellen, ob die Heidelbeere sich wie viele andere Pflanzen als nützlich bei der Vorbeugung und Behandlung von Krebs erweisen wird.

Möglicher Nutzen von Heidel- oder Blaubeere:

- beugt Problemen mit der Sehkraft vor
- verbessert die Durchblutung

Die richtige Dosis:

Heidelbeeren werden als Flüssigextrakt und in Kapselform angeboten. Nehmen Sie täglich bis zu drei 500-mg-Kapseln ein. Wenn Sie den Flüssigextrakt vorziehen, nehmen Sie bis zu 3mal täglich 10 Tropfen in Wasser oder Saft aufgelöst ein.

Persönliche Empfehlung

Heidelbeeren wirken am besten in Kombination mit Vitamin C. (Nehmen Sie bis zu 500 mg Vitamin-C-Komplex.)

HMB
(Hydroxy-Methylbutyrat)

Fakten

Dieses neue Ergänzungsmittel für Sportler, das Wissenschaftler der Iowa State University zunächst als Viehfutter entwickelten, erfreut sich auch bei »Zweibeinern« zunehmender Beliebtheit – vor allem bei Wettkampfsportlern. HMB ist ein Metabolit, d. h. ein Nebenprodukt, das bei der Zerlegung der in pflanzlichen und tierischen Nahrungsmitteln enthaltenen Aminosäure Leucin im Körper entsteht. HMB kann die Wirkung eines intensiven Trainings verbessern, indem es Muskeln auf- und Körperfett abbaut.

Klinische Versuche mit HMB waren vielversprechend. In einer an der Iowa State University durchgeführten Studie erhielten 40 Männer entweder drei Gramm eines HMB-Ergänzungsmittels oder ein Placebo. Alle Männer trainierten vier Wochen lang an jeweils drei Wochentagen mit Gewichten. Am Ende hatten die Männer der Gruppe, die HMB eingenommen hatte, mehr Muskeln aufgebaut, mehr Fett verloren und mehr Kraft gewonnen als die Kontrollgruppe. Wegen solcher Studien wird HMB jetzt als unbedenkliche Alternative zu anabolen Steroiden angeboten, die zwar Muskeln aufbauen, aber oft einen hohen Preis kosten: Ihre Einnahme ist verboten, und sie können schwere Nebenwirkungen verursachen.

HMB ist keine Wunderpille. Wenn Sie das Mittel einnehmen, ohne gleichzeitig Sport zu treiben, und erwarten, Ihr Körper werde sich sichtbar verändern, sind Enttäuschungen vorprogrammiert. Wenn Sie es aber so anwenden, wie es gedacht ist – als Ergänzung zu intensivem sportlichen Training –, stehen die Chancen sehr gut, daß Sie eindrucksvolle Ergebnisse sehen (und fühlen) werden.

Möglicher Nutzen von HMB:

• baut Muskeln auf
• unterstützt den Fettabbau

Die richtige Dosis:

Nehmen Sie täglich 3 Gramm zu den Mahlzeiten in Kapsel- oder Pulverform ein.

Persönliche Empfehlung

Ich werde immer wieder gefragt, ob es unbedenklich sei, Creatinmonohydrat zusammen mit HMB einzunehmen. Die Praxis, mehr als ein Bodybuilding-Präparat einzunehmen, wird als *stacking* bezeichnet. Bisher gibt es keine Beweise, daß die gleichzeitige Einnahme von HMB und Creatinmonohydrat schädlich ist, und da beide Substanzen von Natur aus im Körper vorkommen, nehme ich an, daß sie friedlich nebeneinander existieren können.

Vorsicht:

Schwangere oder stillende Frauen sollten weder HMB noch andere Ergänzungsmittel einnehmen, ohne sich mit ihrem behandelnden Arzt zu beraten.

HMP-33

Fakten

HMP-33 ist ein standardisierter Ingwerextrakt, der in Europa erfolgreich zur Behandlung von Osteoarthritis und rheumatoider Arthritis eingesetzt wurde, in den USA aber noch relativ neu ist. Indische und ayurvedische Heiler verordnen Ingwer seit Jahrhunderten zur Behandlung von Schmerzen und Steifheit bei Arthritis. Ingwer enthält Gingerole, natürliche entzündungshemmende Wirkstoffe, in hohen Konzentrationen. Allerdings enthält frischer Ingwer darüber hinaus auch geringere Mengen von Shogaole – Substanzen, die bei manchen Menschen Magenreizungen verursachen können.

HMP-33 blockiert den Entzündungsprozeß auf verschiedene Weise. Erstens hemmt es die Bildung von Prostaglandinen, die für einen Großteil der mit Arthritis verbundenen Schmerzen verantwortlich sind. Zweitens blockiert es die Wirkungsweise der Leukotrienen, die an chronischen Entzündungen beteiligt sind. HMP-33 kann entweder allein eingenommen werden oder aber, wenn ein Patient zusätzliche Schmerzmittel benötigt, zusammen mit einem verschreibungspflichtigen entzündungshemmenden Medikament (NSAID). HMP-33 verursacht keine bekannten Nebenwirkungen. Im Gegensatz zu NSAIDs, die manchmal Magenreizungen hervorrufen, scheint es sogar eine Schutzwirkung auf die Magenschleimhaut zu haben. In Kopenhagen durchgeführte Studien zeigen, daß die meisten Patienten, die HMP-33 einnehmen, eine signifikante Linderung ihrer Beschwerden verspüren. Es dauert jedoch drei Wochen, bis eine wirkliche Besserung festzustellen ist. Zugegeben, NSAIDs mögen schneller wirken; sie können aber schwere Nebenwirkungen verursachen, sind nicht für alle Patienten geeignet und können darüber hinaus nach längerer Einnahmezeit ihre Wirkung verlieren.

Möglicher Nutzen von HMP-33:

- lindert Entzündungen und Schmerzen bei Osteoarthritis und rheumatoider Arthritis
- lindert Schmerzen nach Muskelzerrungen und -verletzungen
- ist hilfreich bei Fibromyalgie (Weichteilrheumatismus) und Bursitis (Schleimbeutelentzündung).

Die richtige Dosis:

Nehmen Sie täglich 2 Kapseln ein. Eine Kapsel entspricht 6600 mg getrocknetem Ingwer.

Holunderbeer-Extrakt (*Sambucus nigra*)

Fakten

Wenn israelische Piloten merken, daß eine Erkältung oder Grippe im Anzug ist, greifen sie zu Sambucol, einem israelischen Holunderbeer-Extrakt, der weltweit an Beliebtheit gewinnt. Die Piloten dürfen nicht fliegen, bis es ihnen wieder besser geht; aber normalerweise sind sie innerhalb von ein, zwei Tagen wieder in Aktion. Seit Hippokrates steht Holunder in dem Ruf, die beste pflanzliche Medizin gegen Fieber und Erkältungen zu sein. Erst vor kurzem fanden Wissenschaftler an der medizinischen Fakultät der Hadassah-Universität in

Jerusalem eine wissenschaftliche Erklärung für die Wirkungsweise des alten Hausmittels: 1992 führte ein Team aus israelischen Naturwissenschaftlern und Medizinern eine Doppelblind-Studie durch, bei der Holunderbeer-Extrakt an 50 Patienten getestet wurde, die mit einem Grippevirus infiziert waren. Die Hälfte der Probanden bekam Holunderbeer-Extrakt, die andere Hälfte ein Placebo. Innerhalb von 24 Stunden war bei 20 Prozent der Holunderbeer-Patienten eine dramatische Besserung eingetreten, was das Fieber, die Muskelschmerzen und die Atembeschwerden anbetraf. Am zweiten Tag hatten sich 75 Prozent der Holunderbeer-Patienten zusehends erholt, am dritten Tag ging es 90 Prozent deutlich besser. Im Gegensatz dazu trat bei nur acht Prozent der Placebo-Gruppe innerhalb von 24 Stunden und bei 16 Prozent innerhalb von 48 Stunden eine Besserung ein; die anderen Placebo-Patienten begannen erst nach vollen sechs Tagen, sich zu erholen.

Wie wirkt nun aber Holunderbeer-Extrakt? Ein Grippevirus gelangt in eine Zelle, indem er die Zellmembran (die die Zelle einhüllt) mit winzigen Stacheln durchbohrt, die mit einem die Zellmembran zerstörenden Enzym bedeckt sind. Holunderbeeren sind reich an Bioflavonoiden, Substanzen, die die Zellmembranen stärken und es erschweren, sie zu durchdringen. Außerdem vermutet die Wissenschaft, daß Holunderbeeren eben jenes Enzym hemmen, das die Zellmembranen schwächt.

Holunderbeer-Extrakt wurde an zahlreichen verschiedenen Grippeviren getestet und zeigte sich bei allen als wirksam. Darüber hinaus deuten erste Reagenzglas-Studien darauf hin, daß Holunderbeer-Extrakt das Aids-Virus hemmen kann. Es bedarf jedoch weiterer Studien, um herauszufinden, ob diese Wirkung auch im menschlichen Körper erzielt werden kann.

Möglicher Nutzen von Holunderbeer-Extrakt:

• lindert Erkältungs- und Grippebeschwerden

Die richtige Dosis:

Nehmen Sie bei den ersten Anzeichen einer Erkältung oder Grippe täglich zwei 500-mg-Kapseln oder alle 4 Stunden einen Eßlöffel Holunderbeer-Extrakt ein. Setzen Sie die Einnahme bis zu 4 Tage lang fort.

5-HTP

(*Hinweis:* 5-HTP ist in Deutschland nicht zugelassen, kann aber über internationale Apotheken bezogen werden.)

Fakten

5-Hydroxytryptophan (5-HTP) ist ein neues Ergänzungsmittel, das als natürliche Alternative zu Prozac gilt. Wie Prozac und andere Medikamente, die der Gruppe der selektiven Serotonin-Wiederaufnahmehemmer (SSRIs) angehören, verbessert 5-HTP die Aktivität des Serotonins, eines vom Gehirn produzierten Hormons, das an der Steuerung von Stimmung, Schlaf und Appetit beteiligt ist. Ein niedriger Serotoninspiegel wird mit Depressionen, Angst und Schlafstörungen in Verbindung gebracht. Medikamente wie Prozac hindern die Gehirnzellen daran, Serotonin vorschnell aufzubrauchen und beugen somit einem Serotoninmangel vor. Die Wirkung von 5-HTP ist eine etwas andere: 5-HTP erhöht die Serotoninproduktion der Zellen und damit die Menge des verfügbaren Serotonins.

5-HTP ähnelt dem Ergänzungsmittel Tryptophan, das in den 80er Jahren als Einschlafhilfe sehr beliebt war, von der amerikanischen Gesundheitsbehörde aber 1988 zurückgerufen wurde, nachdem eine verunreinigte Produktion aus Japan zu schweren Nebenwirkungen, darunter mehreren Todesfällen, geführt hatte. Die Verantwortung dafür war aber nicht dem Tryptophan selbst, sondern Fehlern bei der Herstellung zuzuschreiben. Es gibt keinerlei Hinweise darauf, daß 5-HTP gefährlich sein könnte. Im Gegenteil: Studien, die ich gelesen habe, lassen mich zu dem Schluß kommen, daß 5-HTP sich möglicherweise als hervorragende Alternative zu verschreibungspflichtigen Antidepressiva erweisen wird.

Ein Beispiel: In einer Schweizer Studie bekamen Patienten mit Depressionen dreimal täglich 100 mg 5-HTP bzw. 150 mg des SSRI Fluvoxamin. Ab Beginn der zweiten Woche und bis Ende der sechsten Woche trat bei beiden Gruppen – gemessen an Standardmaßstäben zur Einschätzung des Schweregrads von Depressionen – eine deutliche Besserung ein. Allerdings schienen die Patienten, die 5-HTP bekamen, größere Fortschritte zu machen als jene, die verschreibungspflichtige Antidepressiva einnahmen. Andere Studien haben gezeigt, daß 5-HTP nicht nur ein wirksames Antidepressivum ist, sondern auch appetitzügelnd wirkt und somit eine echte Hilfe für Menschen mit Gewichtsproblemen ist. Tatsächlich nahmen einer italienischen Studie zufolge Menschen, die 5-HTP bekamen, weniger Kohlenhydrate zu sich und fühlten sich schneller satt als eine Kontrollgruppe, die ein Placebo erhielt.

5-HTP wurde auch erfolgreich zur Behandlung von Schlafstörungen eingesetzt. Serotonin ist eine Vorform von Melatonin, dem natürlichen Hormon, das den Schlaf-Wach-Zyklus steuert. Wenn Sie Ihren Serotoninspiegel erhöhen, erhöhen Sie also auch Ihren Melatoninspiegel, so daß Sie nachts möglicherweise besser schlafen können.

Wenn 5-HTP selektiven Serotonin-Wiederaufnahmehemmern so ähnlich ist, warum nimmt man dann nicht gleich ein SSRI-Präparat? Nun, erstens sind verschreibungspflichtige Antidepressiva sehr viel teurer und zweitens verursachen sie oft unerwünschte Nebenwirkungen wie Mundtrockenheit, Angst und Libidoverlust. Diese Wirkungen treten bei 5-HTP nicht auf.

Möglicher Nutzen von 5-HTP:

• wirkt gegen Depressionen
• zügelt den Appetit
• hilft Ihnen, gut zu schlafen

Die richtige Dosis:

Nehmen Sie täglich zwei 50-mg-Kapseln auf nüchternen Magen ein.

Hydroxyapatit

Fakten

Hydroxyapatit ist eine neue Form des seit langem beliebten Ergänzungsmittels Kalzium. Nach einem im August 1997 herausgegebenen Bericht der National Academy of Sciences nehmen die meisten Kinder und Erwachsenen in den USA und Kanada mit der Nahrung allein nur etwa die Hälfte der benötigten Kalziummenge auf. Neben anderen Mineralstoffen ist Kalzium für die Entwicklung und Erhaltung starker Knochen notwendig. Wenn Sie nicht ausreichend Kalzium aufnehmen, laufen Sie Gefahr, Osteoporose zu bekommen, eine häufig auftretende Krankheit, bei der die Knochen dünner und somit anfälliger für Brüche werden. Mehr als 25 Millionen Amerikaner – über zwei Drittel von ihnen Frauen – leiden an Osteoporose.

Gute Kalziumlieferanten in unserer Ernährung sind fettarme Milchprodukte wie Joghurt und in geringerem Maße grünes Blattgemüse wie Brokkoli. Allerdings sind die kalziumreichen Milchprodukte nicht unproblematisch:

Joghurt ist zwar ein ausgezeichnetes Nahrungsmittel, aber ein Becher enthält nur 300 mg Kalzium, und nur wenige Menschen essen mehr als einen Becher Joghurt täglich.

Milch ist bei Kindern ein Hauptauslöser von Allergien. Viele Erwachsene vertragen Laktose (Milchzucker) nicht, weil ihnen ein Enzym fehlt, das für die Verdauung von Milch wichtig ist.

Käse steckt voller Fett, fettarmer Käse ist wiederum oft kein guter Kalziumlieferant.

Von *Brokkoli und grünem Gemüse* müßten Sie zur Deckung Ihres Kalziumsbedarfs täglich 20 Portionen (10 Tassen) essen.

Es ist also einigermaßen unpraktisch, sich zur Deckung des täglichen Kalziumbedarfs allein auf die Ernährung zu verlassen. Die offensichtliche Lösung sind Kalziumergänzungsmittel, von denen aber nicht alle vom Körper gut absorbiert werden. Hydroxyapatit, das aus gemahlenen Rinderknochen hergestellt wird, wird von allen Kalziumergänzungsmitteln am besten absorbiert. Es enthält Kalzium, das mit dem Kalzium in unseren Knochen identisch ist, sowie weitere Mineralstoffe, die für starke Knochen unverzichtbar sind – zum Beispiel Magnesium, Fluorid, Natrium und Kalium. In einer im *American Journal of Clinical Nutrition* veröffentlichten Studie wurden 53 Frauen, die nach den Wechseljahren unter beschleunigtem Knochenschwund litten, in drei Gruppen eingeteilt und unterschiedlich behandelt. Allen Frauen in allen drei Gruppen wurden monatlich 100 000 Einheiten Vitamin D gespritzt. Eine Gruppe erhielt nur das Vitamin D, die zweite zusätzlich täglich 1000 mg Kalziumglukonat; die dritte Gruppe nahm täglich 1000 mg Hydroxyapatit ein. Nach 14 Monaten war nur bei der Gruppe, die Hydroxyapatit einnahm, eine Besserung eingetreten, nämlich eine signifikante Zunahme der Knochendicke.

Ergänzungsmittel sind nicht die einzige Möglichkeit zur Erhaltung der Knochensubstanz. Ein Training mit Gewichten kann dazu beitragen, Knochen aufzubauen und Knochenschwund zu reduzieren. Darüber hinaus sollten Sie koffein- und kohlensäurehaltige Getränke nur in Maßen trinken: Koffeinhaltige Getränke entziehen dem Körper Kalzium; kohlensäurehaltige Getränke hingegen enthalten Phosphor, der das Kalzium aus dem Körper hinausspülen kann.

Möglicher Nutzen von Hydroxyapatit:

• unterstützt die Erhaltung starker Knochen
• beugt Osteoporose vor

Die richtige Dosis:

Es werden mehrere Ergänzungsmittel angeboten, die Hydroxyapatit enthalten. Wählen Sie ein Präparat, das Sie täglich mit 1000 mg Kalzium versorgt. Ihren übrigen Kalziumbedarf decken Sie über die Ernährung: Wenn Sie ein Hydroxyapatit-Ergänzungsmittel einnehmen und jeden Tag mindestens einen Becher fettarmes Joghurt essen, bekommen Sie genügend Kalzium.

Heranwachsende brauchen täglich 1300 mg Kalzium. Bis zum Alter von 50 Jahren liegt die empfohlene tägliche Kalziumaufnahme bei 1000 mg; Menschen über 50 sollten täglich 1200 mg zu sich nehmen.

Persönliche Empfehlung

Wenn Sie Vegetarier sind oder keine tierischen Produkte zu sich nehmen möchten, ist das ebenfalls sehr gut absorbierbare Kalziumcitrat eine Alternative. Für mich kommt es in der Rangfolge gleich nach Hydroxyapatit.

Hydroxycitrit-Säure (HCA)

Fakten

Wenn Sie ein Mittel zur Gewichtsabnahme suchen, ist Hydroxycitrit-Säure (HCA) möglicherweise genau das Richtige für Sie. HCA wird aus der seltenen indischen Frucht Garcinia cambogia gewonnen, die in den Dschungeln Asiens beheimatet ist. Als Mitglied der Tamarindenfamilie hat die Garcinia die Größe einer Orange und kann rot oder gelb sein. Die saure Frucht wird seit Jahrhunderten in Currys verwendet. Garcinia ist im Westen erst seit kurzer Zeit erhältlich; ayurvedische Heiler setzen die Frucht aber seit Jahrhunderten als Verdauungshilfe und natürlichen Appetitzügler ein.

Garcinia oder genauer gesagt HCA stieß im Westen vor allem als Hilfsmittel im immerwährenden Kampf gegen Übergewicht auf Interesse: Vor kurzem haben Wissenschaftler herausgefunden, daß HCA ein »Lipogenesehemmer« ist, also die Fetterzeugung im Stoffwechsel von Kohlenhydraten und Proteinen verlangsamt. Wenn wir mehr Kalorien zu uns nehmen als wir verbrennen, speichern wir den Überschuß als Glykogen in der Leber und den Muskeln. Je nach Bedarf des Körpers wird das gespeicherte Glykogen als Energielieferant eingesetzt. Allerdings ist der Platz für Glykogen begrenzt. Sobald unsere Glykogenspeicher gefüllt sind, werden die überschüssigen Kalorien deshalb in Fett umgewandelt, und das Gehirn sendet Signale aus, die uns sagen, daß wir Hunger haben. HCA verbessert die Fähigkeit der Leber und der Muskeln, Glykogen zu speichern, und senkt so die Fettproduktion. Gleichzeitig hindert es das Gehirn daran, uns zu signalisieren, daß es Zeit zum Essen ist. Kurz gesagt: Mehr Kalorien werden als Energie verbrannt, weniger Kalorien werden in unerwünschte Pfunde umgewandelt, und wir fühlen uns insgesamt weniger hungrig. Tierversuche haben gezeigt, daß HCA die Fettproduktion für 8 bis 12 Stunden nach dem Essen um 40 bis 80 Prozent drosselt. Klinische Studien haben ebenfalls bestätigt, daß die Probanden nach der Einnahme von HCA weniger essen und weniger Körperfett speichern.

HCA kann nicht nur die Gewichtsabnahme unterstützen, sondern beugt möglicherweise auch Herzerkrankungen vor, indem es einen überhöhten Triglyzeridspiegel im Blut senkt, der das Herzinfarkt- und Schlaganfallrisiko vergrößert. Anders als rezeptfreie Schlankheitspillen auf Amphetaminbasis macht HCA weder abhängig, noch verursacht es Nervosität oder andere unangenehme oder gefährliche Nebenwirkungen.

HCA wird unter den Markennamen Citrin und Citrimax und als HCA angeboten. Es ist auch in verschiedenen Formula-Diäten, Diätgetränken und Diätriegeln enthalten.

Einige Studien stellen die Theorie auf, HCA könne die Kalorienaufnahme um bis zu 10 Prozent senken. Nach meiner Erfahrung sprechen manche Menschen sehr gut auf HCA an – sie essen weniger und verlieren beträchtlich an Gewicht – während andere keinerlei positive Wirkung verspüren. Ein Grund für diese unterschiedliche Reaktion mögen physiologische Eigenheiten sein. Wenn Sie abnehmen müssen und HCA bei Ihnen nicht anschlägt, können Sie verschiedene andere

Nahrungsergänzungsmittel ausprobieren. Besprechen Sie sich mit Ihrem Arzt oder Heilpraktiker, um das für Sie richtige Ergänzungsmittel oder Kombinationspräparat zu finden. Ich bin allerdings überzeugt, daß jedes Ergänzungsmittel zur Gewichtsabnahme seine Wirkung tut, wenn Sie sich gleichzeitig vernünftig ernähren und Sport treiben.

Möglicher Nutzen von Hydroxycitrit-Säure:

- zügelt den Appetit
- kann verhindern, daß überschüssige Kalorien als Fett gespeichert werden

Die richtige Dosis:

Nehmen Sie täglich 3 Kapseln zu 500 bis 750 mg ein. Um ein optimales Ergebnis zu erzielen, nehmen Sie die Kapseln eine halbe Stunde vor dem Essen ein.

Wenn Sie dieses Ergänzungsmittel einnehmen, sollten Sie täglich mindestens acht Glas Wasser trinken.

Persönliche Empfehlung

Schwangere oder stillende Frauen sollten dieses Ergänzungsmittel nicht einnehmen.

Inositol

Fakten

Inositol ist eine Form von Niacin, dem Vitamin B, das für seine Fähigkeit bekannt ist, erhöhte Cholesterinwerte zu senken. Inositol bietet alle Vorteile von Niacin ohne die unangenehmen oder gefährlichen Nebenwirkungen zu verursachen, die mit der Einnahme hoher Niacindosen verbunden sind, wie Juckreiz, Hautrötungen und – bei längerer Anwendung – Leberschäden. Niacin senkt auch die Triglyceridwerte im Blut und gehört zu den wenigen Ergänzungsmitteln, die das HDL- oder »gute« Cholesterin erhöhen können.

Mit gutem Grund wird Niacin als herzstärkendes Vitamin beworben. Jetzt deuten neue Studien darauf hin, daß es möglicherweise auch für das Gehirn von Nutzen ist. In einer Studie unterzogen sich 96 Personen zwischen 35 und 85 Jahren mehreren Tests zur Einschätzung ihrer Gedächtnisfunktion. Nach der Einnahme von täglich 420 mg Niacin schnitten die Testpersonen um 10 bis 20 Prozent besser ab als nach der Einnahme eines Placebos. In einer Studie aus China wurde nachgewiesen, daß Niacin Laborratten vor einem Gedächtnisverlust bei zerebraler Ischämie, einer Unterbrechung der Sauerstoffversorgung des Gehirns, die einem Schlaganfall sehr ähnlich ist, schützt. Die mit Niacin behandelten Ratten erholten sich schneller und erinnerten sich an vorher erlernte Aufgaben besser als unbehandelte Ratten – ein Zeichen für eine Verbesserung der Gedächtnisfunktion durch Niacin. Weitere Studien werden zeigen, ob Niacin auch bei menschlichen Patienten Gedächtnisverluste nach einem Schlaganfall rückgängig machen kann. Diese ersten Ergebnisse aber sind schon sehr vielversprechend.

Möglicher Nutzen von Inositol:

• hilft bei der Vorbeugung von Herzinfarkt, indem es überhöhte Blutfettwerte senkt
• verbessert das Gedächtnis

Die richtige Dosis:

Nehmen Sie täglich bis zu drei 500-mg-Kapseln ein.

Johanniskraut
(*Hypericum performatum*)

Fakten

Johanniskraut, ein altbekanntes Hausmittel zur Behandlung leichter Depressionen, darf sich seit neuestem der Zustimmung der klassischen Medizin erfreuen. Das angesehene *British Medical Journal* überprüfte in einem kürzlich erschienenen Artikel 30 verschiedene Studien über die Pflanze und kam zu dem Schluß, Johanniskraut sei als Antidepressivum ebenso wirksam wie jedes verschreibungspflichtige Medikament. In praktisch jeder Studie berichteten Patienten, die Einnahme von Johanniskraut hätte ein Nachlassen der depressiven Gefühle und eine Verbesserung der Stimmung bewirkt, ohne daß es die unangenehmen Nebenwirkungen verschreibungspflichtiger Medikamente wie Mundtrockenheit, Verstopfung und Schwindelgefühle hervorgerufen hätte.

In Europa wird es bereits seit Jahrzehnten eingesetzt; es ist das führende Antidepressivum in Deutschland. In den Vereinigten Staaten dagegen, wo das Gesundheitssystem von der Pharmaindustrie beherrscht wird, verschreiben Ärzte in der Regel das Antidepressivum, das gerade »hip« ist. Die Berichte über Johanniskraut sind so gut, daß die National Institutes of Health in Kürze eine klinische Doppelblind-Studie zu diesem Thema finanzieren werden.

Johanniskraut hilft auf natürliche Weise gegen Depressionen. Hilft es möglicherweise auch gegen Übergewicht? In Naturkostläden und Apotheken wird ein neues Produkt namens *PhenFree* – Phen Fen auf Pflanzenbasis – angeboten. Dieses pflanzliche Phen Fen enthält Johanniskraut und Ephedra, eine Pflanze, die in Antihistaminen eingesetzt wird, die aber auch den Stoffwechsel anregen kann. Erste Studien deuten darauf hin, daß Johanniskraut Appetit und Heißhunger zügeln und in Kombination mit Ephedra zu dramatischen Gewichtsverlusten führen kann. Weil echtes Phen Fen vor kurzem vom Markt genommen wurde, könnte eine pflanzliche Alternative eine aus ärztlicher Sicht unbedenkliche Lösung sein. Allerdings gibt es erst wenige Studien, die dies bestätigen. Im Übermaß angewandt kann Ephedra gefährliche Nebenwirkungen wie Herzrhythmusstörungen verursachen. Bei der Einnahme von pflanzlichem Phen Fen ist es deshalb äußerst wichtig, die Packungsanweisung sorgfältig zu beachten und die empfohlene Dosis nicht zu überschreiten. Ich empfehle jedem, der schon einmal an einer Herzerkrankung litt oder ein verschreibungspflichtiges Antidepressivum einnimmt, vor der Einnahme dieses Präparats den Rat eines Arztes oder Heilpraktikers einzuholen.

Der ungewöhnliche Name des Johanniskrautes geht auf das Mittelalter zurück: Der Legende zufolge entsprang die Pflanze dem Blut von Johannes dem Täufer bei seiner Enthauptung.

Möglicher Nutzen von Johanniskraut:

- hilft gegen Depressionen
- zügelt möglicherweise den Appetit

Die richtige Dosis:

Nehmen Sie täglich bis zu drei 250- bis 500-mg-Kapseln ein.

Warnung:

Johanniskraut kann die Sonnenempfindlichkeit erhöhen. Wenn Sie Johanniskraut einnehmen, sollten Sie deshalb unbedingt eine Sonnenschutzcreme verwenden und den direkten Kontakt mit der Sonne vermeiden.

Konjugierte Linolsäure (CLA)

Fakten

Man nennt es das amerikanische Paradoxon: Obwohl Diäten in den USA zum guten Ton gehören, werden die Amerikaner in Wirklichkeit immer *dicker*. Tatsächlich ist einer von drei Amerikanern fettleibig, d. h. sein Gewicht liegt mindestens 30 Prozent über dem Idealgewicht. Wie ist das möglich? Ironischerweise glauben manche Wissenschaftler, daß wir in unserem Streben, Gewicht zu verlieren, nicht genug Fett essen, jedenfalls nicht die *richtige* Art von Fett. Unserer Ernährung mangelt es an konjugierter Linolsäure (CLA), die in rotem Fleisch, Lamm und Molkereiprodukten enthalten ist. Andererseits: Auch wenn uns diese Nahrungsmittel CLA in kleinen Mengen liefern, kann man sie nicht guten Gewissens als »gesund« bezeichnen – sie sind kalorienreich und enthalten auch reichlich gesättigte Fettsäuren, die Krebs und Herzerkrankungen fördern.

Warum ist CLA dann aber empfehlenswert? Linolsäure unterstützt den Körper bei der Regulierung des Fett- und Eiweißstoffwechsels. Zahlreiche Studien haben gezeigt, daß Linolsäure äußerst gesundheitsförderlich wirkt; sie ist insbesondere dazu geeignet, Körperfett zu reduzieren und zugleich Muskelmasse aufzubauen. Muskeln aber verbrennen überschüssige Kalorien. Das heißt: Je mehr Muskeln Sie haben, desto unwahrscheinlicher ist es, daß Sie Übergewicht ansetzen.

Es ist sehr schwer, Linolsäure in ausreichender Menge mit der Nahrung aufzunehmen. Zum einen meiden viele Menschen CLA-reiche Nahrungsmittel. Zum anderen haben veränderte Methoden der Tierfütterung dazu geführt, daß der

CLA-Anteil in Lebensmitteln in den letzten 20 Jahren um fast 80 Prozent gesunken ist.

Die Einnahme von CLA-Ergänzungsmitteln kann diesen Mangel ausgleichen. Laborstudien haben gezeigt, daß Linolsäure bei Tieren, die bekannten Kanzerogenen ausgesetzt wurden, die Entstehung von Krebs blockieren und darüber hinaus Arteriosklerose, einer Verhärtung der Arterien, vorbeugen kann. CLA kann auch den Gehalt des »guten« HDL-Cholesterins erhöhen und den Triglyzeridspiegel senken, den Hauptrisikofaktor für Herzerkrankungen. Es überrascht deshalb nicht, daß sich CLA-haltige Ergänzungsmittel zunehmender Beliebtheit erfreuen. Tatsächlich hat Linolsäure nicht nur die Aufmerksamkeit von Menschen erregt, die abnehmen möchten, sie ist auch zunehmend bei Bodybuildern gefragt, die möglichst schnell Muskeln ansetzen möchten.

Möglicher Nutzen von konjugierter Linolsäure:

- reduziert Körperfett
- unterstützt die Gewichtsabnahme
- verbessert den Muskeltonus
- beugt Herzerkrankungen vor
- schützt vor vielen Krebsformen

Die richtige Dosis:

Nehmen Sie täglich vor den Mahlzeiten 3 Kapseln zu 600 bis 1200 mg ein.

Kryptoxanthin

Fakten

Mit jedem Biß in einen Pfirsich, eine Papaya, Mandarine oder Orange führen Sie Ihrem Körper eine Portion Kryptoxanthin zu. Kryptoxanthin gehört zu der Gruppe jener kostbaren Karotinoide, die vom Körper in Vitamin A umgewandelt werden können. Zwei Gruppen von Menschen müssen besonders darauf achten, genug Kryptoxanthin zu sich zu nehmen: Frauen und Raucher. Eine Studie von 1993 verglich die Karotinoidwerte im Blut von Frauen mit und ohne Gebärmutterhalskrebs. Dabei stellte sich heraus, daß die gesunden Frauen deutlich höhere Kryptoxanthinwerte im Blut hatten. Der Gedanke liegt deshalb nahe, daß Kryptoxanthin einen gewissen Schutz gegen diese Krebsform bieten kann. Wenn sich herausstellen sollte, daß Kryptoxanthin tatsächlich vor Krebs schützt, so würde damit zum wiederholten Mal die starke antikanzerogene Aktivität eines Karotinoids nachgewiesen werden. Andere Studien haben gezeigt, daß unter anderem Alpha-Karotin, Beta-Karotin und Lycopen freie Radikale und Krebs wirkungsvoll bekämpfen.

Eine weitere neue Studie zeigt, daß das Rauchen dem Körper Kryptoxanthin entziehen kann. Wissenschaftler verglichen die Vitamin-E- und Karotinoid-Werte im Blut von Männern, die Tabak kauten oder rauchten, mit den Werten von anderen, die auf jede Form von Tabak verzichteten. Bei den Tabakgenießern lagen die Kryptoxanthin-Werte signifikant niedriger als bei den Männern, die ohne Tabak auskamen – ein Hinweis darauf, daß die Raucher entweder mehr kryptoxanthinreiche Lebensmittel essen oder ein Karotinoid-Ergänzungsmittel einnehmen sollten. (Und natürlich sollten sie auch das Rauchen aufgeben!) Angesichts der Tatsache, daß fast die Hälfte der Amerikaner nicht einmal eine Portion Obst am Tag ißt, empfiehlt es sich, die tägliche Ernährung mit einem entsprechenden Mittel zu ergänzen. Kryptoxanthin ist in Kombinationspräparaten mit Karotinoiden enthalten.

Möglicher Nutzen von Kryptoxanthin:
- schützt möglicherweise vor Gebärmutterhalskrebs

Die richtige Dosis:
Nehmen Sie täglich 3 bis 6 mg eines Karotinoid-Kombinationspräparats ein.

Kudzu

Fakten
Kudzu ist das Mittel, von dem Sie sich wünschen, Sie hätten es am Abend vor dem Morgen danach genommen. Dieses alte chinesische Kraut, das auch im Südosten der Vereinigten Staaten wild wächst, wird als Gegenmittel bei einem Kater, also dem »Brummschädel« nach exzessivem Alkoholgenuß angepriesen. Kudzu enthält zwei phytochemische Substanzen, Daidzin und Daidzein, die zur Senkung des Alkoholspiegels im Blut beitragen. Zwar gibt es nur wenige klinische Studien über Kudzu; zahlreiche informelle Berichte deuten aber darauf hin, daß Kudzu-Ergänzungsmittel, die unmittelbar vor oder nach übermäßigem Alkoholgenuß eingenommen werden, Übelkeit, Kopfschmerzen und Unwohlsein nach einer durchzechten Nacht praktisch völlig vertreiben können.

Die Information, daß Kudzu *das* Mittel gegen Kater sein

soll, kommt nicht überraschend. In den vergangenen 2000 Jahren haben asiatische Kräuterheilkundler einen aus Kudzuwurzeln zubereiteten Tee zur Behandlung von Alkoholismus eingesetzt. Vor kurzem haben Forscher der Harvard Medical School nachgewiesen, daß Kudzu-Extrakt bei einer Hamsterrasse, die ähnlich wie Menschen alkoholabhängig werden kann, die Alkoholaufnahme wesentlich reduziert. In der Studie wurde den Hamstern entweder Daidzein oder Daidzin injiziert. Danach konnten sie zwischen klarem Wasser oder einer Mischung aus Alkohol und Wasser wählen. Die Tiere, die eine der beiden Kudzu-Substanzen bekommen hatten, reduzierten ihre Alkoholaufnahme um fünfzig Prozent. Aus Gründen, die nicht ganz klar sind, kann Kudzu das Bedürfnis nach Alkohol senken, und in Amerika wird es jetzt als Behandlungsmittel gegen Alkoholismus getestet.

Möglicher Nutzen von Kudzu:

- kann dazu beitragen, eine Alkoholabhängigkeit zu durchbrechen
- beugt dem sogenannten Kater vor oder lindert ihn

Die richtige Dosis:

Nehmen Sie täglich zwei bis drei 500-mg-Kapseln vor oder nach dem Alkoholgenuß ein.

Laktoferrin

Fakten

Um die Jahrhundertwende lag die durchschnittliche Lebenserwartung eines Menschen gerade mal bei 47 Jahren, und Infektionen waren die häufigste Todesursache. Dank einer gesünderen Ernährung, besserer Hygiene und nicht zuletzt der Verfügbarkeit von Antibiotika haben wir es geschafft, die durchschnittliche Lebenserwartung um mehr als drei Jahrzehnte zu verlängern. Natürlich müssen wir auch Penizillin und anderen Wunderdrogen dankbar sein, die uns helfen, potentiell tödliche Infektionen wie Lungenentzündung oder Streptokokken zu überleben.

Heute, kurz vor der Jahrtausendwende, stehen wir vor einer neuen Herausforderung. Obwohl Antibiotika unzählige Leben gerettet haben, hat sich ihr Nutzen in vielerlei Hinsicht überlebt. Wie bereits erwähnt, hat die unkritische Gabe von Antibiotika die Entstehung neuer »Monster«-Keime begünstigt, die selbst den stärksten Medikamenten gegenüber resistent sind. Die Folge: In Krankenhäusern grassieren resistente Staphylokokken-Infektionen zuhauf. Auch bei vielen alltäglichen Erkrankungen wie Mittelohrentzündungen bei Kindern haben Antibiotika zum Teil ihre Wirkung verloren. Offensichtlich müssen wir neue Wege zur Bekämpfung von Bakterieninfektionen finden, die langfristig keine noch größeren Probleme verursachen dürfen. Wenn wir Antibiotika sparsamer einsetzen, wirken sie auch, wenn sie wirklich benötigt werden.

Laktoferrin, ein Ergänzungsmittel, das seit neuestem in Naturkostläden angeboten wird, ist ein Riesenschritt in die richtige Richtung. Laktoferrin ist als Eiweiß in großen Mengen in der Muttermilch enthalten und unterstützt ein gesundes Gleichgewicht zwischen gesundheitsförderlichen und gesundheitsschädlichen Bakterien im Darm der Säuglinge. Das ist wichtig, weil freundliche Bakterien das Wachstum und die Aktivitäten krankheitserregender Bakterien kontrollieren. Laktoferrin greift schädliche Bakterien auf verschiedene Arten an: Erstens durchdringt es die schützende Zellmembran von Bakterien und verhindert so, daß diese sich vermehren können. Zweitens hungert Laktoferrin die Bakterien aus, indem es sich mit überschüssigem Eisen verbindet und ihnen so einen für ihr Wachstum notwendigen Nährstoff entzieht. Drittens erhöht Laktoferrin den Anteil der guten Bakterien im Körper – während Antibiotika unterschiedslos gute und schlechte Bakterien abtöten.

Japanische Kinderärzte verordnen Laktoferrin zur Behandlung von Ohrinfektionen. In den USA verschreiben alternative Ärzte Laktoferrin Patienten mit geschwächtem Immunsystem, zum Beispiel Krebspatienten, die sich einer Chemotherapie unterziehen müssen. Einer kleinen europäischen Studie zufolge hatten Chemotherapiepatienten, die Laktoferrin erhielten, weniger unter Nebenwirkungen wie Durchfall zu leiden, als Patienten, die kein Laktoferrin bekamen.

Um ein möglichst optimales Ergebnis zu erzielen, nehmen Sie Laktoferrin beim ersten Anzeichen einer Erkrankung ein. Eine breitere Schutzwirkung erhalten Sie, wenn Sie es zusammen mit einem antiviralen Ergänzungsmittel wie Monolaurin (siehe dort) verwenden.

Laktoferrinprodukte werden aus Kuhmilch gewonnen. Da das Mittel jedoch sterilisiert und raffiniert wird, dürfte es keine allergischen Reaktionen verursachen. Wissenschaftler arbeiten zur Zeit an der Entwicklung einer Rekombinationsform von menschlichem Laktoferrin, das durch Klonen entsteht und noch besser als Rinderlaktoferrin wirken soll.

Möglicher Nutzen von Laktoferrin:

- wirkt als natürliches Antibiotikum
- tötet Infektionen ab, ohne freundliche Bakterien zu schädigen

Die richtige Dosis:

Laktoferrin wird in Kapselform und als Kautablette angeboten. Nehmen Sie bis zu 2 Wochen lang täglich zwei 250-mg-Kapseln oder -Tabletten ein.

L-Arginin

Fakten

Besseren Sex und einen stärkeren Körper – so lautet das Versprechen von L-Arginin, der natürlichen Form von Arginin, einer Aminosäure, die sich aus offensichtlichen Gründen ständig zunehmender Beliebtheit erfreut. Vor kurzem wurde in einigen hochinteressanten neuen Studien die Theorie aufgestellt, L-Arginin könne darüber hinaus auch die Immunfunktion verbessern und sogar mit Erfolg bei der Behandlung bestimmter Krebsformen eingesetzt werden.

Heilpraktiker empfehlen Männern mit sexuellen Problemen, insbesondere mit Erektionsstörungen, die Einnahme von L-Arginin. Es wirkt, indem es den Blutfluß zum Penis erhöht, wodurch die Erektion härter wird. Leider ist diese Wirkung nur von kurzer Dauer. Deshalb müssen Sie L-Arginin, wenn es der Verbesserung Ihrer sexuellen Leistungsfähigkeit dienen soll, etwa 45 Minuten vor dem Sex einnehmen. L-Arginin schlägt nicht bei jedem an; zahlreiche Aussagen von Männern über ihre guten Erfahrungen mit diesem Mittel berechtigen uns jedoch dazu, es ernstzunehmen. Mehrere Studien haben gezeigt, daß L-Arginin auch die Anzahl der Spermien erhöhen und hilfreich bei der Behandlung männlicher Unfruchtbarkeit sein kann.

L-Arginin ist vor allem für seine Fähigkeit bekannt, die Produktion des Wachstumshormons anzuregen, das unverzichtbar für den Fettabbau und Muskelaufbau ist. Bodybuilder nehmen L-Arginin ein, um Muskeln auf- und Fett abzubauen. Darüber hinaus spielt es auch in der Medizin eine wichtige Rolle. Es wird beispielsweise in Krankenhäusern zur Beschleunigung der Wundheilung nach Operationen und bei schweren Verbrennungen eingesetzt.

Mehreren Studien zufolge kann L-Arginin das Immunsystem stärken, indem es die Thymusdrüse anregt, jene winzige Drüse hinter dem Brustbein. In der Thymusdrüse werden wichtige krankheitsbekämpfende Zellen, die T-Lymphozyten oder T-Zellen, solange gespeichert, bis sie zur Verteidigung des Körpers gegen Infektionen benötigt werden. Studien zeigen, daß L-Arginin die Anzahl der T-Zellen erhöhen kann, so daß der Körper besser gegen unerwünschte Mikroorganismen gewappnet ist. Mehrere japanische Wissenschaftler haben in Reagenzglas-Studien nachgewiesen, daß L-Arginin in Verbindung mit menschlichen Immunzellen auch die Produktion von natürlichen Killerzellen auslösen kann, mit denen sich der Körper gegen Krebs schützt. Tierversuche zeigen, daß L-Arginin das Wachstum vieler verschiedener Arten von Krebstumoren hemmen kann. Studien dieser Art bilden die Grundlage für die Erforschung von L-Arginin als mögliches Mittel zur Krebsbehandlung.

Möglicher Nutzen von L-Arginin:

- verbessert die sexuelle Aktivität bei Männern
- kann den Muskelaufbau unterstützen
- stärkt das Immunsystem

Die richtige Dosis:

Zur Steigerung der sexuellen Leistungsfähigkeit nehmen Sie 3 bis 6 g L-Arginin auf nüchternen Magen 45 Minuten, bevor Sie Sex haben.

> **Vorsicht:**
> Auch wenn es dafür keine eindeutigen Beweise gibt, glauben manche Wissenschaftler, Arginin könne den Ausbruch von Herpes begünstigen. Das läßt sich jedoch vermeiden, wenn man L-Arginin zusammen mit 500 mg Lysin einnimmt, das dem Herpesvirus entgegenwirkt.

L-Carnitin

Fakten

Dieses Ergänzungsmittel verspricht mehr Kraft, Straffheit und Gesundheit. L-Carnitin ist ein vitaminähnlicher Nährstoff, der im Herzen, im Gehirn und in den Skelettmuskeln vorkommt. Seine Hauptaufgabe besteht darin, Fettsäuren über die Zellwände zu den Mitochondrien, den Kraftwerken der Zellen, zu transportieren, und so das Herz und die Skelettzellen mit Energie zu versorgen. Seit zwei Jahrzehnten propagiere ich L-Carnitin als potentielles Mittel zur Behandlung von Erkrankungen der Herzkranzgefäße, bei denen sich eine oder mehrere der Arterien, die das Herz mit Blut versorgen, verengt haben, so daß das Herz weniger Sauerstoff bekommt. L-Carnitin ist bei Erkrankungen der Herzkranzgefäße besonders hilfreich, weil es das Herz in die Lage versetzt, die begrenzte Sauerstoffmenge effektiver zu nutzen. Tatsächlich haben mehrere Studien gezeigt, daß Herzpatienten, die L-Carnitin-Ergänzungsmittel einnehmen, länger und intensiver sportlich aktiv sein können, ohne Brustschmerzen zu bekommen. Neben seiner herzstärkenden Wirkung kann L-Carnitin auch hohe Cholesterinwerte senken und gleichzeitig das »gute« HDL-Cholesterin erhöhen.

Seit einiger Zeit wird L-Carnitin als Ergänzungsmittel für Sportler zur Steigerung der Ausdauer und Unterstützung der Gewichtsabnahme beworben. Studien zur Wirksamkeit von L-Carnitin als Ergänzungsmittel für Sportler führten allerdings zu widersprüchlichen Ergebnisse: Während einige der Studien nachweisen, daß L-Carnitin die sportliche Ausdauer und Leistung dramatisch verbessern kann, verliefen andere eher enttäuschend. Immerhin bestätigen zahlreiche informelle Berichte, daß L-Carnitin die Energie steigert, und viele Leute schwören, es trage zu einer erheblichen Verbesserung ihres Wohlbefindens und ihrer Leistungsfähigkeit während des Trainings bei. Probieren Sie einfach aus, ob L-Carnitin bei Ihnen anschlägt.

Italienischen Wissenschaftlern zufolge kann L-Carnitin bei männlicher Unfruchtbarkeit die Wirksamkeit der Spermien erhöhen. In einer Studie bekamen 47 Männer mit normaler Spermienanzahl, aber geringer Spermienbeweglichkeit, drei Monate lang dreimal täglich 1 Gramm L-Carnitin. Am Ende der Studie war bei 37 Männern die Samenbeweglichkeit gestiegen – und damit die Wahrscheinlichkeit, daß der Samen ein Ei befruchten kann.

L-Carnitin wird darüber hinaus als Ergänzungsmittel propagiert, das einige der Beschwerden verhindern oder rückgängig machen kann, die typisch für Alzheimerkrankheit bzw. den Alterungsprozeß sind. In Reagenzglas-Studien und Tierversuchen konnte L-Carnitin einen Großteil des Schadens rückgängig machen, den freie Radikale in Gehirnzellen angerichtet hatten und der jenen Beeinträchtigungen entspricht, die auch im Gehirn von Alzheimer-Patienten beobachtet werden. Mehreren italienischen Studien zufolge können L-Carnitin-Ergänzungsmittel bei Alzheimer-Patienten die Verschlechterung der geistigen Verfassung verlangsamen, wobei Standardtests zur Einschätzung des Geisteszustands als Gradmesser dienten.

Weitere italienische Studien an Patienten mit leichteren Alterserscheinungen zeigen, daß L-Carnitin bei älteren Menschen
die Gedächtnisleistung verbessern kann. Ähnliche amerikanische Studien bestätigten diese positiven Ergebnisse nicht,
daher steht das Urteil über die Wirksamkeit von L-Carnitin in
diesem Bereich noch aus.

Möglicher Nutzen von L-Carnitin:

• trägt bei Herzpatienten zu einer besseren Sauerstoffnutzung
  bei
• verbessert die sportliche Kraft und Leistungsfähigkeit
• kann vor Alzheimerkrankheit schützen oder ihr Fortschreiten verlangsamen

Die richtige Dosis:

Nehmen Sie $\frac{1}{2}$ Stunde vor oder zwei Stunden nach dem Essen
täglich bis zu drei 250- bis 500-mg-Kapseln oder -Tabletten ein.

Leinöl

Fakten

Ob Wissenschaftler im National Cancer Institute oder Heilpraktiker – alle scheinen ein Loblied auf Leinöl zu singen. Aus
diesem Grund nehme ich es in meine Liste der Top 100 auf.
Wie so viele »neue« Ergänzungsmittel erinnert uns auch
Leinöl daran, daß es nichts wirklich Neues unter der Sonne
gibt. Vor etwa 8500 Jahren aßen unsere Vorfahren, die Jäger
und Sammler waren, neben anderen wilden Gräsern auch
Lein. Jeder Teil der Leinpflanze wurde sinnvoll verwendet:
Mit dem Öl des Samens wurde gekocht und Farbe hergestellt;

die Pflanzenfasern wurden zu Seilen und Kleidungsstücken verarbeitet. Noch heute wird Lein, das im allgemeinen Sprachgebrauch Flachs genannt wird, zur Herstellung von Stoff, Papier und anderen Produkten verwendet. Jüngeren Datums sind dagegen die Versuche, dem Lein wieder einen Platz in der modernen Ernährung zu verschaffen.

Leinsamen ist einer der besten Lieferanten für Omega-3-Fettsäure, ein »gutes« Fett, das in unserer westlichen Ernährung normalerweise fehlt. Seit zahlreiche europäische Studien gezeigt haben, daß Omega-3-Fettsäure eine Rückbildung von Krebstumoren bewirken kann und eine starke antikanzerogene Wirkung auf Brust-, Prostata- und Lungenkrebszellen besitzt, interessieren sich auch die Wissenschaftler am National Cancer Institute für Omega-3-Fettsäuren im allgemeinen und Leinöl im besonderen.

Omega-3-Fettsäuren schützen aber nicht nur vor Krebs, sondern, das zeigen Hunderte von Studien, auch vor Herzerkrankungen. Omega-3-Fettsäuren können hohe Cholesterinwerte und Bluthochdruck senken, einen erhöhten Triglyzeridspiegel verringern und Blutgerinnseln vorbeugen. Aber das ist noch nicht alles: Vor kurzem wurde entdeckt, daß Omega-3-Fettsäure den Homocysteinspiegel im Blut senken kann. Erhöhte Homocysteinwerte gelten als einer der Hauptrisikofaktoren für Herzerkrankungen.

Omega-3-Fettsäuren haben darüber hinaus den Vorteil, einen natürlichen entzündungshemmenden Wirkstoff zu enthalten, der die Beschwerden bei rheumatoider Arthritis, Schuppenflechte (Psoriasis), Allergien und anderen Entzündungskrankheiten mildern kann. Heilpraktiker verordnen bei Beschwerden dieser Art routinemäßig Leinöl und erzielen damit oft ausgezeichnete Erfolge.

Neben Omega-3-Fettsäuren liefert Leinöl auch Lignane, Fasern, die durch »freundliche« Bakterien im Darm in krebsbekämpfende Wirkstoffe umgewandelt werden. Lignane können die Hormonwerte regulieren und typische Wechseljahresbeschwerden wie Hitzewallungen und Hefepilzinfektionen wegen Scheidentrockenheit lindern. Darüber hinaus eignet sich Leinöl zur Behandlung des prämenstruellen Syndroms (PMS), das die Folge eines unausgeglichenen Hormonhaushalts sein kann.

Bodybuilder behaupten, Leinöl-Ergänzungsmittel steigerten das Durchhaltevermögen und beschleunigten die Erholung nach dem Training. Leinöl enthält ein natürliches Antioxidans; das könnte erklären, warum es müden Muskeln hilft, sich schneller zu regenerieren. Wegen seiner entzündungshemmenden Wirkung kann es auch zur Linderung von Muskelkater beitragen.

Leinöl hat den Nachteil, daß seine Handhabung nicht ganz einfach ist. Es ist notorisch instabil und kann, wenn es nicht richtig verarbeitet wurde, sehr schnell ranzig werden. Eine bequeme Möglichkeit, dieses Problem zu umgehen und trotzdem in den Genuß seiner Vorteile zu kommen, ist die tägliche Einnahme von Leinölkapseln.

Möglicher Nutzen von Leinöl:

• kann dazu beitragen, das Wachstum von Krebstumoren zu blockieren
• lindert Entzündungen
• korrigiert Abweichungen der Blutfettwerte, die das Risiko von Herzerkrankungen steigern könnten
• unterstützt die Normalisierung der Hormonwerte

Die richtige Dosis:

Nehmen Sie täglich drei 1000-mg-Kapseln zu den Mahlzeiten ein.

L-Glutamin

Fakten

L-Glutamin – die natürliche Form der Aminosäure Glutamin – ist erstaunlich vielseitig. Es ist unverzichtbar für die Funktion des Gehirns und des Immunsystems, wurde zur Behandlung von Erschöpfungszuständen und Alkoholismus eingesetzt und soll angeblich sogar dazu beitragen, bei Menschen, die abnehmen möchten, den Heißhunger auf Süßes in Schach zu halten. Paradoxerweise wird L-Glutamin vor allem von Menschen eingenommen, die entweder sehr fit oder sehr krank sind. Der Grund ist in beiden Fällen der gleiche: L-Glutamin kann den Muskelaufbau unterstützen.

L-Glutamin wird aus drei anderen Aminosäuren synthetisiert: Arginin (siehe dort), Ornithin und Prolin. L-Glutamin ist auch ein Bestandteil von Glutathion, dem wichtigsten körpereigenen Antioxidans, das in praktisch jeder Zelle vorhanden ist. Ein L-Glutamin-Mangel ist denn auch meistens mit einem Glutathionmangel verbunden. Interessanterweise gehört Glutamin zu jener Handvoll Substanzen, die auf natürliche Weise den Anteil an Wachstumshormon erhöhen können, das für ein normales Größenwachstum und die normale Entwicklung wichtig ist. Vor kurzem wurde Wachstumshormon experimentell zur Behandlung von Muskelschwund eingesetzt, einem Phänomen, das bei kranken und alten Menschen häufig auftritt und zum körperlichen Verfall führen kann. Allerdings: Wachstumshormon wirkt zwar krafterhaltend, synthetisches Wachstumshormon ist aber extrem teuer und seine Einnahme kann mit unerfreulichen Nebenwirkungen wie Flüssigkeitsstau und arthritischen Beschwerden verbunden sein. Möglicherweise können wir mit Wirkstoffen wie

Glutamin, die Wachstumshormon freisetzen, preiswert und
ohne Nebenwirkungen zumindest teilweise in den Genuß der
positiven Wirkungen von Wachstumshormon kommen. Das ist
besonders wichtig für schwerkranke Menschen, die oft unter
körperlichem Verfall leiden. Tatsächlich wird Glutamin häufig
Menschen mit Brandverletzungen verabreicht, um die Heilung
zu fördern und das Immunsystem zu stärken. Glutamin wurde
auch bei Krebspatienten eingesetzt, bei denen eine Knochen-
marktransplantation vorgenommen wurde: Kürzere Kranken-
hausaufenthalt und ein geringeres Infektionsrisiko waren das
positive Ergebnis.

Weil L-Glutamin als eiweißschonender Wirkstoff gilt, hat es
auch die Aufmerksamkeit von Fitneßfans erregt, die Fett verlieren, aber Muskelgewebe behalten möchten. Leute, die intensiv trainieren, laufen Gefahr, ihren Körper zu überfordern
und mit dem Fett auch fettfreie Körpersubstanz abzubauen.
Deshalb erregt jedes Ergänzungsmittel ihr Interesse, das eine
Förderung des Muskelwachstums verspricht. L-Glutamin ist in
vielen Ergänzungsmitteln und Formula-Mahlzeiten für Sportler enthalten.

Möglicher Nutzen von L-Glutamin:

- fördert die Wundheilung
- beugt Muskelschwund bei chronisch Kranken vor
- vergrößert die Muskeln bei gesunden, sportlich aktiven
  Menschen

Die richtige Dosis:

Nehmen Sie entweder $\frac{1}{2}$ Stunde vor dem Essen oder 2 Stunden nach dem Essen bis zu drei 500-mg-Kapseln ein.

Lipoidsäure

Fakten

Lipoidsäure, ein »universelles Antioxidans«, das erst seit kurzer Zeit in Reformhäusern angeboten wird, ist eine vitaminähnliche Substanz, die natürlich vom Körper produziert wird. Lipoidsäure spielt eine einzigartige Rolle bei der Verteidigung des Körpers gegen freie Radikale und wird in Europa häufig bei der Behandlung von Diabetes eingesetzt. Mit zunehmendem Alter wird Lipoidsäure nicht mehr in ausreichenden Mengen produziert, und wir müssen sie als Ergänzungsmittel zu uns nehmen.

Dr. Lester Packer, ein weltberühmter Wissenschaftler, der die Membrane Bioenergetics Group an der University of California in Berkeley leitet, ist die weltweit führende Autorität auf dem Gebiet der Lipoidsäure und Antioxidantien. Dr. Packer entdeckte, daß Lipoidsäure im Gegensatz zu anderen Antioxidantien, die eine spezielle Aufgabe im Körper haben, frei agiert und als »Ersatzspieler« für knapp gewordene andere Antioxidantien einspringen kann. Mit anderen Worten: Wenn es Ihnen an Vitamin E oder C mangelt, kann Lipoidsäure vorübergehend deren Aufgaben übernehmen. Darüber hinaus kann sie die Wirkung der Vitamine C und E erheblich steigern.

In einer faszinierenden Studie in Dr. Packers Labor wurden drei Gruppen von zwölf Wochen alten Mäusen unterschiedlich gefüttert: Eine Gruppe wurde normal ernährt; die zweite erhielt eine Vitamin-E-arme Kost; die dritte Gruppe wurde ebenfalls Vitamin-E-arm ernährt, bekam aber zusätzlich Lipoidsäure. Die Tiere der ersten Gruppe entwickelten sich normal, während die Tiere in der zweiten Gruppe (zu wenig

Vitamin E, keine Lipoidsäure) schwere Verfallserscheinungen zeigten und buchstäblich zu schrumpfen schienen. Dagegen entwickelten sich die Tiere in der Gruppe, die zwar wenig Vitamin E, aber zusätzlich Lipoidsäure bekam, normal und zeigten keine Anzeichen eines Vitamin-E-Mangels. Eindeutig hatte die Lipoidsäure ihnen die schweren Schäden eines Vitamin-E-Mangels erspart.

Vor mehr als zwei Jahrzehnten entdeckte Burton Berkson, M.D., am National Institute of Health, daß Lipoidsäure eine tödliche Lebererkrankung heilen konnte, die durch den Verzehr giftiger Knollenblätterpilze hervorgerufen wurde. Knollenblätterpilze tun ihr schädliches Werk, indem sie die Bildung toxischer freier Radikale fördern, die Leberzellen umgehend zerstören. 60 bis 90 Prozent der Menschen, die Knollenblätterpilze gegessen haben, sterben daran. Heute wissen wir, daß Lipoidsäure die Betroffenen heilen kann.

Eine der wichtigsten Funktionen der Lipoidsäure ist die Normalisierung des Blutzuckerspiegels. Für viele Menschen mittleren und höheren Alters wird ein erhöhter Blutzuckerspiegel zum Problem: Sie leiden unter Typ-II-Diabetes oder Insulinresistenz, einer Erkrankung, von der zum Beispiel 16 Millionen Amerikaner betroffen sind. Insulin ist das Hormon, das dazu beiträgt, Zucker in für die Körperzellen verwertbare Glukose aufzubrechen. Wenn Sie insulinresistent sind, ist Ihr Blutzucker- oder Glukosespiegel höher als normal. Im Laufe der Zeit können diese hohen Werte zu schweren Gesundheitsproblemen wie Arteriosklerose (Verhärtung der Arterien), Nervenschäden oder Erblindung führen. In Europa wird Lipoidsäure schon seit Jahrzehnten recht erfolgreich eingesetzt, um Folgeschäden vorzubeugen, wie sie durch Insulinresistenz und andere Diabetesformen hervorgerufen werden können. In den USA dagegen wurde das Mittel bisher praktisch ignoriert.

Vor kurzem haben Bodybuilder die Wirksamkeit von Lipoidsäure entdeckt. Wenn Sie Sport treiben, braucht Ihr Körper zur Produktion von Energie mehr Sauerstoff. Je mehr Sauerstoff Sie verbrauchen, desto wahrscheinlicher ist es, daß Sie freie Radikale produzieren, die das wunde, steife Gefühl verursachen können, das ein intensives Training oft begleitet. Menschen, die hart trainieren, haben mir erzählt, daß sie sich seit der Einnahme von Lipoidsäure am Tag nach dem Training weniger zerschlagen und angegriffen fühlen.

Mittlerweile gibt es weitere interessante Neuigkeiten aus Dr. Packers Labor: Vor kurzem konnte Lipoidsäure bei Tieren durch Schlaganfall hervorgerufene Schäden vollkommen rückgängig machen. Bei Menschen ist ein Schlaganfall – die Unterversorgung des Gehirns mit Blut – die Haupttodesursache. Im Überlebensfall kann ein Schlaganfall zu schweren Gehirnschäden führen, die bleibende Lähmungen hinterlassen. Wir kennen bis heute keine Heilmethode für Schlaganfall. Wenn aber Lipoidsäure bei Menschen so gut wirkt wie bei Tieren, könnte sie sich als wirkungsvolle Behandlungsmethode erweisen, die den Schaden in Grenzen hält.

Möglicher Nutzen von Lipoidsäure:

- schützt gegen Schäden durch freie Radikale
- beugt schweren Komplikationen bei Diabetes vor
- steigert die sportliche Leistungsfähigkeit
- ist möglicherweise zur Behandlung nach einem Schlaganfall geeignet

Die richtige Dosis:

Lipoidsäure wird in Tablettenform angeboten und ist in antioxidativen Präparaten enthalten. Nehmen Sie täglich bis zu zwei 50-mg-Tabletten ein.

Lutein

Fakten

Essen Sie täglich drei Tassen gehackten Spinat oder Grünkohl? Wenn ja, brauchen Sie kein Lutein-Ergänzungsmittel. Wenn Sie sich jedoch wie die meisten ihrer Mitmenschen ernähren, sollten Sie weiterlesen.

Lutein ist ein neues Ergänzungsmittel, das darüber entscheiden könnte, ob Sie Ihr Sehvermögen bis ins hohe Alter behalten oder erblinden. Der häufigste Grund für Erblindung bei Menschen über 65 ist altersbedingte Makuladegeneration, eine Erkrankung, die durch die Zerstörung der Makula, des kleinen Mittelteils der Netzhaut, verursacht wird. Die Makula ist für das zentrale Sehvermögen verantwortlich, das wir brauchen, um Gesichter zu erkennen, zu lesen, zu schreiben und autozufahren. 20 Prozent aller Menschen über 65 sind von Makuladegeneration betroffen. Bei Frauen nach den Wechseljahren steigt das Risiko, an diesem Leiden zu erkranken, um 500 Prozent – ein dramatischer Anstieg, der vermutlich teilweise mit dem Absinken des Östrogenspiegels zusammenhängt. Die genaue Ursache für Makuladegeneration ist noch nicht bekannt. Vermutlich sind aber die UV-Strahlen der Sonne daran schuld, die die Bildung freier Radikale begünstigen und denen das Auge ständig ausgesetzt ist.

Makuladegeneration kann nicht geheilt werden. In einigen Fällen können aber Lasereingriffe helfen, das Fortschreiten der Krankheit zu verlangsamen. Darüber hinaus gibt es zwingende Beweise dafür, daß die richtige Ernährung und die Einnahme geeigneter Ergänzungsmittel einen effektiven Schutz vor Makuladegeneration bieten können. Lutein gehört zur

Familie der Karotinoide und ist in Gemüsen wie Spinat, Grünkohl, Kohl, Senfgemüse und Mais enthalten. Die Tatsache, daß sich in der Makula Lutein in hohen Konzentrationen findet, hat Wissenschaftler veranlaßt zu prüfen, ob das Lutein in Nahrungsmitteln einen Einfluß auf die Sehkraft hat. In einer bekannten Harvard-Studie erforschten Wissenschaftler, ob die Aufnahme verschiedener Karotinoide einschließlich Lutein mit der Nahrung in einem Zusammenhang mit dem Risiko steht, an Makuladegeneration zu erkranken. Die Studie ergab: Menschen, die täglich mindestens 6 Gramm Lutein mit der Nahrung aufnahmen, litten sehr viel seltener an Makuladegeneration als andere.

Das Problem liegt wie gesagt darin, daß nicht jeder genügend luteinhaltige Nahrungsmittel zu sich nimmt und bis vor kurzem keine Lutein-Ergänzungsmittel zur Verfügung standen. Tatsächlich wurde Lutein lange ignoriert, weil es anders als besser bekannte Karotinoide wie Beta-Karotin im Körper nicht zu Vitamin A umgebaut wird und deshalb als nutzlos galt. Inzwischen wissen wir, daß Lutein ein Antioxidans ist; manche Wissenschaftler stellen die These auf, daß es gefährliche freie Radikale, die durch schädliche UV-Strahlen hervorgerufen werden, deaktivieren und somit die Augen vor Oxidationsschäden schützen kann. Zum Glück können wir heute unter Dutzenden von Luteinprodukten wählen, darunter zahlreiche Kombinationspräparate zur Verbesserung der Sehkraft. Die meisten dieser Kombinationspräparate enthalten Zink, einen Mineralstoff, der auch für die Gesunderhaltung der Makula eine Rolle spielt, und Zeaxanthin (siehe dort), ein weiteres Karotinoid, das in der Makula vorkommt.

Möglicher Nutzen von Lutein:

• verhindert Makuladegeneration und erhält die Sehkraft

Die richtige Dosis:

Lutein gibt es in Tablettenform und als Kombinationspräparat. Nehmen Sie täglich eine Tablette zu 6 bis 20 mg. (Wenn Sie ein Kombinationspräparat aus mehreren Ergänzungsmitteln kaufen, achten Sie darauf, daß es mindestens 6 mg Lutein enthält.)

Lycopen

Fakten

Lycopen ist eines von ungefähr 600 Mitgliedern der Karotinoid-Familie, phytochemischen Substanzen, die in Obst und Gemüse in hohen Mengen enthalten sind. Die besten Lycopen-Lieferanten in unserer Ernährung sind Tomaten und Tomatenprodukte. Tatsächlich ist Lycopen das Karotinoid, das die Amerikaner am meisten zu sich nehmen.

Das Interesse der Wissenschaft gilt seit langem dem Beta-Karotin, dem bekanntesten Karotinoid. Der Grund ist seine Provitamin-A-Aktivität, das heißt, daß es je nach Bedarf des Körpers in Vitamin A umgewandelt wird. Während Beta-Karotin umfassend erforscht wurde, blieben weniger bekannte Karotinoide wie Lycopen, die keine solche Provitamin-A-Aktivität besitzen, lange Zeit unbeachtet. Bis vor kurzem glaubte man, daß diese Karotinoide lediglich dazu dienten, Nahrungsmitteln ihre Farbe zu geben. Genauere Forschungen warfen jedoch ein neues Licht auf die einzigartige Rolle von Karotinoiden wie Lycopen. Tatsächlich schätzen Wissenschaftler Lycopen mittlerweile als starken Wirkstoff gegen Krebs und als noch wirkungsvolleres Antioxidans als Beta-Karotin. Vielleicht erinnern Sie sich an die faszinierende Studie, wonach Männer, die am häufigsten Pizza aßen, sehr viel seltener an Prostatakrebs erkranken als Männer, die keine Pizza aßen. Als Grund für das geringere Prostatakrebsrisiko wurde die lycopenreiche Tomatensoße auf der Pizza genannt.

Seit dieser richtungweisenden Studie haben Wissenschaftler Lycopen an menschlichen und tierischen Krebszellen getestet, und die Ergebnisse waren vielversprechend. Wissenschaftler der Ben-Gurion-Universität und des Soroka Medical Center in Israel berichteten, daß Lycopen das Wachstum von Brust-, Lungen- und Gebärmutterkrebszellen hemmte. Noch bemerkenswerter ist, daß bei Labortieren, die stark krebserregende Mittel bekamen, große Mengen von Lycopen dazu beitrugen, das Krebswachstum zu hemmen: Je höher die verabreichte Lycopendosis war, desto wirkungsvoller wurde der Krebs eingedämmt. Lycopen wirkt besonders gegen chemische Karzinogene wie sie in Tabakrauch enthalten sind. Eine weitere neuere Studie weist darauf hin, daß Lycopen dazu beitragen kann, die Haut vor Lichtschäden zu schützen, die durch ultraviolettes Licht hervorgerufen werden, das Falten und sogar Hautkrebs verursachen kann.

Da die Lycopenwerte im Blut mit dem Alter sinken, sollten Sie, wenn Sie 50 oder älter sind, die Einnahme eines Lycopen-Ergänzungsmittels in Betracht ziehen, vor allem, wenn Sie nicht täglich mindestens ein Tomatenprodukt zu sich nehmen. Es reicht übrigens nicht, einfach ein Glas Tomatensaft zu trinken oder eine frische Tomate zu essen. Das Lycopen in Tomaten wird vom Körper nicht gut absorbiert, wenn es nicht erhitzt und mit etwas Fett wie Olivenöl kombiniert wird.

Möglicher Nutzen von Lycopen:

- scheint das Prostatakrebsrisiko zu senken
- kann vielen verschiedenen Krebsformen vorbeugen, einschließlich Brust- und Hautkrebs

Die richtige Dosis:

Nehmen Sie täglich eine Kapsel von 6 bis 10 mg mit dem Essen ein.

Lysin

Fakten

Lysin ist eine der acht essentiellen Aminosäuren, die der Körper nicht produzieren kann, und die deshalb aus der Nahrung, zum Beispiel aus Fleisch, Fisch, Milch und Käse, aufgenommen werden müssen. Heilpraktiker und Ärzte verschreiben seit über einem Jahrzehnt Lysin gegen Fieberbläschen und andere Symptome, die durch Herpes-simplex-Viren vom Typ I ausgelöst werden. Herpes-simplex-Viren können jahrelang im Körper ruhen und dann ohne jede Vorwarnung wieder aktiv werden.

Vor einiger Zeit hat die Forschung darüber hinaus neue hochinteressante Einsatzmöglichkeiten für Lysin entdeckt: So erforschte Dr. Linus Pauling, der vor allem für seine Arbeiten über Vitamin C bekannt ist, auch die Anwendung von Lysin als Mittel gegen Angina pectoris – Schmerzen in der Brust, die auf einen Sauerstoffmangel zurückzuführen sind. In einer kleinen Studie gab Pauling drei Patienten täglich bis zu sechs Gramm Lysin-Ergänzungsmittel, aufgeteilt auf mehrere Dosen. Zwei der Patienten hatten sich bereits einer Bypass-Operation unterzogen; alle verspürten bei Anstrengungen Schmerzen in der Brust und verließen sich auf Nitroglyzerin-Tabletten, um die Schmerzen unter Kontrolle zu halten. Zwei bis vier Wochen nach der Einnahme von Lysin hatte sich der Zustand aller drei Patienten so weit gebessert, daß sie auf die

Nitroglyzerin-Tabletten verzichten konnten. Besser noch: Sie konnten ihr Sportprogramm verstärken, das die schnellere Erholung ihres Herzens unterstützen sollte. Andere Studien haben gezeigt, daß Lysin hohen Blutdruck und einen erhöhten Triglyzeridspiegel senken kann – ein Vorteil sowohl für Herzpatienten als auch für Menschen, bei denen die Gefahr einer Herzerkrankung besteht. Wenn Sie Angina pectoris haben, sollten Sie mit Ihrem Arzt oder Heilpraktiker darüber sprechen, ob die Einnahme von Lysin dazu beitragen könnte, Ihre Symptome unter Kontrolle zu halten.

Möglicherweise ist Lysin auch ein wichtiges Ergänzungsmittel für Frauen in den Wechseljahren. In dieser Lebensphase steigt das Risiko, Osteoporose zu entwickeln, eine Krankheit, die durch den Abbau der Knochenmasse und eine erhöhte Anfälligkeit für Knochenbrüche charakterisiert ist. Lysin kann zur Erhaltung des Knochens beitragen, indem es den Körper in die Lage versetzt, Kalzium wirksamer zu nutzen. Obwohl es Osteoporose nicht heilen kann, ist Lysin möglicherweise ein wichtiges Vorbeugemittel. Darüber hinaus spielt es eine wichtige Rolle bei der Bildung von Kollagen, dem Gewebe, das das Gerüst zur Stützung der äußeren Hautschicht bildet. Mit zunehmendem Alter verlieren wir Kollagen und unsere Haut wird schlaff und faltig. Diese Veränderung betrifft Männer ebenso wie Frauen. Sie wirkt sich jedoch bei Frauen stärker aus, weil bei ihnen gleichzeitig das Östrogen absinkt, das die Haut mit Feuchtigkeit versorgt und an der Kollagenproduktion beteiligt ist. Lysin-Ergänzungsmittel können dazu beitragen, daß die Haut jünger wirkt.

Möglicher Nutzen von Lysin:

- trägt zur Linderung der Symptome bei einer Herpesinfektion bei und beugt einem Wiederauftreten vor

- ist möglicherweise ein hilfreiches Mittel bei Angina pectoris
- trägt zur Förderung des Knochenwachstums und einer gesunden Haut bei

Die richtige Dosis:

Lysin ist in Kapsel- und Tablettenform erhältlich. Um ein Wiederauftreten von Herpes zu vermeiden, nehmen Sie täglich 500 bis 1000 mg ein.

Bei Angina pectoris sprechen Sie mit Ihrem Arzt oder Heilpraktiker.

Um das Aussehen der Haut zu verbessern und die Knochen zu stärken, nehmen Sie täglich 500 mg ein.

Maitakepilz-Extrakt

Fakten

Der in Nordjapan angebaute Maitakepilz wird seit Jahrhunderten wegen seines delikaten Geschmacks und seiner einzigartigen medizinischen Eigenschaften geschätzt. Heute ist Maitakepilz-Extrakt ein gefragtes Mittel zur Krebsbekämpfung und zur Stärkung des Immunsystems. Maitake bedeutet wörtlich übersetzt »tanzender Pilz« – nach den begeisterten Freudentänzen, die Pilzsucher angeblich aufführten, wenn sie diesen seltenen, wohlschmeckenden Pilz in den japanischen Gebirgszügen fanden. Maitakepilze können einen Durchmesser von bis zu 50 Zentimetern erreichen und bis zu 45 Kilogramm schwer sein. Im alten japanischen Kaiserreich wurden Maitakepilze buchstäblich in Silber aufgewogen und als Zahlungsmittel genutzt.

In den 80er Jahren begannen japanische Forscher, den

Sagen und Legenden hinter jenen Pilzen nachzugehen, denen eine heilende Wirkung zugeschrieben wurde. Dabei zeigte sich, daß viele dieser Pilze tatsächlich über erstaunliche Eigenschaften verfügen. Beispielsweise stimulieren Maitakepilze das Immunsystem, indem sie T-Zellen aktivieren, den natürlichen Abwehrmechanismus des Körpers gegen Viren und Krebszellen. Vor kurzem durchgeführte Tierversuche haben ergeben, daß sich bei Labormäusen eine Rückbildung von Tumoren besser mit Maitake-Extrakt erreichen läßt als mit einem normalen Chemotherapeutikum. Noch erstaunlicher aber ist: In Kombination mit einem Chemotherapeutikum bewirkte der Maitake-Extrakt innerhalb von 14 Tagen ein Schrumpfen des Tumors um 99 Prozent – und damit in wesentlich kürzerer Zeit als das Medikament allein. Während der Entstehung dieses Buches werden an den Cancer Treatment Centers of America Doppelblind-Studien über Maitake-Extrakt an Darmkrebs-Patienten im fortgeschrittenen Krankheitsstadium durchgeführt, die mit Chemotherapie behandelt werden. Maitake erhöht nicht nur die Wirksamkeit der Chemotherapie, sondern scheint auch einige ihrer unerwünschten Nebenwirkungen wie Übelkeit und extreme Erschöpfung zu verringern.

Wie Sie wahrscheinlich wissen, greift das AIDS verursachende HIV-Virus gezielt die krankheitsbekämpfenden T-Zellen an, so daß der Körper Infektionen wehrlos ausgeliefert ist. Studien am Japan National Institute of Health und am U.S. National Cancer Institute belegen, daß Maitake-Extrakt die Zerstörung von T-Zellen durch HIV zu bis zu 97 Prozent verhindern kann. Tatsächlich setzen einige Ärzte bereits Maitake-Extrakt neben anderen Therapien erfolgreich bei AIDS-Patienten ein.

Maitakepilz-Extrakt ist nicht nur für Kranke von Nutzen, es stärkt auch das Immunsystem, so daß Sie von vornherein widerstandsfähiger gegen Krankheiten werden.

Möglicher Nutzen von Maitakepilz-Extrakt:

- stärkt das Immunsystem
- kann möglicherweise allein oder in Kombination mit Chemotherapie erfolgreich bei der Krebsbehandlung eingesetzt werden

Die richtige Dosis:

Nehmen Sie täglich eine standardisierte 100-mg Tablette.

Melatonin

Fakten

Melatonin ist ein natürliches Hormon, das in der Epiphyse (Zirbeldrüse) produziert wird, einer erbsengroßen Struktur, die tief ins Gehirn eingebettet ist. Die Melatoninproduktion erreicht ihren Höhepunkt in der Nacht, während wir schlafen, und läßt tagsüber nach. Das tägliche Auf und Ab der Melatoninzufuhr steuert die Schlaf-Wach-Zyklen des Körpers. Ich empfehle Melatonin seit Jahren als Einschlafmittel bei gelegentlicher Schlaflosigkeit sowie als Mittel gegen Jetlag.

Seit einigen Jahren wird Melatonin als Ergänzungsmittel propagiert, das den Alterungsprozeß hinauszögert. Der Melatoninspiegel sinkt mit zunehmendem Alter kontinuierlich ab. Tierversuche haben ergeben, daß das Hinzufügen von Melatonin zum Trinkwasser älterer Tiere nicht nur die Lebenszeit erheblich verlängern, sondern auch viele typische Alterserscheinungen rückgängig machen kann. Vor dem Hintergrund dieser Untersuchungen vermuten einige Wissenschaftler, daß ein Wiederherstellen des jugendlichen Melatoninspiegels dazu beitragen könnte, den altersbedingten Abbau der physischen und mentalen Funktionen zu verhindern oder zu verlangsamen. Unzählige Menschen, die nach Möglichkeiten suchen, das Rad der Zeit zurückzudrehen, nehmen heute täglich Melatonin ein. Die Zeit wird zeigen, ob das Hormon den Alterungsprozeß beeinflußt oder nicht. Bis dahin wollen wir uns einigen anderen faszinierenden neuen Forschungsergebnissen über Melatonin zuwenden.

Melatonin ist ein hochwirksames Antioxidans – ein Radikalenfänger, der die Zellen vor Oxidationsschäden schützen kann. Oxidationsschäden sind eine Mitursache vieler verschiedener Krankheiten. Dazu gehört insbesondere auch die Alzheimerkrankheit, die durch die Bildung amyloider Ablagerungen im Gehirn charakterisiert ist, die die Gehirnzellen zerstören. Einem kürzlich im *Journal of Neuroscience* erschienenen Bericht zufolge wurde in Reagenzglas-Studien nachgewiesen, daß Melatonin die Oxidationsschäden verhindert, die zu amyloiden Ablagerungen im Gehirn führen können. Diese Ergebnisse berechtigen zu der Vermutung, daß Melatonin möglicherweise zur Verhinderung von Alzheimer beitragen kann.

Eine andere neue Studie zeigt, daß Melatonin die Linderung von Cluster-Kopfschmerzen unterstützt, jenen sehr quälenden Kopfschmerzen, die vor allem bei Männern auftreten. In einer kleinen Doppelblind-Studie erhielten 20 Patienten mit Cluster-Kopfschmerzen entweder täglich 10 mg Melatonin oder ein Placebo. Die Hälfte der Gruppe, die mit Melatonin behandelt wurde, stellte nach etwa einem Behandlungsmonat eine merkliche Besserung fest; in der Placebo-Gruppe trat demgegenüber bei keinem der Patienten eine Besserung ein. Wenn Sie unter Cluster-Kopfschmerzen leiden, sollten Sie mit Ihrem Arzt oder Heilpraktiker über eine Melatoninbehandlung sprechen.

Seit einiger Zeit ist bekannt, daß Melatonin die Immunabwehr stärken kann, indem es die krebsbekämpfenden Zellen aktiviert, die potentiell bösartige Tumore ausmerzen, bevor sie sich ausbreiten können. In einem hochinteressanten Bericht im *Journal of Pineal Research* wird die Vermutung geäußert, Melatonin könnte möglicherweise die Lebenszeit von Patienten verlängern. Der Bericht beschreibt eine Studie an 30 Patienten, die unter Melanomen, einer besonders bösartigen Form von Hautkrebs, litten und wegen neu aufgetretener Krebstumore operiert werden mußten – ein Zeichen, daß Metastasen gebildet worden waren bzw. daß die Krankheit auf andere Zellen übergegriffen hatte. Im Rahmen der Studie erhielten die Patienten entweder allabendlich 20 mg Melatonin oder blieben ohne Behandlung. Das Ergebnis: Nach 31 Monaten war die Überlebensrate in der mit Melatonin behandelten Gruppe erheblich höher als in der Gruppe, die nicht behandelt wurde.

Möglicher Nutzen von Melatonin:

- hilft gegen Jetlag und Einschlafschwierigkeiten
- kann möglicherweise den Alterungsprozeß verlangsamen
- unterstützt möglicherweise die Verhinderung von Alzheimer
- reduziert das Auftreten von Cluster-Kopfschmerzen
- aktiviert krebsbekämpfende Immunzellen

Die richtige Dosis:

Bei Schlaflosigkeit: Nehmen Sie 1 bis 5 mg Melatonin vor dem Schlafengehen. Beginnen Sie mit 1 mg. Falls die Menge nicht ausreicht, erhöhen Sie die Dosis schrittweise um jeweils 1 mg auf höchstens 5 mg. Das beste Ergebnis erzielen Sie, wenn Sie Melatonin als Tabletten einnehmen, die Sie unter der Zunge zergehen lassen.

Bei Jetlag: Nehmen Sie 1 bis 3 mg als Tabletten, die Sie

unter der Zunge zergehen lassen, etwa $\frac{1}{2}$ Stunde, bevor Sie am Zielort zu Bett gehen.

Gegen Alterserscheinungen: Nehmen Sie 0,5 bis 1 mg vor dem Zubettgehen als Tabletten, die Sie unter der Zunge zergehen lassen.

Vorsicht:

Melatonin macht sehr müde und sollte deshalb grundsätzlich nur vor dem Zubettgehen eingenommen werden. Angesichts dieser Tatsache versteht es sich von selbst, daß Sie nach der Einnahme von Melatonin weder selbst Auto fahren noch schwere Maschinen bedienen dürfen. In seltenen Fällen können Wechselwirkungen mit verschreibungspflichtigen Medikamenten auftreten. Wenn Sie Medikamente einnehmen, insbesondere Beruhigungsmittel, sprechen Sie mit Ihrem Arzt eine etwaige Einnahme von Melatonin ab. Außerdem sollten Sie Melatonin nicht verwenden, wenn Sie an einer Autoimmunkrankheit leiden, da es möglicherweise die Immunfunktion überstimuliert.

Methylsulphonylmethan (MSM)

(*Hinweis:* Methylsulphonylmethan ist in Deutschland nur schwer erhältlich.)

Fakten

Vor über 2000 Jahren setzte Hippokrates, der als der Vater der modernen Medizin gilt, aus Knoblauch gewonnene Schwefeldämpfe zur Behandlung vieler unterschiedlicher Krankheiten einschließlich Krebs ein. Schwefel, ein nichtmetallischer Mineralstoff, ist in praktisch jeder Körperzelle vorhanden und für fast alle Körperfunktionen notwendig. Erst seit kurzem beginnen wir, die Kraft des Schwefels wiederzuentdecken, insbesondere einer Form des organischen Schwefels, die vom Körper sehr leicht absorbiert wird: MSM. (Hinweis: Organischer Schwefel löst keine Allergien aus und ist nicht mit den synthetischen Sulfonamiden zu verwechseln, die bei vielen Menschen allergische Reaktionen auslösen.)

MSM ist in Pflanzen, Fleisch, Eiern, Geflügel und Milchprodukten enthalten. Der Körper nutzt es zur Herstellung von Enzymen, Antikörpern, Glutathion (dem wichtigsten körpereigenen Antioxidans) und Bindegewebe wie Knorpel, Kollagen, Haaren, Haut und Nägeln. MSM ist entscheidend für die Produktion von Aminosäuren, den Bausteinen, aus denen sich Eiweiß zusammensetzt. Ohne MSM und anderen Schwefelverbindungen kann Eiweiß seine molekulare Struktur nicht aufrechterhalten. Allerdings ist es schwierig, MSM mit der Nahrung in ausreichender Menge aufzunehmen, weil es bei der Verarbeitung von Lebensmitteln häufig zerstört wird. Angesichts zahlreicher Studien über die Rolle von MSM bin ich davon überzeugt, daß selbst ein geringer MSM-Mangel direkt oder indirekt zu vielen Gesundheitsproblemen beiträgt.

Mehrere Studien dokumentieren das Potential von MSM bei der Behandlung ganz unterschiedlicher Beschwerden. MSM ist besonders wirksam bei der Linderung von Asthma und schweren allergischen Symptome. Ich selbst habe in mehreren Fällen Allergikern MSM in Kombination mit Vitamin C und anderen Bioflavonoiden empfohlen und damit wirklich bemerkenswerte Ergebnisse erzielt: Innerhalb von zwei, drei Wochen waren die unangenehmen Symptome wie eine laufende Nase und tränende Augen völlig verschwunden, selbst auf dem Höhepunkt der Heuschnupfenzeit.

MSM ist auch ein wirksames Mittel gegen Arthritis, eine Krankheit, die durch die Abnutzung des Knorpels verursacht wird, jener Substanz, die die Knochen abfedert. Ich empfehle, MSM zusammen mit Glukosamin einzunehmen, einer weiteren Schwefelverbindung, die vor kurzem als »Heilmittel gegen Arthritis« beworben wurde; die beiden »Schwefelschwestern« wirken miteinander kombiniert besonders gut. Patientenberichten zufolge können MSM und Glukosamin arthritistypische Schmerzen und Versteifungen erheblich reduzieren.

MSM ist auch für die Wundheilung wichtig: Es fördert die Kollagenbildung, die die Hauterneuerung unterstützt. Menschen, die MSM einnehmen, berichten außerdem, daß es Haare und Nägel stärkt. Besonders gut wirkt es gegen spröde, rissige Nägel. Aus persönlicher Erfahrung kann ich sagen, daß es das Haar dicker und glänzender macht.

Möglicher Nutzen von Methylsulphonylmethan:

- reduziert allergische Symptome
- lindert Schmerzen und Entzündungen bei Arthritis
- fördert die Wundheilung

Die richtige Dosis:

MSM wird in Tablettenform oder als Hautlotion verkauft.

Nehmen Sie täglich zwei 1000-mg-Tabletten zusammen mit dem Essen ein.

Cremen Sie Ihre Haut 1- bis 3mal täglich mit der Lotion ein.

Persönliche Empfehlung

Die Tablette, die ich einnehme, enthält der besseren Absorption wegen einen C-Bioflavonoid-Komplex plus 1000 mg MSM. Bei der Behandlung von Allergien und parasitischen Infektionen und zur schnelleren Erholung nach dem Training ist MSM nicht zu schlagen.

Mittelkettige Triglyzeride

Fakten

Mehr Fett essen, um Fett abzubauen? Das klingt seltsam, ist es aber nicht – sofern Sie die richtige Art Fett zu sich nehmen. Mittelkettige Triglyzeride (MCTs) sind gesättigte Fettsäuren, die aus Kokosnußöl gewonnen werden. Möglicherweise haben Sie gelesen, daß gesättigte Fette ungesund und um jeden Preis zu vermeiden sind. Dabei gibt es verschiedene Arten gesättigter Fettsäuren, die zum Teil sogar gesundheitsförderlich sein können. Zu ihnen gehören auch die MCTs: Im Gegensatz zu »schlechten« gesättigten Fettsäuren, die zu einer Gewichtszunahme führen und die Cholesterinwerte im Blut ansteigen lassen, werden MCTs vom Körper schnell verbrannt. Sie fördern deshalb weder die Gewichtszunahme noch erhöhen sie den Cholesterinspiegel im Blut. Weil sie so schnell verbrannt werden, sind sie darüber hinaus ausgezeichnete Energielieferanten. (Während der Entstehung dieses Buches wurde in einer neuen Studie die Vermutung angestellt, MCTs führten zu einem Anstieg des LDL-Cholesterins. Menschen mit Cholesterinproblemen rate ich daher nicht zur Einnahme von MCTs.)

Einige Untersuchungen zeigen, daß MCTs die Thermogenese erhöhen, das heißt, den Körper zu einer schnelleren

Kalorienverbrennung stimulieren. Es überrascht deshalb nicht, wenn MCT-Öl und MCT-Kapseln sich bei zwei Gruppen besonderer Beliebtheit erfreuen: bei Sportlern und bei Menschen, die eine Diät machen. Sportler nutzen MCTs als zusätzliche Energiequelle zur Unterstützung des Trainings. Darüber hinaus schreibt man MCTs eine eiweißerhaltende Wirkung zu; das heißt, sie verbrennen Fett, ohne den Muskel anzugreifen.

Kombiniert man MCTs mit Kohlenhydraten, so ergibt sich möglicherweise ein Synergieeffekt, der zu einer Steigerung der sportlichen Leistungen führen kann. In einer südafrikanischen Studie fuhren trainierte Radsportler, die vor und während der Fahrt in zehnminütigen Abständen ein MCT- und kohlenhydrathaltiges Fitnessgetränk zu sich nahmen, auf einer Strecke von 40 Kilometern eine um über fünf Minuten kürzere Gesamtzeit, verglichen mit den Ergebnissen, die sie mit einem rein kohlenhydrathaltigen Getränk bzw. einem rein MCT-haltigen Getränk erzielten. Wissenschaftler halten es deshalb für möglich, daß MCT in Kombination mit Kohlenhydraten die Plünderung der Kohlenhydratspeicher der Muskeln und damit eine vorschnelle Ermüdung verhindert.

MCT-Öl sollte nicht erhitzt werden, es eignet sich aber als Brotaufstrich oder Bestandteil eines Salatdressings.

Möglicher Nutzen von mittelkettigen Triglyzeriden:

• hilft gegen unerwünschte Pfunde
• ist ein guter Energielieferant
• senkt den Cholesterinspiegel
• verbessert die sportliche Leistungsfähigkeit

Die richtige Dosis:

Nehmen Sie zwei Teelöffel MCT 2- bis 4mal täglich ein.

Warnung:
Menschen mit Diabetes oder einem erhöhten Cholesterin-spiegel sollten kein MCT zu sich nehmen.

Modifiziertes Zitruspektin

Fakten

Vor Tausenden von Jahren setzten chinesische Heiler Zitro-nenschale zur Behandlung von Brusttumoren ein. Heute gehen einige der führenden Krebsforscher der Welt der Wir-kungsweise dieses Hausmittels nach, und Vorabstudien be-stätigen, daß die alten Heiler sehr genau wußten, was sie taten.

Zitrusschale – oder genauer gesagt, das weiße, schwammige Gewebe, das wir vor dem Essen entfernen und wegwerfen – enthält Pektin, ein Kohlenhydrat, das in den Zellwänden von Pflanzen enthalten ist. Zitrusfrüchte wie Orangen, Zitronen und Grapefruits sind eine besonders reiche Pektinquelle. Mo-difiziertes Zitruspektin (MCP), das wirksamer und leichter ab-sorbierbar als normales Pektin ist, kann die Ausbreitung von Krebszellen erheblich verlangsamen und ist besonders wirk-sam gegen schwer behandelbare Krebsformen wie Melanome und Prostatakrebs. Einem im *Journal of the National Cancer Institute* erschienenen Bericht zufolge stellten Wissenschaftler fest, daß MCP bei Mäusen die Ausbreitung von Melanomen, einer besonders gefährlichen Form des Hautkrebses, verhin-dern konnte. Andere Studien haben gezeigt, daß MCP der Ausbreitung von Prostata-, Brust- und Lungenkrebs bei Tieren entgegenwirken kann.

Die gute Nachricht lautet: Reagenzglas-Studien zufolge

wirkt MCP in menschlichen Krebszellen ebensogut wie in tierischen. Die ersten Ergebnisse waren so ermutigend, daß zur Zeit Studien mit Krebspatienten durchgeführt werden. Mehrere avantgardistische Ärzte in den USA setzen MCP bereits heute bei der Krebsbehandlung ein. Wissenschaftler vermuten, daß MCP sich an Krebszellen bindet und deren Fähigkeit, sich an neue Blutgefäße anzulegen, die die Entstehung neuer Zellen unterstützen, behindert. Ohne Zugang zu neuen Blutgefäßen können sich Krebszellen aber weder ausbreiten noch metastasieren.

Nach Einschätzungen von Ernährungswissenschaftlern müßten wir täglich drei ganze Grapefruits einschließlich des weißen Gewebes essen, um so viel Pektin zu uns zu nehmen, daß es gegen Krebs schützt. Seit MCP in Pulver- und Kapselform zur Verfügung steht, ist das nicht mehr nötig.

Möglicher Nutzen von modifiziertem Zitruspektin:

• kann die Ausbreitung von Krebs verlangsamen

Die richtige Dosis:

Nehmen Sie täglich bis zu 15 Gramm MCP in Kapsel- oder Pulverform ein.

Molke

Fakten

Kann die Einnahme des richtigen Protein-Ergänzungsmittels Ihr Leben verbessern und verlängern? Zwingende Beweise sprechen dafür: Eiweiß ist unverzichtbar für das normale Wachstum, die Zellreparatur und die Produktion von Hormonen, Immunzellen und Muskelgewebe. Vor einiger Zeit haben Wissenschaftler damit begonnen, die Wirkung eines bestimmten Proteintyps auf die Gesundheit zu untersuchen: Molkeprotein-Konzentrat, das aus Milcheiweiß gewonnen wird. Im Gegensatz zu Vollmilch enthält Molkeprotein weder Fett noch Laktose (einen möglicherweise schwer verdaulichen Milchzucker) noch andere unerwünschte Inhaltsstoffe. Dafür liefert Molke sechs unterschiedliche Arten von Proteinen mit hochwirksamen, krebsbekämpfenden Eigenschaften.

Zahlreiche Studien haben gezeigt, daß Eiweiß das Immunsystem bei Tieren stärken kann und häufig auftretende Infektionen wie Salmonelleninfektion und Streptokokken-Pneumonie wirksam bekämpft. Noch wichtiger aber ist, daß Eiweißkonzentrat den Gehalt an Glutathion im Blut erhöhen kann, des wichtigsten Antioxidans im Körper, das in praktisch jeder Zelle vorkommt. Glutathion schützt uns nicht nur gegen den Angriff freier Radikale, sondern ist auch unabdingbar für ein gut funktionierendes Immunsystem. Mit zunehmendem Alter nimmt der Glutathion-Spiegel ab. Viele Wissenschaftler halten dies für einen möglichen Grund, warum unsere Anfälligkeit für Krankheiten im Alter steigt. So weisen zum Beispiel Alzheimer-Patienten einen niedrigeren Glutathion-Spiegel auf als Menschen, die nicht unter dieser Krankheit leiden. Viele Wissenschaftler schließen aus dieser Tatsache, Glutathion könne möglicherweise einen Schutz vor Alzheimerkrankheit bieten. Glutathion-Ergänzungsmittel werden vom Körper nicht leicht absorbiert; deshalb sind alle Substanzen, die den Glutathionspiegel ansteigen lassen, besonders wertvoll.

Sei es dank seiner Glutathion-steigernden Wirkung, sei es durch einen anderen Mechanismus: Molkeeiweiß kann die Lebenszeit zumindest bei Labortieren signifikant verlängern.

Nach Studien, die am medizinischen Zentrum der Universität Nebraska durchgeführt wurden, lebten Hamster, die mit Molkeeiweiß gefüttert wurden, um 60 Prozent länger als Hamster, die das übliche Tierfutter erhielten. Wenn konzentriertes Molkeeiweiß beim Menschen nur halb so gut wirkt, können wir uns alle darauf freuen, weit über 100 Jahre alt zu werden!

Vielleicht ist Ihnen schon aufgefallen, daß verschiedene Hersteller konzentriertes Molkeeiweiß als Ergänzungsmittel für Sportler anbieten. Bodybuilder und Sportler verlangen ihrem Körper so viel ab, daß sie zusätzliches Eiweiß brauchen, um die vorhandene Muskelmasse zu halten und neue Muskeln aufzubauen. Angesichts seiner potentiell gesundheitsfördernden Wirkung kann ich konzentriertes Molkeeiweiß aber auch Sportmuffeln uneingeschränkt empfehlen.

Möglicher Nutzen von Molke:

• hebt den Glutathionspiegel
• verbessert die Immunfunktion
• kann lebensverlängernd wirken

Die richtige Dosis:

Nehmen Sie täglich 2 Teelöffel (25 g) aufgelöst in $\frac{1}{2}$ Tasse Wasser oder Saft ein.

Monolaurin

Fakten

Säuglinge, die von ihren Müttern gestillt werden, sind in der Regel gesünder und kräftiger als Flaschenkinder, weil sie durch besondere Inhaltsstoffe der Muttermilch geschützt sind, die das Immunsystem stärken und dadurch die Abwehr von Infektionen unterstützen. So besitzt zum Beispiel die Laurinsäure, eine Fettsäure, die in der Muttermilch enthalten ist und unter dem Namen Monolaurin vermarktet wird, starke antivirale Eigenschaften.

Weil Viren resistent gegen Antibiotika sind, lassen sie sich besonders schwer unter Kontrolle bringen. Der Grund: Während sich Bakterien selbständig vermehren können, können sich Viren nur reproduzieren, nachdem sie sich mit anderen Körperzellen verbunden und die Funktion dieser Zellen übernommen haben. Das heißt: Um das Virus zu stoppen, müssen Sie seine Vermehrung unterbinden, ohne dabei gesunde Zellen in Mitleidenschaft zu ziehen. In zahlreichen Reagenzglas-Studien wurde nachgewiesen, daß Monolaurin die Virenreproduktion gezielt hemmt, ohne gesunde Zellen zu zerstören. Seit über einem Jahrzehnt setzt die alternative Medizin Monolaurin in Kombination mit hohen Dosen Vitamin C mit einigem Erfolg zur Behandlung von chronischem Erschöpfungssyndrom, Erkältungskrankheiten sowie Infektionen im Zusammenhang mit dem Epstein-Barr-Virus und dem Herpes-I- und Herpes-II-Virus ein.

Monolaurin ist heute in Naturkostläden und über den Versandhandel zu beziehen. Es ist kein Ergänzungsmittel, das für die tägliche Einnahme bestimmt ist, sondern sollte den Zeiten vorbehalten bleiben, in denen Sie mit Erkältungs- und Grippekrankheiten zu kämpfen haben. Um das bestmögliche Ergebnis zu erzielen, nehmen Sie Monolaurin beim ersten Anzeichen von Muskel-, Hals- und Kopfschmerzen, angeschwollenen Drüsen und anderen Symptomen einer Virusinfektion ein.

Obwohl Monolaurin ein brandneues antivirales Ergänzungsmittel darstellt, werden Fettsäuren seit biblischen Zeiten zur Behandlung von Viren eingesetzt. Laurinsäure ist nicht toxisch und wird auf der Nahrungsmittelzusatzliste der amerikanischen Gesundheitsbehörde FDA den als unbedenklich geltenden Stoffen zugerechnet (GRAS). Bei der Behandlung von Herpesinfektionen wird Monolaurin normalerweise in Kombination mit der Aminosäure Lysin eingesetzt.

Möglicher Nutzen von Monolaurin:

• unterstützt die Bekämpfung von Virusinfektionen

Die richtige Dosis:

Nehmen Sie beim ersten Anzeichen einer Infektion 14 Tage lang drei bis sechs 100-mg-Kapseln täglich auf nüchternen Magen ein.

N-Acetyl-Cystein (NAC)

(*Hinweis:* N-Acetyl-Cystein ist in Deutschland als rezeptpflichtiges Arzneimittel erhältlich.)

Fakten

N-Acetyl-Cystein (NAC) ist ein hochinteressantes neues Nahrungsergänzungsmittel, das jedem – vom Bodybuilder bis zum chronisch Kranken – nützen kann. Die Aminosäure NAC ist eine Vorform von Glutathion, des wichtigsten körpereigenen Antioxidans, das praktisch in jeder Zelle vorkommt.

NAC wurde als mögliches Mittel gegen chemisch verursachte Krebsformen und Atmungsprobleme ausführlich erforscht. Zur Zeit werden zum Beispiel in den Vereinigten Staaten am National Cancer Institute und in Europa im Rahmen des EUROSCAN-Projekts Untersuchungen durchgeführt, die darauf abzielen, sichere, wirksame und wirtschaftliche Behandlungsmöglichkeiten gegen Krebs zu finden. Die ersten Ergebnisse sind äußerst vielversprechend: Tierversuche haben gezeigt, daß NAC zerstörerische Veränderungen der DNA (des genetischen Materials in der Zelle) verhindern kann, wie sie durch Chemikalien in Zigarettenrauch verursacht werden. Diese unterstützen wiederum die Bildung freier Radikale und lösen dadurch das Wachstum von Krebszellen aus. In einer Studie entwickelten Ratten, die Zigarettenrauch ausgesetzt wurden, aber gleichzeitig NAC erhielten, nicht die erwarteten DNA-Veränderungen an so anfälligen Stellen wie den Lungen oder der Luftröhre, zwei Bereichen, die durch ständigen Zigarettenrauch besonders stark gefährdet sind. NAC erhöht den Glutathiongehalt des Lungengewebes, der die Zellen vor Schäden durch freie Radikale schützt. Wenn Sie rauchen oder früher einmal geraucht haben, sollten Sie eine Einnahme dieses Nahrungsergänzungsmittels in Betracht ziehen. (Natürlich sollten Sie außerdem auch mit dem Rauchen aufhören!)

Schädigungen durch freie Radikale spielen aber auch bei vielen anderen Erkrankungen als Krebs eine Rolle. Dazu gehören unter anderem chronische Erkrankungen der Atemwege. Zahlreiche Studien haben gezeigt, daß NAC die Vorbeugung von Krankheiten wie Bronchitis, Bronchialasthma, Emphysem und chronischer Sinusitis (Nebenhöhlenentzündung) unterstützt. In einer wichtigen Studie erhielten über 2500 Patienten mit schweren Erkrankungen der Atemwege täglich 600 mg NAC. Bei den meisten Patienten verbesserte sich die Lungenleistung erheblich; Husten und Schleimproduktion gingen zurück. NAC kann auch die Funktion des Immunsystems stärken, indem es Zellen zur Bekämpfung unerwünschter Eindringlinge aktiviert. Interessanterweise wurden in den Atemwegen von Patienten, die NAC einnahmen, weniger krankheitserregende Bakterien gefunden. Dies unterstreicht seine schützende Wirkung. Und viele Menschen, die zu Lungeninfektionen neigen, schwören, daß es ihnen sehr viel besser geht, seit sie täglich NAC einnehmen.

NAC wurde darüber hinaus erfolgreich bei Menschen mit schweren Innenohrinfektionen angewendet. In den meisten Fällen gehen solche Entzündungen von selbst zurück; manchmal jedoch kommt es vor, daß Flüssigkeit monatelang im Innenohr verbleibt und das Hörvermögen beeinträchtigt. Darüber hinaus sind – da Ohrinfektionen bei Kindern zu häufig mit Antibiotika behandelt wurden – neue medikamentenresistente Bakterien entstanden, die auf Antibiotika nicht ansprechen und extrem schwer zu behandeln sind. NAC ist eine Alternativbehandlung bei Ohrinfektionen, die möglicherweise unbedenklicher und wirksamer ist als die derzeit übliche.

Bodybuilder nehmen NAC ein, um sich schneller vom Training zu erholen. Nach einem anstrengenden Training nimmt die Zahl der freien Radikale im Blut zu, so daß die Muskeln schmerzen und sich steif anfühlen. Gleichzeitig sinkt der Glutathionspiegel ab, weil Gluthation zur Bekämpfung der freien Radikale benötigt wurde. Studien zeigen, daß die Einnahme von NAC den Glutathionspiegel wiederauffüllen kann. Dadurch nimmt die Zahl der freien Radikale im Blut ab, und eine raschere Erholung wird möglich.

Möglicher Nutzen von N-Acetyl-Cystein:

- schützt vor krebsverursachenden Chemikalien im Zigarettenrauch
- erhöht den Glutathionspiegel
- kann Lungeninfektionen vorbeugen
- unterstützt die Behandlung von Ohrinfektionen
- beschleunigt bei Sportlern die Erholung nach dem Training

Die richtige Dosis:

Nehmen Sie drei 500-mg-Kapseln oder -Tabletten zu den Mahlzeiten ein.

> *Warnung:*
>
> Nehmen Sie NAC nicht ein, wenn Sie Magengeschwüre haben oder Medikamente einnehmen, die die Magenschleimhaut angreifen können.

> *Persönlicher Rat*
>
> Wenn Sie unter Kopfschmerzen mit Schmerzen rund um die Augen und Backenknochen leiden, die durch eine Nebenhöhlenentzündung (Sinusitis) ausgelöst werden, sollten Sie versuchsweise NAC einnehmen.
>
> Wenn Sie unter wiederkehrenden Infektionen des Ohrs oder der Atemwege leiden, sprechen Sie mit Ihrem Arzt oder Heilpraktiker über die Einnahme von NAC.

Natürliches Progesteron

Fakten

In vielen Apotheken und Naturkostläden beherrschen Produkte zur Linderung von Wechseljahresbeschwerden die Regale. Zu den beliebtesten Produkten dieser Art gehört Progesteron-Creme. Progesteron gewinnt damit endlich die Anerkennung, die es verdient. Dieses Hormon, das lange Zeit im Schatten von Östrogen stand, spielt ebenfalls eine wichtige Rolle bei der Regulierung des Menstruationszyklus. Das Absacken der Progesteron- und Östrogenproduktion in der Mitte des Lebens löst die Menopause aus.

Jahrzehntelang haben Frauen Östrogenpräparate eingenommen, um Wechseljahresbeschwerden wie Hitzewallungen, Schlaflosigkeit und Depressionen zu behandeln. Manche Frauen wenden Östrogen jedoch nur ungern an, weil einige Studien ihm nachsagen, daß es das Brustkrebsrisiko erhöhen kann. Statt dessen entscheiden sie sich für Progesteron-Cremes, die viele der Vorteile des Östrogens ohne das damit verbundene Brustkrebsrisiko bieten. Im Gegenteil: Natürliches Progesteron schützt sogar vor bestimmten Krebsarten einschließlich Gebärmutterkrebs. Hinzu kommt: Progesteron ist ein natürlicher Stimmungsaufheller und dazu geeignet, Depressionen vorzubeugen. Weil es die Libido erhöht und wie ein schwaches Beruhigungsmittel wirkt, wird es auch als »Wohlfühl«-Hormon für Frauen bezeichnet.

Frauen nehmen Östrogen vor allem zur Vorbeugung gegen Osteoporose ein, jener Knochenschwund, der zu Frakturen führen kann. Nach der Menopause verlieren Frauen etwa 10 Jahre lang jährlich zwei bis vier Prozent ihrer Knochenmasse. Danach läßt der Knochenabbau zwar nach, ein Großteil des Schadens aber wurde bereits angerichtet. Untersuchungen zeigen, daß Östrogen das Risiko von Knochenbrüchen um 50 Prozent verringern kann. Für viele Frauen ist das der Grund, in den sauren Apfel zu beißen und Östrogen trotz ihrer Bedenken einzunehmen. Vieles spricht jedoch dafür, daß natürliches Progesteron den Knochenabbau ebenso gut aufhalten kann wie Östrogen. Nach Tierversuchen, die Dr. Jerilyn C. Prior an der University of British Columbia durchführte, kann natürliches Progesteron Knochenschwund nicht nur aufhalten, sondern auch – und das kann Östrogen nicht – die knochenaufbauenden Zellen (Osteoblasten) stimulieren. Studien des kalifornischen Arztes Dr. John Lee zufolge kann Progesteron der

Osteoporose ebenso wirksam Einhalt gebieten wie Östrogen.
Dr. Lee behandelt seine Patientinnen mit natürlichem Progesteron und hat ein umfassendes Werk darüber vorgelegt.

Natürliches Progesteron darf nicht mit Progestinen ver-
wechselt werden, die manche Frauen als Teil einer Hormonsubstitutionstherapie oral einnehmen. Progestine sind synthetische Versionen von Progesteron, unterscheiden sich aber in
ihrem Aufbau von dem Progesteron, das der weibliche Körper
produziert. Sie verursachen häufig unangenehme Nebenwirkungen wie ein Anschwellen des Körpers, Gereiztheit und
Stimmungsschwankungen. Natürliches Progesteron ist dagegen in seiner chemischen Struktur mit körpereigenem Progesteron identisch.

Möglicher Nutzen von natürlichem Progesteron:

• lindert Wechseljahresbeschwerden
• beugt Gebärmutterkrebs vor
• stoppt den Knochenschwund, der zu Osteoporose führen
  kann

Die richtige Dosis:

Reiben Sie den Unterleib, die Innenseiten der Oberschenkel,
die Arme oder das Gesicht zweimal täglich mit $^1/_4$ bis $^1/_2$ Teelöffel Progesteron-Creme ein.

Persönliche Empfehlung

Suchen Sie sich einen Heilpraktiker oder Arzt, der Sie
dabei unterstützt, aufbauend auf Ihrer Krankengeschichte
und Ihren persönlichen Risikofaktoren Ihr eigenes Programm gegen Wechseljahresbeschwerden zu entwickeln.

Neem (Azadirachta indica)

Fakten

Neem war bereits vor 4500 Jahren als Heilmittel beliebt und ist heute gefragter denn je. Als Teil der indischen Ayurveda-Medizin ist Neem so vielseitig, daß es in Indien als »Dorfapotheke« bezeichnet wird. Obwohl Neem vor allem zur Behandlung von Hautkrankheiten, Entzündungen und fieberhaften Erkrankungen eingesetzt wurde, sind mehr als 60 Anwendungsmöglichkeiten überliefert: So wurde Neem zum Beispiel auch als Mittel zur Insektenabwehr, Hautcreme und Mundwasser genutzt. Jüngste Untersuchungen bestätigen, daß Neem in der Tat eine wirksame Arznei ist.

Neem kann äußerlich oder innerlich als Nahrungsergänzungsmittel angewandt werden. In Indien wird Neempaste zur Behandlung von Akne und Ekzemen eingesetzt, einer Hauterkrankung, die durch fleckige rote Hautstellen charakterisiert ist. Tatsächlich ist Neem heute in verschiedenen Arten von Hautpflegemitteln enthalten und eignet sich besonders gut für sehr trockene, juckende »Winterhaut«. Dazu kommen die natürlichen antifungalen, antiviralen und antibakteriellen Eigenschaften von Neem, aufgrund derer es die Haut vor Infektionen wie Scherpilzflechte und Krätze schützen kann.

Zu den interessantesten neuen Einsatzmöglichkeiten dieses Heilmittels zählt die Anwendung als Zahnpasta und Mundwasser. Jahrhundertelang wurden Neembaumzweige in Indien als provisorische Zahnbürste verwendet. Wir wissen heute, daß Neem sich aufgrund seiner antibakteriellen und entzündungshemmenden Wirkung gut zur Behandlung von Zahnfleischerkrankungen eignet. Insbesondere können Neemhaltige Zahnpflegeprodukte die Entstehung von Bakterien im Mund, die zu Zahnfleischproblemen und Karies führen, verhindern.

Neem ist darüber hinaus ein ausgezeichnetes Insektizid und Düngemittel, die entsprechenden Produkte werden bereits in Gartencentern verkauft. Insekten fressen keine Blätter, die mit Neem besprüht wurden, und falls doch, gehen sie zugrunde. Und noch ein Plus: Während Insektizide für den Menschen schädlich sind, ist Neem der Gesundheit sogar zuträglich.

Schließlich zeigt sich die Vielseitigkeit dieses Mittels auch daran, daß es oral eingenommen ähnlich wie Aspirin fiebersenkend wirken kann. Ich höre meinen Arzt schon sagen: »Nehmen Sie zwei Neem und rufen Sie mich morgen früh wieder an.«

Möglicher Nutzen von Neem:

- lindert Ekzeme
- ist ein natürlicher Feuchtigkeitsspender
- hilft bei der Vorbeugung gegen Zahnfleischerkrankungen
- wirkt als natürliches Insektizid

Die richtige Dosis:

Cremen Sie die betroffenen Stellen 2- oder 3mal täglich mit Neem-Hautlotion ein.

Verwenden Sie Produkte zur Pflege der Zähne und des Zahnfleisches nach Packungsbeilage.

Nicotinamid Adenin Dinukleotid (NADH)

Fakten

In den vergangenen Jahren wuchs das Interesse an der Rolle, die Antioxidantien für den gesundheitlichen Allgemeinzustand spielen. Darüber hinaus begann man, sich intensiver mit einigen der weniger bekannten Antioxidantien auseinanderzusetzen. Zu diesen neu entdeckten Antioxidantien gehören Lipoidsäure (siehe dort) und NADH, das auch als Coenzym 1 bezeichnet wird. Enzyme sind Proteine, die chemische Veränderungen in Gang setzten; wie andere Coenzyme löst NADH zusammen mit Enzymen Tausende von biochemischen Reaktionen im Körper aus.

NADH, ein Niacin-Derivat, ist in allen lebenden Zellen enthalten und spielt eine entscheidende Rolle bei der Energieproduktion, insbesondere im Gehirn und Nervensystem. Je mehr NADH vorhanden ist, desto größer ist die Fähigkeit der Zellen, Energie zu produzieren. Mit zunehmendem Alter sinkt der NADH-Spiegel, genauso wie der Spiegel anderer wichtiger Antioxidantien. Viele Wissenschaftler glauben, der NADH-Verlust begünstige Krankheiten, die normalerweise mit der Alterung des Gehirns in Verbindung gebracht werden, zum Beispiel die Alzheimer- und die Parkinsonsche Krankheit. Ein niedriger NADH-Spiegel kann darüber hinaus mit ein Grund für Depressionen und chronisches Ermüdungssyndrom sein.

Vor kurzem zogen einige sehr interessante Studien über NADH die Aufmerksamkeit der internationalen medizinischen Gemeinde auf sich. In einer, die am bekannten Birkmayer-Institut in Wien durchgeführt wurde, erhielten 885 Parkinson-Patienten NADH oral oder intravenös. Parkinson ist typischerweise durch Zittern und Muskelstarre charakterisiert. Die Beweglichkeit der Betroffenen kann dadurch stark eingeschränkt und ein normales Leben unter Umständen nahezu unmöglich sein. Es gibt keine Heilung und nur wenige wirksame Behandlungsmöglichkeiten, aber NADH berechtigt zu einer gewissen Hoffnung. Bei etwa 80 Prozent der Parkinson-Patienten, die NADH erhielten, war eine Besserung zu verzeichnen, und 20 Prozent reagierten auf die NADH-Gaben sogar extrem positiv. Insbesondere schien das Mittel zur Linderung einiger der depressiven Symptome beizutragen, die normalerweise mit Parkinson verbunden sind.

NADH wurde auch bei der Behandlung der Alzheimerkrankheit eingesetzt, einer degenerativen Krankheit des Gehirns, die vor allem ältere Menschen betrifft. Der NADH-Spiegel ist bei Alzheimer-Patienten um 20 bis 50 Prozent niedriger als bei gleichaltrigen Personen, die nicht unter Alzheimer leiden. In einer anderen Studie zeigten Alzheimer-Patienten, die täglich 10 mg NADH erhielten, eine merkliche Besserung der kognitiven Funktion und des Gedächtnisses. Die Wissenschaftler wiesen allerdings darauf hin, daß erst nach einer größeren Doppelblind-Studie Sicherheit erlangt werden könne, ob NADH wirklich hilfreich ist. Eine Studie dieser Art wird zur Zeit an Alzheimer-Patienten am Georgetown University Medical Center in Washington, D.C., durchgeführt. Darüber hinaus werden die Wissenschaftler in Georgetown NADH auch an Patienten mit chronischem Erschöpfungssyndrom testen, einer Störung, deren Ursachen unbekannt sind und die durch eine anhaltende Müdigkeit charakterisiert ist. Der Zustand läßt sich weder durch Ruhe und Entspannung bessern noch ist er auf andere medizinische Probleme zurückzuführen. Man nimmt zum Beispiel an, daß bis zu sechs Prozent der amerikanischen Bevölkerung unter chronischem Erschöpfungssyndrom leiden.

Jedes Ergänzungsmittel, das eine Kräftigung des Körpers verspricht, ist in der Sportwelt hochwillkommen. Das gilt auch für NADH. Sportler berichten, sie würden sich durch die Einnahme von NADH fit und wacher fühlen. Tatsächlich wird am Nicholas Sports Institute am Lenox Hill Hospital in New York eine Studie durchgeführt, in der festgestellt werden soll, ob NADH die Kraft und Ausdauer von Leistungssportlern stärken kann.

Gesunde Menschen, die NADH täglich als Ergänzungsmittel einnehmen, geben an, sie hätten das Gefühl, wacher und aktiver zu sein. NADH könnte sich somit als das Ergänzungsmittel für Kopf *und* Körper erweisen!

Möglicher Nutzen von NADH:

- schützt vor Alterung des Gehirns
- lindert Alzheimer- und Parkinson-Symptome
- stärkt die sportliche Ausdauer
- erhöht möglicherweise Gedächtnisleistung und Konzentrationsfähigkeit

Die richtige Dosis:

Nehmen Sie bis zu zwei 5-mg-Tabletten täglich auf nüchternen Magen ein.

Olivenblattextrakt

Fakten

Im Grunde genommen sind Oliven und Olivenöl ein alter Hut – beide gehören seit Jahrtausenden zu unserer Ernährung. Weniger bekannt dagegen ist Olivenölextrakt, ein altes Haus-

mittel gegen eine Fülle von Beschwerden, das moderne Heilkundige wiederentdeckt haben. Wie viele andere Naturprodukte wurde Olivenölextrakt am gründlichsten in Europa
wissenschaftlich erforscht. Weil solche Informationen die Öf-
fentlichkeit leider oft verspätet erreichen, wurde das Produkt
in den Vereinigten Staaten erst vor kurzem eingeführt.

Olivenöl enthält eine biologisch aktive Verbindung, die
Elenolsäure, die starke antibakterielle und antivirale Eigenschaften besitzt. Sie unterbricht das Wachstum von Bakterien
und Viren und stimuliert darüber hinaus die Aktivität wichtiger Zellen des Immunsystems zur Bekämpfung von Infektionen. In seinem interessanten neuen Buch *Olive Leaf Extract*
(Nutriscreen, Inc., 1996) beschreibt der kalifornische Arzt
James R. Privatera, M.D., seine Erfahrungen mit Olivenölextrakt bei der Behandlung von Patienten mit chronischen
Viren- oder Bakterieninfektionen. Viele dieser Patienten hatten bereits erfolglos mehrere Male Antibiotika erhalten.
Schließlich genügte Olivenölextrakt, um die Infektionen zum
Abklingen zu bringen. Dr. Privatera zufolge wirkt Olivenölextrakt besonders gut gegen Herpes, Blaseninfektionen und
Pilzinfektionen, die oft resistent gegen normale Antibiotika
sind. Insbesondere erzielte er ausgezeichnete Erfolge bei der
Behandlung von Patienten mit *Candida albicans*, jenen hart-
näckigen Hefepilzinfektionen. Darüber hinaus berichtet er,
daß bei mehreren HIV-infizierten Patienten die Einnahme von
Olivenölextrakt eine Stärkung der Immunfunktion und insbesondere eine Zunahme der krankheitsbekämpfenden T-Zellen
zur Folge hatte.

Olivenölextrakt ist auch allgemein gut für das Herz. Tierversuche zeigen, daß es den Blutdruck senken und die Oxidation des »schlechten« LDL-Cholesterins verhindern kann, das
zur Bildung von Ablagerungen beiträgt, die die Arterien
verstopfen und Herzkrankheiten verursachen. Da Olivenöl-

extrakt wie ein Antioxidans wirkt, vermuten einige Wissenschaftler, daß es möglicherweise ein noch nicht identifiziertes Antioxidans enthält.

Olivenölextrakt kann von Menschen eingenommen werden, die unter chronischen Infektionen leiden, besonders wenn sie resistent gegen andere Behandlungsformen sind.

Möglicher Nutzen von Olivenblattextrakt:

- wirkt gegen Mikrobeninfektionen
- stärkt das Immunsystem
- schützt vor Herzkrankheiten

Die richtige Dosis:

Nehmen Sie bei akuten Beschwerden (Fieber, Erkältungskrankheiten, Grippe oder Pilzinfektionen) alle 4 Stunden drei 500-mg-Tabletten bzw. täglich insgesamt 12 Tabletten ein.
Zur Vorbeugung gegen Krankheiten nehmen Sie eine 500-mg-Tablette täglich ein.

Vorsicht:
Wenn das Fieber mehr als einen Tag lang anhält, rufen Sie Ihren Arzt oder Heilpraktiker an.

Oreganoöl

Fakten

Oregano wird seit Jahrtausenden wegen seiner antiseptischen Eigenschaften geschätzt. Die alten Griechen setzten die Pflanze zur Behandlung verschiedenster Bakterien- und

Virusinfektionen ein. Heute erfreut sich Oreganoöl (das in flüssiger oder Kapselform angeboten wird) zunehmender Beliebtheit als wirksames Mittel gegen Pilzinfektionen, Warzen, Schuppenflechte, Ekzem, Viruserkrankungen und sogar Schnupfen.

Lassen Sie mich zunächst ein paar Mißverständnisse bezüglich Oregano aufklären: Dr. Cass Ingram erklärt in seinem Buch *The Cure is in the Cupboard: How to Use Oregano for Better Health*, daß nicht alles, was Oregano heißt, auch wirklich Oregano ist. Vieles, was als Oregano verkauft wird, ist eigentlich Majoran, der nicht die gleichen Heilkräfte besitzt wie echter Oregano. Achten Sie deshalb darauf, ausschließlich Produkte zu kaufen, die aus echtem Oregano – botanisch: *Origanum vulgare* – gewonnen werden.

Oreganoöl enthält die hochaktiven Wirkstoffe Karvakrol und Thymol, die beide starke Antiseptika sind. In Reagenzglas-Studien wurde nachgewiesen, daß wilder Oregano das Wachstum von *Candida albicans* hemmen kann, dem Erreger von Hefepilzinfektionen. Daneben wird Oreganoöl auch zur Behandlung von Schuppenflechte (Psoriasis) und Ekzem empfohlen, zwei Hauterkrankungen, die sich durch Hefepilzinfektionen verschlimmern können.

Da Oreganoöl entzündungshemmend wirkt, kann es zur Linderung von Zerrungen auf schmerzende Muskeln gerieben oder zur Förderung des Heilungsprozesses direkt auf kleine Verbrennungen und Wunden aufgetragen werden.

Lange bevor man Milch pasteurisieren konnte, hing man in Molkereien Oreganozweige auf, um der Vermehrung von Bakterien in der Milch entgegenzuwirken. Heute wissen wir, daß hinter diesem Brauch mehr als Aberglaube steckt: Eine erstaunliche griechische Studie bestätigt, daß selbst bei Verdünnungen auf 1 : 50 000 noch ein signifikantes Absinken des Bakterienwachstums festzustellen ist.

Dr. Ingram belegt an zahlreichen Patientenbeispielen, daß Oreganoöl in der Tat heilungsfördernd wirkt: zum Beispiel bei Grippe, Zahnfleischinfektionen, Erkältungskrankheiten und Sportverletzungen. Seiner Erfahrung nach läßt sich schon mit wenig Oreganoöl viel erreichen, besonders wenn es oral eingenommen wird.

Möglicher Nutzen von Oreganoöl:

- wirkt auf natürliche Weise gegen Bakterien und Pilze
- wirkt entzündungshemmend

Die richtige Dosis:

Bei Erkältungen, Grippe und Candida-Infektion: Nehmen Sie bis zu 6 Kapseln täglich entsprechend der Packungsbeilage oder 5 bis 10 Tropfen Oreganoöl in Flüssigkeit ein.

Bei Warzen und kleinen Hautverletzungen: Geben Sie ein paar Tropfen Oreganoöl auf einen sauberen Wattepad und reiben Sie die betroffene Stelle vorsichtig ein. Bis zur Heilung täglich wiederholen.

Phosphatidylcholin (PC)

Fakten

Phosphatidylcholin (PC), ein von Natur aus in den Zellmembranen vorkommendes Phospholipid, ist das zeitgemäße Ergänzungsmittel zur Regeneration von Leberschäden. Die Leber ist ein unglaublich hart arbeitendes Organ. Sie befreit das Blut von gefährlichen Giftstoffen, die über das Essen, Umweltbelastungen oder als chemische Schadstoffe in den Körper gelangt sind. Die Leber ist von größter Bedeutung für den

Stoffwechsel der Nährstoffe, wirkt an der Blutgerinnung zur Förderung der Wundheilung mit und ist darüber hinaus an der Immunfunktion beteiligt.

Schon unter günstigen Umständen hat die Leber harte Arbeit zu leisten. Trotzdem zwingen manche Menschen sie dazu, noch über die Belastungsgrenze hinaus zu gehen. Drogen zum Beispiel, Umweltgifte und exzessiver Alkoholgenuß können die Leberfunktion langfristig gefährden. Vor allem Alkohol ist Gift für die Leber – wer häufig und reichlich Alkohol trinkt, läuft Gefahr, an einer lebensbedrohenden Leberzirrhose zu erkranken. Außerdem können häufig verschriebene Medikamente wie Präparate zur Senkung des Cholesterinspiegels, Chemotherapeutika oder psychotrope Medikamente bei langandauernder Einnahme Leberschäden verursachen. Das gleiche gilt für scheinbar harmlose, nicht rezeptpflichtige Medikamente wie Acetaminophen und Aspirin. Infektionen wie Hepatitis (Leberentzündung) können ebenfalls zu einer Leberschädigung führen. Zahlreiche klinische Studien dokumentieren, daß PC einer Leberschädigung Einhalt gebieten und sie sogar rückgängig machen kann, indem es der Leber Zeit zur Heilung gibt. PC erwies sich als besonders geeignet bei Patienten mit einer Hepatitis-B-Infektion sowie alkoholbedingten Leberschäden.

PC stärkt die Membranen der Leberzellen, also die Torwächter, die die Nährstoffe in die Zellen hineinlassen und gleichzeitig den Zugang schädlicher Giftstoffe blockieren. PC scheint auch die Zellregeneration zu fördern, also den Austausch alter, ausgelaugter Leberzellen durch neue Zellen. Obwohl PC kein Wundermittel ist – es kann nicht jedes Leberproblem lösen – beschleunigt es bei vielen Menschen den Genesungsprozeß. PC wird rezeptfrei verkauft; wenn Sie allerdings gerade krank sind oder immer wieder unter Leberproblemen leiden, sollten Sie sich an einen Arzt oder Heilpraktiker wenden, der Sie dabei unterstützt, ein Programm zur Stärkung der Gesundheit Ihrer Leber zu entwickeln.

Möglicher Nutzen von Phosphatidylcholin (PC):

- unterstützt die Leberfunktion
- hilft, Leberschäden rückgängig zu machen

Die richtige Dosis:

Nehmen Sie sechs 230-mg-Kapseln täglich, und zwar 3 am Morgen und 3 am Nachmittag zusammen mit dem Essen ein.

Phosphatidylserin

Fakten

Kürzlich bekannte einer meiner Freunde, Mitte fünfzig, er finge an, vergeßlich zu werden. Er brauche länger, sich an Telefonnummern zu erinnern, die Namen anderer Leute entfielen ihm, und wenn er sich etwas nicht aufschreibe, vergesse er, es zu erledigen. Natürlich war er wegen dieser Veränderungen sehr besorgt. Es beruhigte ihn zu hören, daß die von ihm beschriebenen Fehlleistungen völlig normal waren; ja, daß es sogar einen Namen für sein Problem gab: altersbedingte Gedächtnisschwäche.

Wenn wir in die mittleren Jahre des Lebens kommen, stellen wir immer öfter kleine mentale Veränderungen an uns fest, die eine direkte Folge des Alterns sind. Zu den auffälligsten dieser Veränderungen gehört das Nachlassen des Kurzzeitgedächtnisses. Während wir uns häufig lebhaft und in allen Einzelheiten an Dinge erinnern können, die sich vor Jahrzehnten ereignet haben, vergessen wir nicht selten den Namen einer Person, kaum daß sie uns vorgestellt wurde. Niemand weiß genau, warum in der Lebensmitte die Merkfähigkeit nachläßt, es gibt aber verläßliche Hinweise darauf, daß Veränderungen in der Gehirnchemie eine Rolle dabei spielen. Das Gehirn enthält große Mengen Fettgewebe einschließlich Phospholipiden: Substanzen, die nicht nur die Zellen zusammenhalten, sondern auch den Ein- und Ausgang von Substanzen in die Zellen steuern. Phosphatidylserin (PS) ist ein besonders wichtiges Phospholipid, das an der Weiterleitung chemischer Botschaften durch das Gehirn beteiligt ist und die Gehirnzellen dabei unterstützt, Informationen zu speichern und abzurufen. In den mittleren Lebensjahren nimmt der Anteil von Phosphatidylserin und anderen wichtigen Substanzen im Gehirn ab – dies ist einer der Gründe, warum das Gehirn im Alter weniger effizient arbeitet.

Vieles spricht dafür, daß die Einnahme von Phosphatidylserin-Ergänzungsmitteln die Gehirnleistung wiederherstellen kann. Die Fachzeitschrift *Neurology* beschrieb eine kürzlich durchgeführte Studie an 149 gesunden Frauen und Männern zwischen 50 und 70, bei denen normale, altersbedingte Gedächtnisprobleme diagnostiziert worden waren. Die Teilnehmer erhielten 12 Wochen lang täglich 100 mg PS bzw. ein Placebo. Die Teilnehmer, die PS einnahmen, stellten eine erhebliche Besserung ihrer Fähigkeit fest, sich Telefonnummern, Namen und Gesichter zu merken, kurze Texte auswendig zu lernen, verlegte Gegenstände wiederzufinden und sich auf die Erledigung von Aufgaben zu konzentrieren. Demgegenüber trat bei den Probanden, die das Placebo einnahmen, praktisch keine Veränderung auf. Nach Angaben des Leiters der Studie verjüngte die Einnahme von PS die mentale Funktion der Patienten um sage und schreibe durchschnittlich 12 Jahre.

Wenn Sie altersbedingte Gedächtnisprobleme an sich bemerken, kann ich Ihnen nur raten, es einmal mit der Einnahme von PS zu versuchen.

Möglicher Nutzen von Phosphatidylserin:

• verbessert die Gedächtnisleistung
• verbessert die Konzentrationsfähigkeit

Die richtige Dosis:

Nehmen Sie täglich bis zu zwei 300-mg-Tabletten ein.

Piperin

Fakten

Piperin ist ein Extrakt, das aus schwarzem Pfeffer gewonnen wird, ein Gewürz, das so sehr wegen seines Geschmacks und seiner medizinischen Eigenschaften geschätzt wird, daß Kriege deswegen geführt wurden. Römische Geschichtsschreiber berichten, daß zu den Lösegeldforderungen, die Attila, der Hunnenkönig, an die Bürger Roms stellte, auch 3000 Pfund Pfeffer gehörten. Tatsächlich war es unter anderem die Suche nach Pfeffer, die das Zeitalter der Erkundungen einleitete und zur Entdeckung der Neuen Welt führte. Pfeffer verdankt seinen charakteristischen scharfen Geschmack dem Piperin, einer natürlichen Substanz, die ein nichtssagendes Essen in eine geschmackliche Sensation verwandeln kann.

Piperin ist jedoch weit mehr als ein Gewürz und spielt möglicherweise eine wichtige Rolle für den Stoffwechsel. Die Absorption von Nährstoffen hängt davon ab, wie effizient der Körper Nahrung und Ergänzungsmittel zerlegt und verwertet:

In der Nahrung enthaltene Stoffe wie Zink oder Koffein können die Absorption von Vitaminen und Mineralstoffen behindern.

Manche Menschen haben Schwierigkeiten damit, Nährstoffe aus der Nahrung und Ergänzungsmitteln zu verwerten. Das Problem betrifft vor allem ältere Menschen, bei denen die Menge von Magensäure und Verdauungsenzymen abnimmt.

Auch Menschen, die fettreduziert essen, können fettlösliche Vitamine wie Vitamin A, E und D möglicherweise nicht richtig absorbieren.

Untersuchungen zeigen, daß Piperin die Aufnahme von Nährstoffen verbessern kann, so daß mehr notwendige Nährstoffe dorthin gelangen, wo sie benötigt werden. In einer Studie zum Beispiel erhielten freiwillige Probanden täglich fünf Milligramm eines Piperinprodukts (Handelsname Bioperine) zusammen mit ausgewählten Ergänzungsstoffen wie Beta-Karotin, Selen und Vitamin B6. Nach zwei Wochen war ihr Beta-Karotin-Gehalt im Blut um 60 Prozent höher als in der Kontrollgruppe, die nur Beta-Karotin bekam. Schon wenige Stunden nach der Einnahme von Piperin war der Selen- und Vitamin-B6-Gehalt im Blut bei den Piperin-Anwendern höher als bei der Kontrollgruppe. Obwohl der Anteil dieser Nährstoffe im Blut erhöht war, lag er im gesunden, normalen Bereich. Bei keinem der Teilnehmer traten Nebenwirkungen auf.

Piperin ist in Kombination mit anderen Ergänzungsstoffen oder als Monopräparat in Kapselform erhältlich.

Möglicher Nutzen von Piperin:

• verbessert die Absorption von Nährstoffen

Die richtige Dosis:

Nehmen Sie täglich drei 5-mg-Kapseln ein.

Vorsicht:

Wenn Sie Medikamente einnehmen, sollten Sie auf Piperin verzichten. Anderenfalls besteht die Gefahr, daß sich die Konzentration des Medikaments über das normale Maß hinaus erhöht.

Pregnenolon

(*Hinweis:* Pregnenolon ist in Deutschland rezeptpflichtig.)

Fakten

Ein Ergänzungsmittel, das Sie intelligenter und glücklicher macht – und gleichzeitig die Symptome von Arthritis lindert? Das klingt zu gut, um wahr zu sein, aber wenn sich die ersten Studienergebnisse bewahrheiten, kann Pregnenolon möglicherweise genau das leisten. Pregnenolon ist ein Hormon, das im Gehirn und den Nebennieren produziert wird. Mit zunehmendem Alter sinkt der Pregnenolon-Spiegel. Gleichzeitig nehmen wir die ersten altersbedingten Gedächtnisstörungen, besonders im Bereich des Kurzzeitgedächtnisses, und Schwierigkeiten beim Aufnehmen und Erinnern neuer Informationen bei uns wahr.

Einige Wissenschaftler vermuten, daß das Absinken des Pregnenolon-Spiegels und damit verwandter Hormone für die Gedächtnisprobleme älterer Menschen verantwortlich sind, und behaupten, ein Anheben des Pregnenolon-Spiegels auf das jugendliche Niveau könne zu einer Wiederherstellung der gewohnten Gedächtnis- und Lernleistung beitragen. Sie verweisen auf frühe Studien, die in den 40er Jahren an Piloten durchgeführt wurden. Die Teilnehmer dieser Studie hatten Pregenenolon erhalten, um zu testen, ob sich damit die Konzentrations- und Arbeitsleistung verbessern läßt. Wissenschaftler bildeten 14 Probanden an einem Flugsimulator aus, der starke Ähnlichkeiten mit den Joysticks aufwies, die heute für Videospiele verwendet werden. Vor jeder Sitzung erhielten die Teilnehmer entweder 50 mg Pregnenolon oder ein Placebo. Die Probanden, die Pregnenolon einnahmen, zeigten eine höhere Konzentration und eine bessere Fähigkeit, die gestellte Aufgabe zu lösen, als die Teilnehmer, die das Placebo erhielten. Außerdem sagten die Piloten, sie hätten das Gefühl, das Pregnenolon helfe ihnen nicht nur in der Testsituation, sondern auch bei echten Flügen, weil sie weniger schnell ermüdeten.

Die selben Wissenschaftler testeten Pregnenolon an Fabrikarbeitern im Hinblick auf eine positive Auswirkung auf die Arbeitsleistung. Die Arbeiter, die Pregnenolon einnahmen, waren nicht nur produktiver, sondern gaben an, sie fühlten sich glücklicher und besser in der Lage, mit arbeitsbedingtem Streß zurechtzukommen. Kürzlich durchgeführte Tierversuche haben ergeben, daß Pregnenolon eine der wirksamsten bisher bekannten Substanzen zur Steigerung der Gedächtnisleistung ist, und daß schon einige wenige Moleküle davon die Gedächtnisleistung von Mäusen dramatisch verbesserten. Nachfolgestudien an der St. Louis University zeigten, daß ältere Männer und Frauen besser bei Gedächtnistests abschnitten, wenn sie drei Stunden vor dem Test Pregnenolon-Ergänzungsmittel erhalten hatten. Als die Ergebnisse dieser Studien in der Presse veröffentlicht wurden, wurde Pregnenolon eines der beliebtesten und gefragtesten neuen Ergänzungsmittel auf dem Markt.

Pregnenolon gewinnt darüber hinaus an Beliebtheit bei der Behandlung von rheumatoider Arthritis (RA). In den 40er Jahren gaben RA-Patienten an, Pregnenolon hätte ihnen bei der Linderung krankheitstypischer Schwellungen, Versteifungen und Schmerzen geholfen. Es dauerte etwa zwei Wochen, bis das Pregnenolon Wirkung zeigte, sobald das aber geschah, waren die Patienten mit dem Ergebnis sehr zufrieden. Als jedoch in den späten 40er Jahren Kortison entdeckt wurde, ließ das Interesse an Pregnenolon nach. Damals erschien Kortison wie eine Wunderwaffe, die die Arthritissymptome praktisch über Nacht zum Abklingen bringen konnte. Was die Ärzte nicht wußten: Kortison hat verheerende Nebenwirkungen, unter anderem Knochenschädigungen und Schwächung des Immunsystems, was wiederum die Infektionsanfälligkeit erhöht. Mehr als 50 Jahre später gibt es noch immer kein Heilmittel für RA, und fast jede Behandlung ist mit erheblichen Nebenwirkungen verbunden. Kein Wunder also, daß sich das Interesse wieder verstärkt dem Pregnenolon zuwendet!

Möglicher Nutzen von Pregnenolon:

- verbessert die Konzentrationsfähigkeit und das Erinnerungsvermögen
- wirkt Streßsymptomen entgegen
- lindert möglicherweise die Beschwerden bei rheumatoider Arthritis

Die richtige Dosis:

Nehmen Sie täglich eine 10-mg-Tablette ein.

Warnung:

Weil Pregnenolon möglicherweise den Sexualhormon-Spiegel ansteigen läßt, empfehle ich Ihnen, sich mit einem Arzt oder Heilpraktiker abzusprechen, bevor Sie das Hormon einnehmen.

Proanthocyanidine (PCOs)

Fakten

Proanthocyanidine (PCOs) sind Antioxidantien, die in Rinde, Stengeln, Blättern und Schalen bestimmter Pflanzen vorkommen. 1947 isolierte der französische Wissenschaftler Dr. Jack Masquelier erstmals PCOs von der roten Innenhaut der Erdnuß. Heute werden PCOs aus Traubensamen und Kiefernrindenextrakt gewonnen. Obwohl PCOs von Natur aus in Obst und Gemüse enthalten sind, werden sie beim Lagern und Kochen oft zerstört. Leider – denn sie sind eigentlich sehr gesund. PCOs sind bestens dazu geeignet, die Gefäße zu schützen: das weitverzweigte Netz an Kapillargefäßen, Arterien und Venen, durch die das Blut unaufhörlich zu den Zellen fließt, in denen es gebraucht wird. PCOs unterstützen die Aufrechterhaltung der Blutzirkulation, indem sie die Bildung von Cholesterinablagerungen an den Arterienwänden blockieren. In Frankreich, wo Naturheilmittel bereitwilliger akzeptiert werden als in den USA, werden PCOs häufig zur Behandlung von hohen Cholesterinwerten und zur Vorbeugung von Herzkrankheiten eingesetzt. Sie werden ebenfalls zur Behandlung von Symptomen genommen, die auf Veneninsuffizienz oder eine schlechte Blutzirkulation zurückzuführen sind und zu Nervenschädigungen oder Blutgerinnseln in den Beinen führen können.

PCOs haben darüber hinaus eine schützende Wirkung auf Kollagen, den »Zellklebstoff«, der die Haut und andere Strukturen zusammenhält. Kollagen, das wichtigste Protein des Bindegewebes, reagiert auf freie Radikale besonders empfindlich. PCOs hemmen die Aktivität schädlicher Enzyme, die das

Kollagen bei einem ungehinderten Angriff schwächen und zerstören würden. Tatsächlich sind viele der Veränderungen im Körper, die wir mit dem normalen Alterungsprozeß verbinden, durch freie Radikale verursachte Schäden. Wenn zum Beispiel das Kollagen an einer Arterienwand geschädigt wird, so kann dies zu einer Verhärtung der Arterien führen und die Entstehung von Ablagerungen begünstigen, so daß Blutgerinnsel nicht mehr passieren können. Bildet sich ein Blutgerinnsel in der Arterie, die das Herz mit Blut versorgt, so kann dies einen Herzinfarkt auslösen; bildet es sich in der Arterie, die das Gehirn mit Blut versorgt, besteht die Gefahr eines Schlaganfalls. Kollagen ist auch für die Gesundheit der Knochen, Knorpel, des Zahnfleisches und der Augen wichtig.

In ihrer Rolle als Kollagenschützer sind PCOs nicht nur für den Erhalt der Gesundheit, sondern auch des Aussehens wichtig. PCOs vermögen die Hautalterung zu verzögern, indem sie das Kollagen gegen den Angriff freier Radikale und damit gegen Hauterschlaffung und Faltenbildung schützen.

PCOs schützen darüber hinaus den Körper vor instabilen Metallen, die Oxidationsschäden begünstigen und zur Schädigung durch freie Radikale beitragen. Sie sind als Mono- oder in Kombinationspräparaten zur Unterstützung des Herz-Kreislaufsystems erhältlich.

Möglicher Nutzen von Proanthocyanidine (PCOs):

- fördert die Blutzirkulation
- schützt Kollagen vor der Schädigung durch freie Radikale

Die richtige Dosis:

Nehmen Sie bis zu drei 30- bis 100-mg-Tabletten täglich zwischen den Mahlzeiten ein. Ältere Menschen oder Menschen mit einem schwachem Immunsystem benötigen möglicherweise die höhere; gesunde junge Menschen können es mit der niedrigeren Dosis versuchen.

Probiotika

(*Hinweis:* Einige Lebensmittel, zum Beispiel LC1-Joghurt, sind mit Probiotika angereichert.)

Fakten

Seit der Entdeckung des ersten Antibiotikums, Penizillin, sind Antibiotika unsere am meisten eingesetzte Waffe im Kampf gegen Krankheiten. Leider führte der übermäßige Gebrauch von Antibiotika zu einer Zunahme medikamentenresistenter Bakterien und somit möglicherweise tödlicher Infektionen. Hinzu kommt, daß Antibiotika gegen Vireninfektionen wie HIV-Infektion und Hepatitis nicht wirken. Immer mehr Ärzte und Heilpraktiker wählen deshalb einen probiotischen Ansatz, um ihre Patienten gesund zu erhalten.

Probiotisch bedeutet »für das Leben«. Der Begriff bezeichnet Mikroorganismen, die auch als nützliche Bakterien bezeichnet werden, weil sie die körpereigenen Abwehrkräfte gegen Krankheiten unterstützen. In unserem Körper befinden sich mehrere Billionen nützlicher Bakterien – eine Zahl, die höher ist als die Anzahl aller Körperzellen. Diese Bakterien spielen eine Rolle bei der Verdauung und arbeiten zusammen mit unserem Immunsystem daran, uns gesund zu erhalten. Zu den zahlreichen Aufgaben nützlicher Bakterien gehört es, bestimmte Vitamin-B-Arten herzustellen und an der Ausbalancierung des Hormonspiegels mitzuwirken. Sie können zur Senkung der Cholesterinwerte beitragen und uns vor Schadstoffen in der Umwelt schützen. Außerdem spielen sie eine Hauptrolle bei der Immunfunktion. Mit zunehmendem Alter sinkt die Zahl dieser nützlichen Bakterien ab, weshalb wir anfälliger für Krankheiten werden. Es ist deshalb dringend anzuraten, durch die Einnahme probiotischer Ergänzungsmittel die Zahl der gesundheitsfördernden Bakterien auf die Werte der Jugendjahre zurückzubringen.

Die nützlichsten gesundheitsförderlichen Bakterien heißen *Bifidobacterium*, *Lactobacillus acidophilus* und *Lactobacillus bulgaricus*. Zu den wichtigsten Aufgaben gesundheitsförderlicher Bakterien gehört es, uns gegen zu viele Pilze und Hefepilze im Körper und daraus resultierende Infektionen zu schützen. Diese Pilze können Giftstoffe und karzinogene Substanzen produzieren. Überläßt man sie sich selbst, können sie in den Blutkreislauf gelangen und zur Erregung anderer Krankheiten beitragen. Die interessantesten Forschungen zu den nützlichen Bakterien beschäftigen sich mit deren positiver Wirkung auf das Immunsystem. Vor allem *Bifidobacteria* haben eine hemmende Wirkung auf Krankheitserreger wie *Salmonella*, *Staphylococcus aureus* und *Candida albicans*. Darüber hinaus besitzen *Bifidobacteria* eine antikarzinogene und turmorhemmende Wirkung.

Ich selbst versuche die Einnahme von Antibiotika unter anderem deshalb zu vermeiden, weil sie keinen Unterschied zwischen guten und schlechten Bakterien machen und wahllos alles abtöten, was ihnen über den Weg läuft. Auch Kortikosteroide und die Anti-Baby-Pille können übrigens nützliche Bakterien abtöten.

Was können wir also tun, um die Zahl der nützlichen Bakterien im Körper zu erhöhen? Zunächst einmal sollten Sie darauf achten, sich faserreich zu ernähren: Die Keime im Dickdarm verwerten Fasern aus der Nahrung und wandeln sie in organische Säuren um, die das Wachstum gesundheitsschädlicher Bakterien hemmen. Auch fettarmer Joghurt mit lebenden, aktiven Kulturen ist ein Nahrungsmittel, das das Immunsystem stärkt und freundliche Bakterien in großen Mengen enthält.

Die einfachste Möglichkeit, eine ausreichende Versorgung mit nützlichen Bakterien sicherzustellen, ist die tägliche Einnahme eines probiotischen Ergänzungsmittels, wie es in Naturkostläden verkauft wird. Diese Ergänzungsmittel werden in Kapsel-, flüssiger oder Pulverform angeboten. Tatsächlich sind Probiotika so gefragt, daß manche Naturkostläden ihnen eine ganze Abteilung widmen.

Möglicher Nutzen von Probiotika:

• stärken das Immunsystem
• helfen dabei, Hefepilzinfektionen unter Kontrolle zu halten
• schützen möglicherweise vor Krebs

Die richtige Dosis:

Nehmen Sie täglich 3 Kapseln (die Milliarden von Organismen enthalten) $\frac{1}{2}$ Stunde vor den Mahlzeiten ein.

Wenn Sie ein Flüssigpräparat verwenden, nehmen Sie 1 Teelöffel $\frac{1}{2}$ Stunde vor den Mahlzeiten ein.

Persönliche Empfehlung

Wenn Sie Antibiotika einnehmen müssen, ist es besonders wichtig, daß sie in der Zeit, während der Sie das Medikament einnehmen, und bis zu einem Monat danach, zusätzlich probiotische Ergänzungsmittel zu sich nehmen. Auf diese Weise ersetzen Sie die nützlichen Bakterien, die möglicherweise zusammen mit den schlechten Bakterien abgetötet wurden.

Wenn Sie erstmals Probiotika einnehmen, werden in der Anfangszeit möglicherweise öfter als sonst Blähungen auftreten. Das ist ein Zeichen dafür, daß die nützlichen Bakterien fermentieren. Nach ein oder zwei Wochen wird sich Ihr Körper an die Veränderung gewöhnt haben.

Pygeum (*Pygeum africanum*)

(*Hinweis:* Pygeum ist vorwiegend in den USA erhältlich.)

Fakten

Seit der Altersdurchschnitt der amerikanischen Bevölkerung zunehmend sinkt, werde ich ständig nach natürlichen Medikamenten zur Vorbeugung oder Heilung von Prostataproblemen gefragt. Zur Unterstützung der allgemeinen Gesundheit der Prostata empfehle ich oft Pygeum, eine Substanz, die aus der Rinde des afrikanischen immergrünen Baums Pygeum africanum gewonnen wird.

Die Prostata ist eine walnußgroße Drüse, die über dem Mastdarm liegt. Wenn Männer älter werden, vergrößert sich die Prostata. Dies führt zu einer gutartigen Prostatavergrößerung (dem sogenannten Prostataadenom). Schwillt die Drüse sehr stark an, kann sie gegen die Harnröhre drücken und die Entleerung der Blase erschweren. Erschwertes und häufiges Urinieren, vor allem nachts, sind typische Symptome einer Prostatavergrößerung. Bei etwa 20 Prozent aller Männer wird die Erkrankung so gravierend, daß ein operativer Eingriff erforderlich wird.

Pygeum ist in Kombination mit einer anderen Pflanze, der

Sägepalmfrucht (Saw Palmetto), nicht nur eine sehr wirksame Behandlung bei bereits vergrößerter Prostata, sondern kann meiner Meinung nach auch eine Verschlimmerung der Anfangssymptome verhindern. Ich selbst nehme eine Kombination mehrerer Kräuter ein, darunter Pygeum, Sägepalmfrucht und Brennessel, um Prostataprobleme schon im Vorfeld abzufangen. Nach Aussagen von Männern, die bereits unter starken Beschwerden litten, trägt Pygeum zu einer Verringerung des häufigen Harndrangs in der Nacht und der Unterbrechung des Harnflusses bei.

Pygeum gilt auch als Aphrodisiakum, und mindestens einer Studie zufolge berichteten Männer während der Einnahme von Pygeum gegen Prostatavergrößerung von einer erhöhten sexuellen Aktivität. Ein italienischer Wissenschaftler stellte fest, daß bei Patienten mit Prostatavergrößerung die Erektionsfähigkeit sogar gestiegen war. Natürlich kann dieses wiedererwachte sexuelle Interesse auch auf die Tatsache zurückzuführen sein, daß sich die Patienten mit dem Abklingen der Prostatabeschwerden eher wieder den angenehmen Dingen des Lebens zuwenden können.

Möglicher Nutzen von Pygeum:

• lindert die Beschwerden bei Prostatavergrößerung

Die richtige Dosis:

Nehmen Sie bis zu drei 500-mg-Kapseln täglich mit einem vollen Glas Wasser ein.

Pyruvat

Fakten

Abnehmen und Fett verbrennen, ohne einen Finger dafür rühren zu müssen? Das klingt zu schön, um wahr zu sein; Studien geben aber zu der Vermutung Anlaß, daß Pyruvat möglicherweise tatsächlich *ohne* Sport das Körperfett reduzieren und den Muskeltonus stärken kann. Noch besser aber: Pyruvat, ein neues Ergänzungsmittel für Sportler, kann auch die Gewichtsabnahme unterstützen. In einer an der University of Pittsburgh durchgeführten Studie erhielten übergewichtige Frauen eine fettreduzierte Diät und danach entweder ein Pyruvat-Ergänzungsmittel oder ein Placebo. Nach drei Wochen hatten die Frauen, die Pyruvat einnahmen, 37 Prozent mehr an Gewicht und fast 50 Prozent mehr an Fett verloren als diejenigen, die das Placebo erhalten hatten. Und im Gegensatz zu verschreibungspflichtigen Diätpillen, denen vor kurzem nachgewiesen wurde, daß sie Herzprobleme verursachen, ist Pyruvat sogar gut für das Herz: Es kann den Cholesterinspiegel im Blut und den Blutdruck und damit das Risiko einer Herzerkrankung senken.

Pyruvat ist ein körpereigenes Nebenprodukt, das beim normalen Stoffwechsel entsteht. Es ist wichtig für den Energieverbrauch, weil es die Freisetzung von ATP aktiviert, einem Brennstoff, den die Zellen produzieren und der den ganzen Körper mit Energie versorgt.

Einer anderen aktuellen Studie zufolge ermüdeten Sportler, die Pyruvat einnahmen, weniger schnell und konnten ihre Leistung um beeindruckende 20 Prozent steigern.

Pyruvat-Anwender befinden sich in guter Gesellschaft. Viele bekannte Athleten und Fitness-Profis schwören auf

Pyruvat. Zu ihnen gehören die Green Bay Packers ebenso wie Shannon Miller, Goldmedaillen-Gewinnerin bei den Olympischen Spielen 1996.

Möglicher Nutzen von Pyruvat:

- verbrennt Fett
- fördert die Gewichtsabnahme
- erhöht Energie und Ausdauer
- stärkt Herz und Kreislauf

Die richtige Dosis:

Als Sport-Ergänzungsmittel nehmen Sie sechs bis acht 500-mg-Tabletten täglich vor dem Training oder einer Mahlzeit ein.

Zur Gewichtsabnahme nehmen Sie mindestens 4 Gramm (4000 mg) täglich ein.

Quercetin

Fakten

Quercetin, eng verwandt mit Rutin und Hesperidin, ist dabei, sich in rasantem Tempo zum Superstar unter den Bioflavonoiden zu entwickeln. Bioflavonoide wurden in den 30er Jahren von dem Nobelpreisträger Albert Szent-Gzorgy entdeckt und als Vitamin P bezeichnet. Sie haben eine bewegte Geschichte hinter sich: Szent-Gzorgy berichtete, daß die Substanzen die Kapillaren (winzige Blutgefäße) stärken und die Durchblutung verbessern können, und Ärzte verschrieben Bioflavonoide gegen Zahnfleischbluten und Durchblutungsstörungen – bis die FDA 1968 Bioflavonoide aus heute nicht nachvollziehbaren Gründen als wertlos einstufte. Der Arbeit einiger hartnäckiger Wissenschaftler ist es zu verdanken, daß wir heute, 30 Jahre später, wissen, daß diese Substanzen Gold wert sind.

Viele Flavonoide, auch Quercetin, sind wirkungsvolle Krebsbekämpfer. Quercetin ist in roten und gelben Zwiebeln, Weintrauben und Kürbis enthalten und gilt heute als eine der wirkungsvollsten der bisher entdeckten antikanzerogenen Substanzen. Nach einer ganz neuen Studie des National Cancer Institute und des Pekinger Krebsforschungsinstituts hatten Menschen, die besonders Quercetin-reiche Zwiebeln (und Knoblauch, der zwar kein Quercetin enthält, aber reich an gesunden Schwefelsubstanzen ist) zu sich nahmen, ein 20mal niedrigeres Krebsrisiko hatten als Menschen, die das nicht taten. Reagenzglas-Studien und Tierversuche haben darüber hinaus dokumentiert, daß Quercetin Krebs in seinem frühesten Stadium stoppt, indem es die schädlichen Veränderungen, die Krebs auslösen, in den Zellen verhindert und die Ausbreitung von Krebszellen vereitelt.

Seit einiger Zeit hat Quercetin als wirksames Mittel gegen Allergien und Entzündungen von sich reden gemacht. Quercetin blockiert die Freisetzung von Histaminen, also Proteinen, die die typischen Allergiesymptome verursachen: zum Beispiel Niesen, eine verstopfte Nase und tränende Augen. Tatsächlich ähnelt Quercetin dem verschreibungspflichtigen Antiallergen Cromolyn Sodium, das ebenfalls die Freisetzung von Histaminen verhindert. Zusammen mit anderen Bioflavonoiden ist Quercetin typischerweise in Kombinationspräparaten zur Linderung von Allergien enthalten, die in Naturkostläden verkauft werden. Darüber hinaus kann es die Freisetzung noch stärkerer Infektionsauslöser blockieren, sogenannter Leukotrienen, die mitverantwortlich für Asthma, Schuppenflechte (Psoriasis), Gicht und andere Alltagskrankheiten sind. Obwohl Quercetin jedem gut tut, sollten vor allem Menschen, die zu Allergien und Infektionen neigen, darauf achten, ausreichende Mengen dieses speziellen Bioflavonoids zu sich zu nehmen. Wenn Sie nicht täglich ein oder zwei Zwiebeln essen, sollten Sie ein Quercetin-Ergänzungsmittel einnehmen.

Möglicher Nutzen von Quercetin:

- stärkt die Kapillaren
- fördert eine gute Blutzirkulation
- ist ein starkes Antikanzerogen
- wirkt auf natürliche Weise gegen Entzündungen
- kann Allergiesymptome lindern

Die richtige Dosis:

Nehmen Sie eine 400-mg-Kapsel vor jeder Mahlzeit ein.

Resveratrol

(*Hinweis:* Resveratrol ist vorwiegend in den USA erhältlich.)

Fakten

In meinem Buch *Earl Mindell's Food as Medicine* (liegt noch nicht in deutschsprachiger Übersetzung vor; Anm. d. Ü.) habe ich über in Weintrauben enthaltene Substanzen geschrieben, die vor Krankheiten schützen. Damals, als das Buch entstand, hatten japanische Wissenschaftler in Weintrauben gerade eine Substanz namens Resveratrol entdeckt, die die Früchte vor Pilzinfektionen schützt. Die Substanz senkte den Cholesterinspiegel bei Ratten und vieles sprach dafür, daß das auch beim

Menschen der Fall sein würde. Seither sind Wissenschaftler der Universität Illinois unter der Leitung von Dr. John Pezzuto auf neue interessante Erkenntnisse über Resveratrol gestoßen. Studien haben gezeigt, daß diese Substanz in zweifacher Hinsicht vorbeugend gegen Herzerkrankungen wirken kann. Erstens beugt es der Entstehung von Blutgerinnseln vor, die einen Herzinfarkt oder Schlaganfall auslösen können. Zweitens ist Resveratrol am Cholesterinstoffwechsel beteiligt und kann möglicherweise die Bildung von gefäßverengenden Ablagerungen verhindern.

Noch interessanter aber ist das Potential von Resveratrol im Kampf gegen Krebs. In einer Studie bekamen Mäuse mit Hautkrebs Resveratrol-Ergänzungsmittel. Nach 18 Wochen hatten die Mäuse, die Resveratrol erhalten hatten, 98 Prozent weniger Hauttumoren als die Mäuse, denen das Ergänzungsmittel nicht verabreicht worden war. In Studien an menschlichen Leukämiezellen hemmte Resveratrol die Bildung krankhafter Zellen. Noch wichtiger aber: Es konnte bösartige Zellen in den Normalzustand zurückverwandeln.

Bis vor kurzem konnten wir uns die günstigen Eigenschaften von Resveratrol nur durch Trinken von Wein oder Traubensaft zunutze machen. Jetzt ist Resveratrol erstmals als Ergänzungsmittel erhältlich.

Möglicher Nutzen von Resveratrol:

- senkt das Risiko von Herzerkrankungen
- hemmt die Bildung kanzerogener Tumore

Die richtige Dosis:

Nehmen Sie täglich eine 1000-µg-Kapsel ein.

Rinderknorpel

Fakten

Vor mehr als zwei Jahrzehnten berichtete John Prudden, M.D., Med.Sci.D., damals Associate Professor für klinische Chirurgie am Columbia Presbyterian Medical Center, Tracheenknorpel vom Rind beschleunige nicht nur die Wundheilung, sondern könne auch eine Zurückbildung von Brusttumoren bewirken. Diese Entdeckung veranlaßte Dr. Prudden, zahlreiche weitere Studien über Rinderknorpel durchzuführen. Dank seiner und der Arbeit seiner Nachfolger wissen wir heute, daß Rinderknorpel ein hochwirksames Medikament ist. Tatsächlich hat die amerikanische Gesundheitsbehörde FDA dem Mittel vor kurzem einen neuen Forschungsstatus eingeräumt, der es Wissenschaftlern an den Cancer Treatment Centers of America erlaubt, das Mittel bei Patienten zu testen, die weder auf Chemotherapie noch auf Bestrahlung angesprochen haben. Bereits früher durchgeführte Studien über Rinderknorpel innerhalb und außerhalb der USA hoben die positiven Ergebnisse bei vielen Krebspatienten hervor. Dr. Pruddens Studien zufolge wurde mit Rinderknorpel eine Heilung bei Patienten erzielt, bei denen andere Behandlungen wirkungslos geblieben waren. Während Chemotherapie und Bestrahlung ihre Wirkung durch das Abtöten von Krebszellen erzielen und dabei oft gesunde Zellen in Mitleidenschaft ziehen, stimuliert Rinderknorpel das körpereigene Immunsystem, so daß es den Krebs erfolgreich bekämpfen kann. Wenn eine Chemo- oder Strahlentherapie durch die Einnahme von Rinderknorpel ergänzt wird, lassen sich auch einige der Nebenwirkungen dieser Behandlungsformen mildern.

Tracheenknorpel vom Rind stellt auch eine sehr wirkungsvolle Behandlung bei Arthritis dar, einer häufig auftretenden
Erkrankung, die auf eine Zerstörung des Knorpels zurückzuführen ist, jener Schutzkappe, die die Knochen abfedert und
vor Verletzungen schützt. Über die Hälfte aller Menschen
über 65 leiden unter irgendeiner Form vom Arthritis, und viele
von ihnen nehmen nichtsteroidale entzündungshemmende
Mittel (NSAIDs) gegen die Schmerzen ein. Leider ist die Wirkung dieser Mittel von kurzer Dauer, und selbst wenn sie
anschlagen, können sie schwere Nebenwirkungen wie blutende Magengeschwüre verursachen. Rinderknorpel kann für
viele Menschen eine unbedenkliche Alternative zu NSAIDs
sein. Viele Wissenschaftler berichten, daß Tracheenknorpel
vom Rind die für Arthritis typischen Schmerzen und Entzündungen lindern kann. Vor allem aber: Das Medikament ist frei
von Nebenwirkungen und nicht toxisch.

Möglicher Nutzen von Rinderknorpel:

- eignet sich in der Krebsbehandlung zur Begleitung her-
  kömmlicher Therapien oder allein
- lindert Arthritisbeschwerden

Die richtige Dosis:

Nehmen Sie täglich bis zu drei 750-mg-Kapseln ein.

Persönliche Empfehlung

Wenn Rinderknorpel allein Ihre arthritischen Beschwerden nicht lindert, sollten Sie es versuchsweise zusammen
mit 500 mg Haifischknorpel einnehmen.

Rosmarin
(*Rosmarinus officinalis*)

Fakten

Seit Jahrhunderten eilt Rosmarin der Ruf voraus, das Erinnerungsvermögen zu unterstützen. Es ist gut möglich, daß Rosmarin in Kürze auch als Hoffnungsträger bei der Krebsbehandlung gelten wird. Im Mai 1996 veröffentlichte das *Journal of Nutrition* die »Rosmarin-Studie«, ein faszinierendes Forschungsprojekt der Penn State University, wonach das Kraut das Krebsrisiko bei Ratten, die ein starkes Karzinogen erhalten hatten, erheblich reduzieren konnte. In einem Experiment setzten Wissenschaftler dem Futter von Laborratten zwei Wochen lang ein Prozent Rosmarin zu, wobei sie jene getrockneten Nadeln verwendeten, die in jedem Supermarkt zu haben sind. Danach erhielten die mit Rosmarin gefütterten Ratten ein bekanntes Karzinogen, das sich an Brustzellen bindet, die DNA schädigen und dadurch krebsfördernd wirken kann. Der Studie zufolge war die Wahrscheinlichkeit, daß sich das krebsauslösende Mittel an die Brustzellen band, bei den mit Rosmarin gefütterten Ratten wesentlich geringer, als bei der Vergleichsgruppe – ein klarer Hinweis darauf, daß Rosmarin die Anfangsstadien der Tumorbildung verhindern kann.

Neue wissenschaftliche Nachweise belegen darüber hinaus den altbekannten Ruf des Rosmarin als gedächtnisstärkendes Mittel. Studien zeigen, daß Rosmarin Acetylcholinesterase-Hemmer enthält, Substanzen, die die Aufspaltung von Acetylcholin blockieren, einem Neurotransmitter, der die Gehirnleistung beeinflußt. Ein niedriger Acetylcholin-Spiegel wurde mit dem normalen altersbedingten Nachlassen des Gedächtnisses sowie der Alzheimerkrankheit in Verbindung gebracht. Zur Zeit werden Studien an Alzheimer-Patienten durchgeführt, um festzustellen, ob die Anwendung von Rosmarinöl im Badewasser oder das Einreiben der Haut das Fortschreiten der Krankheit verlangsamen oder sogar aufhalten kann.

Möglicher Nutzen von Rosmarin:

- verhindert möglicherweise, daß gesunde Zellen kanzerogen werden
- beugt dem Nachlassen des Gedächtnisses vor

Die richtige Dosis:

Nehmen Sie täglich bis zu zwei 500-mg-Kapseln ein.

Rotwein-Polyphenole

Fakten

Man nennt es das französische Paradoxon. Obwohl die Franzosen in Käse und Gänseleberpastete schwelgen, an Rahmsauce nicht sparen, andere fettreiche Nahrungsmittel in Hülle und Fülle verzehren und rauchen wie die Schlote, gehört Frankreich im internationalen Vergleich zu den Ländern mit der niedrigsten Rate an Herzkrankheiten. Einige Wissenschaftler vermuten, daß die Franzosen ihre gute Gesundheit möglicherweise der Gewohnheit verdanken, zu ihren Mahlzeiten ein oder zwei Gläsern Wein zu genießen. Wein, vor allem Rotwein, enthält reichlich Polyphenole, hochwirksame Antioxidantien, die vor Herzkrankheiten schützen, indem sie die Oxidation des »schlechten« LDL-Cholesterins blockieren. Wenn LDL oxidiert oder sauer wird, kann es die Entstehung von Ablagerungen in den Arterienwänden fördern, die die Blut- und Sauerstoffversorgung blockieren. Zahlreiche Studien haben gezeigt, daß Rotwein-Polyphenole die Gerinnung des Blutes verlangsamen können. Das ist wichtig, denn Herzinfarkte und Schlaganfälle werden häufig durch Blutgerinnsel ausgelöst.

Es gibt aber noch mehr Gutes über Rotwein-Polyphenole zu berichten: Wissenschaftler der University of California in Davis berichteten kürzlich, daß sie die Bildung von Tumoren bei Labormäusen verlangsamten. Die Labormäuse waren mit den gleichen Krebsarten infiziert worden, die auch beim Menschen auftreten.

Trotz dieser ermutigenden neuen Erkenntnisse über Rotwein-Polyphenole hat das Trinken von Wein seine Nachteile, zumindest, wenn Sie ihn täglich genießen. Erstens macht Wein dick: ein Achtel Wein enthält etwa 100 Kalorien. Wenn Sie täglich zwei Gläser Wein trinken, nehmen Sie jede Woche 1400 zusätzliche Kalorien zu sich – auf das Jahr umgerechnet bedeutet das eine Gewichtszunahme von fast fünf Kilogramm. Zweitens verursacht Rotwein bei manchen Menschen Kopfschmerzen, besonders wenn sie zu Migräne neigen. Drittens kann zuviel Alkohol schwere Leberschäden verursachen. Schließlich – und das ist der wichtigste Punkt – haben viele Menschen Probleme mit Alkoholabhängigkeit und dürfen deshalb keinen Wein trinken. Diese Nachteile bedeuten aber nicht, daß Sie auf seinen gesundheitlichen Nutzen verzichten müssen. Die gleichen Polyphenole, die im Rotwein enthalten sind, werden jetzt auch in Kapselform angeboten. Für diejenigen, die Wein nie (oder so wie ich nur gelegentlich) trinken, bieten diese Kapseln eine hervorragende Möglichkeit, in den Genuß von Polyphenolen zu kommen, ohne überflüssige Kalorien aufzunehmen oder einen schweren Kopf zu bekommen.

Möglicher Nutzen von Rotwein-Polyphenolen:

- unterstützen durch ihre antioxidativen Aktivitäten die Vorbeugung gegen Herzkrankheiten
- können vor Krebs schützen

Die richtige Dosis:

Nehmen Sie täglich zwei 30-mg-Kapseln ein.

Rutin

Fakten

Rutin gehört zur Gruppe der Bioflavonoide, die Obst und Gemüse Farbe und Geschmack verleihen, darüber hinaus aber noch vieles mehr leisten. Bioflavonoide entwickeln ihre Stärke im wechselseitigen Zusammenspiel, und so überrascht es nicht, wenn Rutin-Ergänzungsmittel oft andere Bioflavonoide wie Quercetin und Hesperidin enthalten. Bioflavonoide im allgemeinen und Rutin im besonderen können die Kapillaren, jene winzigen Blutgefäße, stärken. Rutin ist für die richtige Absorption und Aufnahme von Vitamin C von entscheidender Wichtigkeit und schützt zusammen mit Vitamin C das Kollagen, jenes Gewebe unter der Haut, das die Epidermis, die äußere Zellschicht, stützt.

Rutin wird vor allem zur Behandlung von Allergien eingesetzt. Studien zeigen, daß Rutin die Freisetzung von Histamin verlangsamen kann, einer chemischen Substanz, die allergische Reaktionen wie eine verstopfte Nase auslöst. In Präparaten zur Linderung von Heuschnupfen und Asthma ist denn auch sehr häufig Rutin enthalten.

Wegen seiner Fähigkeit, die Kapillaren zu stärken, kann Rutin auch ein wirksames Mittel gegen Blutergüsse, Krampfadern (die durch eine Schwäche der Blutgefäße hervorgerufen werden) und Hämorrhoiden (eine Entzündung der Venen in After und Mastdarm) sein. Wie andere Flavonoide wirkt Rutin entzündungshemmend und zeigt darüber hinaus antivirale, antimikrobielle und antikarzinogene Aktivitäten. Eines ist sicher: Je eingehender wir Rutin erforschen, desto mehr potentielle Anwendungsgebiete werden sich uns erschließen.

Möglicher Nutzen von Rutin:

- lindert Allergien
- trägt zur Linderung von Blutergüssen und blauen Flecken auf der Haut bei

Die richtige Dosis:

Nehmen Sie täglich bis zu drei 100- bis 500-mg-Tabletten mindestens $\frac{1}{2}$ Stunde vor dem Essen ein.

S-Adenosyl-Methionin (SAM)

(*Hinweis:* S-Adenosyl-Methionin ist vorwiegend in den USA erhältlich.)

Fakten

Seit einigen Jahren widmet sich die Wissenschaft jenen körperlichen Veränderungen, die wir seit langem mit dem normalen Alterungsprozeß verbinden. Ihre Aufmerksamkeit gilt insbesondere dem altersbedingten Absinken der Produktion von Schlüsselhormonen wie Östrogen, DHEA oder Testosteron sowie wichtiger Antioxidantien, die der Körper zum Schutz gegen freie Radikale produziert. Um entstandene Verluste auszugleichen, nehmen viele Menschen Hormone und Antioxidantien ein und hoffen, damit die Schutzwirkung der jüngeren Jahre zurückzuerhalten. Heute argumentieren immer mehr Wissenschaftler, daß wir mit zunehmendem Alter zusätzlich einen Ausgleich für eine weitere Gruppe von Substanzen schaffen müssen: Methylgruppen.

Methylgruppen fördern die Methylierung, einen Prozeß, bei dem die möglicherweise gefährliche Aminosäure Homocystein in die gesundheitsförderliche Substanz Methionin umgewandelt wird. In jeder Altersgruppe läßt ein hoher Homocystein-Spiegel im Blut auf ein erhöhtes Risiko für Herzerkrankungen, Krebs, Depressionen, Arthritis, Geburtsfehler und andere Krankheiten schließen. Nur eine Handvoll von Substanzen können die Methylierung fördern. Zu ihnen gehören die B-Vitamine Folsäure und Vitamin B_{12} sowie Trimethylglycin (TMG). Zu den positiven Nebenwirkungen der Methylierung zählt die Erhöhung des SAM-Spiegels, eines Methionin-Metaboliten, der ebenfalls mit dem Alter sinkt. SAM ist eine wesentliche Voraussetzung für die Synthese von Melatonin, dem Hormon gegen Alterserscheinungen, das die Schlaf-Wach-Zyklen steuert. Es schützt darüber hinaus die DNA vor krebsauslösenden Mutationen, beugt Schädigungen des peripheren Nervensystems durch Sauerstoffmangel vor und spielt möglicherweise eine Rolle bei der Deaktivierung des schädlichen Homocystein.

Als ob das noch nicht genug wäre, SAM einen Platz unter den Top 100 der Ergänzungsmittel zu sichern, gilt es darüber hinaus auch als hochwirksames Antidepressivum, das ebenso gut wirkt wie viele verschreibungspflichtige Medikamente, ohne deren unangenehme und potentiell gefährliche Nebenwirkungen zu verursachen. In einer im *American Journal of Psychiatry* veröffentlichten Studie wurden 15 Patienten, die unter schweren Depressionen litten, drei Wochen lang mit SAM behandelt. Auf der Basis der üblichen psychiatrischen Evaluationsverfahren besserte sich ihr Zustand um 50 Prozent.

Schließlich ist SAM dabei, sich einen Namen als ausgezeichnetes Mittel gegen Osteoarthritis-Schmerzen und -Beschwerden zu machen, und ist als Entzündungshemmer ebenso wirksam wie Ibuprofen. In einer zweijährigen Studie, die in Deutschland durchgeführt wurde, erhielten 108 Patienten mit Osteoporose des Knies, der Hüfte und der Wirbelsäule täglich 600 mg SAM. In der zweiten Behandlungswoche stellten die Wissenschaftler eine Besserung der Gelenkschmerzen fest, insbesondere der morgendlichen Steifheit und der Schmerzen im Ruhezustand und bei Bewegungen. Eine kleine Zahl der Patienten verspürte geringfügige Nebenwirkungen, die aber nicht schwer genug waren, um einen Abbruch der Behandlung erforderlich zu machen. Weitere europäische Studien stellen die Hypothese auf, daß SAM möglicherweise gegen die Gelenkschmerzen und Depressionen hilft, die typisch für Weichteilrheumatismus (Fibromyalgie) sind, einer mysteriösen Erkrankung, die durch unspezifische Schmerzen und Beschwerden, Mattigkeit und Kraftlosigkeit charakterisiert ist. Weil Fibromyalgie nicht geheilt werden kann, haben sich viele Patienten natürlichen Heilmitteln zugewandt, zum Beispiel dem Coenzym-Q10 sowie Traubenkern- und Grüntee-Extrakten in Kombinationspräparaten. Wenn Sie unter Fibromyalgie leiden, sollten Sie mit Ihrem Arzt über die Einnahme von SAM sprechen.

Möglicher Nutzen von
S-Adenosyl-Methionin:

- wirkt als natürliches Antidepressivum
- lindert Gelenkschmerzen, wie sie für Arthritiserkrankungen typisch sind
- unterstützt möglicherweise die Behandlung von Altersdemenz

Die richtige Dosis:

Nehmen Sie täglich bis zu drei 500-mg-Kapseln ein.

Sägepalmfrucht
(*Saw Palmetto*)

Fakten

Männer über 50 aufgepaßt: Hier ist ein Nahrungsergänzungsmittel für Sie! Sägepalmfrucht ist *die* Pflanze für die Gesunderhaltung der Prostata – ein Thema, das alle Männer mittleren Alters interessieren sollte. Die Prostata ist eine walnußgroße Drüse, die den Teil der Harnröhre umgibt, der unter der Blase liegt. Um das 40. Lebensjahr herum beginnen hormonelle Veränderungen der Prostata Probleme zu bereiten. Der Spiegel des Hormons Prolactin steigt an und stimuliert die Produktion des Enzyms 5-Alpha-Reductase und damit die Umwandlung von Testosteron in das gefährlichere Dihydrotestosteron. Dihydrotestosteron kann das Wachstum von Prostatagewebe fördern und zu einer gutartigen Vergrößerung der Prostata führen.

Eine Prostatavergrößerung ist zwar nicht lebensbedrohlich,

kann aber mehr als lästig sein: Oft sind damit unangenehme Symptome wie häufiger Harndrang, besonders in der Nacht, und extrem frustrierende Schwierigkeiten beim Urinieren verbunden. Die übliche medikamentöse Behandlung von Prostatavergrößerung kann ebenfalls unangenehme Symptome auslösen: Verlust der Libido, Schwindelgefühle und sogar Depressionen.

Die gute Nachricht lautet, daß Sägepalmfrüchte Prostatavergrößerung unter Kontrolle halten können, so daß die Einnahme von Medikamenten in den meisten Fällen gar nicht nötig ist. Sägepalmfrüchte wurden zuerst von den Indianern Nordamerikas zur Behandlung von Prostataproblemen und Infektionen der Harnwege eingesetzt. Mittlerweile weisen über 20 Studien nach, daß Sägepalmfrüchte tatsächlich die üblichen Symptome einer Prostatavergrößerung lindern können. Wie geschieht das nun? Sägepalmfrüchte packen das Problem sozusagen bei der Wurzel, indem sie bei den hormonellen Veränderungen ansetzen, die das Prostatawachstum stimulieren. Ich empfehle Sägepalmfrüchte allen Männern, die bereits unter einer Prostatavergrößerung leiden oder sie vermeiden möchten.

Da Prostatavergrößerung bei Männern im mittleren Alter sehr häufig auftritt, überrascht es nicht, daß in den Regalen von Naturkostläden Dutzende neuer Produkte auftauchen, die Sägepalmfrüchte kombiniert mit anderen pflanzlichen Inhaltsstoffen, Vitaminen und Mineralien enthalten. Halten Sie nach solchen Ausschau, die außer Sägepalmfrüchten Brennesseln (ein ausgezeichnetes natürliches Diuretikum), das Mineral Zink, das in der Prostata in hohen Konzentrationen vorkommt, und Pygeum enthalten, eine weitere Heilpflanze, die zur Linderung von Prostatasymptomen beiträgt.

Möglicher Nutzen von Sägepalmfrucht:

• lindert die Symptome einer Prostatavergrößerung
• erhält die Prostata gesund

Die richtige Dosis:

Nehmen Sie täglich bis zu drei 500-mg-Kapseln ein.

Seegurke

Fakten

Die Entstehungsgeschichte der Seegurken reicht so weit in die Frühzeit der Evolution zurück, daß es schwer zu sagen ist, ob sie zur Flora oder Fauna gehören. Trotz ihres Namens und ihres pflanzenähnlichen Aussehens sind Seegurken lebende atmende Organismen, die die Ozeane dieser Welt bewohnen.

Seit Jahrhunderten werden sie in Asien als Nahrungsmittel und für medizinische Zwecke verwendet. Seit einiger Zeit erfreut sich ein Ergänzungsmittel, das aus gezüchteten Seegurken an der Küste von Maine hergestellt wird, wachsender Beliebtheit bei der Behandlung von Arthritis. Pete Collin von Coastside Bio Resources in Stonington, Maine, zufolge ähneln die Körperwände von Seegurken in ihrem Aufbau dem menschlichen Knorpel. Seegurke ist eine ausgezeichneter Lieferant für Glukosamin (siehe dort) und Chondroitinsulfat – beides wichtige Bausteine des Knorpels, jenes Gewebes also, das Erschütterungen auffängt und die Knochen schützt. Knorpelverschleiß führt zu einem Aneinanderreiben der Knochen und damit zu den für Arthritis typischen Schmerzen und Entzündungen.

Zusätzlich zu den beiden genannten Substanzen enthält Seegurke eine weitere, erst kürzlich entdeckte Substanz, die Laborberichten zufolge noch stärker entzündungshemmend wirkt als Hydrocortison. Letzterer ist zwar ein hochwirksamer Entzündungshemmer und Schmerzstiller, kann aber mit schwerwiegenden Nebenwirkungen verbunden sein. Insbesondere kann Hydrocortison den Blutdruck und den Cholesterinspiegel erhöhen, die Knochen schädigen, die Haut dünner machen und das Immunsystem schwächen. Viele informelle Berichte bestätigen, daß Seegurke die mit Arthritiskrankheiten verbundenen Schmerzen und Steifheitsgefühle und andere gesundheitliche Probleme mit Knochen und Gelenken lindern kann – ohne daß die mit Hydrocortison verbundenen Nebenwirkungen auftreten. Sportler setzen Seegurke ein, um die Heilung von Knorpelverletzungen zu fördern, die zu den normalen Verschleißerscheinungen eines aktiven Lebensstils gehören.

Nicht nur Menschen, sondern auch alt gewordene Tiere können Arthritis bekommen. Auch ihnen kann mit Seegurke geholfen werden.

Möglicher Nutzen von Seegurke:

- lindert Arthritissymptome
- fördert die Heilung von Sportverletzungen

Die richtige Dosis:

Nehmen Sie täglich bis zu sechs 600-mg-Kapseln zusammen mit den Mahlzeiten ein.

Silizium

Fakten

Möglicherweise denken Sie bei dem Wort *Silizium* an Computerchips, ohne zu wissen, daß dieses Mineral auch für Ihren Körper unverzichtbar ist. Heilpraktiker empfehlen Menschen mit stumpfem, leblosem Haar und rissigen, trockenen Nägeln seit langem die Einnahme von Schachtelhalm, einer Pflanze, die reich an Silizium ist. Silizium wird heute als eigenständiges Nahrungsergänzungsmittel vermarktet; es ist wichtig für die Gesunderhaltung der Knochen, des Bindegewebes (zum Beispiel der Sehnen, die Knochen und Gelenke verbinden) und des Kollagens (des strukturellen Unterbaus der Haut).

Silizium kann auch zur Erhaltung elastischer, kräftiger Blutgefäße beitragen und dadurch den Blutfluß durch den Körper fördern. Viele Sportler und Bodybuilder nehmen Silizium-Ergänzungsmittel ein, um Verletzungen des Bindegewebes vorzubeugen bzw. den Heilungsprozeß nach Verletzungen zu beschleunigen.

Manche Heilpraktiker setzen den Wirkstoff zur Vorbeugung von Haarausfall ein, obwohl es keinen wissenschaftlichen Nachweis gibt, der diese These bestätigen würde. Weil Silizium die Absorption von Kalzium unterstützt, wird es auch als Mittel zur Osteoporose-Behandlung erforscht. Der Silizium-Spiegel sinkt mit zunehmendem Alter ab, und Bindegewebsschwäche und Falten können die Folge sein. Informellen Berichten zufolge kann Silizium bei Nagelproblemen wie abblätternden Nägeln oder weißen Flecken helfen. Einige Untersuchungen haben gezeigt, daß Silizium auch das Immunsystem stärken und insbesondere die Zahl der Immunzellen erhöhen kann, die Giftstoffe und Infektionen bekämpfen.

Möglicher Nutzen von Silizium:

- verbessert die Aufnahme von Kalzium, stärkt die Knochen
- schützt das Bindegewebe
- verbessert das Aussehen von Haar und Nägeln

Die richtige Dosis:

Nehmen Sie bis zu drei 500-mg-Kapseln oder -Tabletten bis zu 3mal täglich ein.

Silymarin

Fakten

Das Ergänzungsmittel Silymarin enthält die drei Bioflavonoide Silybin, Silydianin und Silychristin, die aus der Mariendistel gewonnen werden. Von alters her ist die Mariendistel eine Pflanze gewesen, die bevorzugt zur Behandlung von Lebererkrankungen eingesetzt wurde. Die moderne medizinische Forschung hat bestätigt, daß Silymarin die Leberfunktion tatsächlich stärkt.

Die Leber, eines der am stärksten beanspruchten Organe im Körper, macht die Giftstoffe unschädlich, die in den Blutstrom gelangen: zum Beispiel Nikotin, Alkohol, chemische Substanzen, Drogen und Schadstoffe. Der Kontakt mit Chemikalien, Infektionen und Giftstoffen kann die Bildung freier Radikale fördern, die Oxidationsschäden an den Leberzellen verursachen können. Silymarin ist ein Antioxidans, das nicht nur das zerstörerische Werk freier Radikale blockieren, sondern darüber hinaus auch den Gehalt von zwei extrem wichtigen körpereigenen Antioxidantien, Glutathion und Superoxid-Dismutase, erhöhen kann.

Darüber hinaus vermag es auch zur Regeneration geschädigter oder verletzter Leberzellen beizutragen. Heilpraktiker setzen Silymarin bei der Behandlung vieler Leberprobleme ein, zum Beispiel bei Schäden, die durch übermäßigen Alkoholgenuß hervorgerufen wurden, Gelbsucht, Hepatitis und sogar lebensbedrohenden Pilzvergiftungen. In Tierversuchen wurde nachgewiesen, daß die Einnahme von Silymarin innerhalb von 24 Stunden nach einer Amanita-Pilzvergiftung schwere, möglicherweise tödliche Leberschäden zu vermeiden hilft.

Vor allem in Europa wurden zahlreiche klinische Studien mit Silymarin an menschlichen Patienten durchgeführt. Die erfolgreichsten unter ihnen widmeten sich Patienten mit Leberzirrhose, die auf übermäßigen Alkoholgenuß zurückzuführen war. In einer solchen Studie überlebten Patienten mit Leberzirrhose, die Silymarin erhielten, länger als andere, die lediglich ein Placebo erhalten hatten. Deutsche Wissenschaftler erforschen derzeit die Anwendung von Silymarin in Kombination mit anderen Medikamenten bei Patienten mit Virenhepatitis. Die ersten Ergebnisse sind recht vielversprechend und zeigen, daß Silymarin zur Linderung von Symptomen wie Mattigkeit, Appetitlosigkeit und Bauchschmerzen beitragen kann.

Um die Jahrhundertwende setzte eine Gruppe von Ärzten Mariendistel zur Behandlung von Schuppenflechte (Psoriasis) ein, einer Hauterkrankung, die sich verschlimmern kann, wenn sich bei schleppender Lebertätigkeit Giftstoffe im Blut bilden.

Es wäre allerdings verfehlt zu glauben, Silymarin empfehle sich nur für Patienten mit spezifischen Leberproblemen. Ich glaube, daß es gerade für Menschen besonders hilfreich sein kann, die beruflich mit Schadstoffen in Berührung kommen, zum Beispiel solche, die in der Nähe von Chemiefabriken oder in einem Schönheitssalon arbeiten oder in einer Gegend mit hoher Umweltbelastung leben.

Möglicher Nutzen von Silymarin:

- schützt die Leber vor Schädigungen durch freie Radikale
- ist möglicherweise ein nützliches Mittel bei Hepatitis und Leberzirrhose
- kann die Leberfunktion insgesamt verbessern

Die richtige Dosis:

Nehmen Sie täglich bis zu drei 500-mg-Tabletten oder -Kapseln ein.

Soja-Konzentrat

Fakten

Kürzlich habe ich in den Abendnachrichten einen Sonderbericht über einen großen Durchbruch auf dem Gebiet der Medizin angeschaut: Einer aktuellen Studie zufolge kann eine sojareiche Ernährung das Brustkrebsrisiko und möglicherweise sogar das Risiko von Prostatakrebs verringern. Ich dachte bei mir: »Hey Leute, wo seid ihr gewesen? Das sage ich doch seit Jahren!« Der beste Beweis dafür ist mein Buch *Earl Mindell's Soy Miracle* (Fireside, 1995; liegt nicht in deutschsprachiger Übersetzung vor; Anm. d. Ü.), in dem ich ein Loblied auf Soja als ein wirksames Mittel zur Krebsbekämpfung singe. In Japan und anderen Ländern, in denen die Menschen regelmäßig Soja in Form von Sojamilch, Tofu, Miso und Tempeh essen, ist das Risiko, an Brust- oder Prostatakrebs zu sterben, verschwindend gering im Vergleich zu Ländern wie den USA, wo Soja nicht zur alltäglichen Ernährung gehört.

Während Japaner täglich im Durchschnitt 80 bis 100 Gramm

Soja zu sich nehmen, essen Amerikaner überhaupt kein Soja. Traurigerweise ist die Wahrscheinlichkeit für eine Amerikanerin, an Brustkrebs zu sterben, viermal so hoch wie für eine Japanerin; für amerikanische Männer das Risiko, an Prostatakrebs zu sterben, fünfmal so hoch wie für japanische Männer. Früher glaubte man, die unterschiedliche Krebsrate der beiden Länder sei genetisch bedingt; das erklärt aber nicht, warum sich bei Japanern, die in die Vereinigten Staaten ausgewandert waren, die Krebssterblichkeit innerhalb einer Generation an die der übrigen amerikanischen Bevölkerung anglich. Weitere Studien zeigten, daß Japaner nach einer Übersiedlung in die USA schnell die amerikanische Art zu essen übernahmen, und traditionelle Sojagerichte in Vergessenheit gerieten.

Mittlerweile ist wissenschaftlich erwiesen, daß Sojabohnen eine Fülle an antikanzerogenen Stoffen enthalten, von denen jeder einzigartige Eigenschaften besitzt. So kann eine der Substanzen, Genistein, die Ausbreitung bösartiger Tumore blockieren, indem sie das Wachstum neuer Blutgefäße verhindert, die die Krebszellen nähren. Reagenzglas-Studien zeigen, daß Genistein besonders wirksam das Wachstum von Prostata- und Brustkrebszellen verhindert. Tatsächlich wird Genistein heute experimentell zur Behandlung beider Krebsformen eingesetzt. Soja enthält darüber hinaus Isoflavone – schwache, östrogenartige Substanzen, die die Wirkung des stärkeren körpereigenen Östrogen und Testosteron dämpfen. Es gibt keinen Hinweis darauf, daß Östrogen und Testosteron Krebs verursachen, sie können aber das Wachstum von vorhandenen Brust- und Prostatatumoren auslösen. Daidzein, ein in Soja enthaltenes Isoflavon, ist möglicherweise besonders gut dazu geeignet, bei Frauen die Wirkung starker Östrogene unter Kontrolle zu halten, die das Wachstum von Brustkrebszellen anregen könnten. Soja ist darüber hinaus reich an

Pflanzensäure, einem wirksamen Antioxidans, sowie an Protease-Hemmern, Substanzen, die die Aktivitäten von tumorfördernden Enzymen blockieren. Mit jedem Bissen Soja, den Sie zu sich nehmen, vergrößern Sie also Ihr Waffenarsenal im Kampf gegen Krebs.

Es gibt jedoch noch einen anderen guten Grund für Sie, mehr Soja zu essen: Es kann vor Herzerkrankungen schützen. Dr. James W. Anderson, von der Universität Kentucky, analysierte 38 medizinische Studien und folgerte daraus, daß der tägliche Verzehr von 47 Gramm Soja den Cholesterin- und Triglyzeridgehalt im Blut signifikant senken kann. Obwohl ich selbst mich sehr ausführlich zum Thema Krebs äußere, dürfen wir nicht vergessen, daß Herzerkrankungen immer noch die Todesursache Nr. 1 in den Vereinigten Staaten sind – eine Tatsache, die uns allen zu denken geben muß.

Vor einiger Zeit haben Frauen in den mittleren Jahren festgestellt, daß das in Soja enthaltene pflanzliche Östrogen bei der Linderung von Wechseljahresbeschwerden wie Hitzewallungen, Reizbarkeit und Scheidentrockenheit helfen kann. In einer australischen Studie erhielten 58 Frauen in den Wechseljahren, die mindestens vierzehnmal pro Woche Hitzewallungen hatten, täglich 45 Gramm Sojamehl, das in Backwaren verarbeitet war. Nach sechs Wochen berichteten diese Frauen, daß die Beschwerden um 40 Prozent zurückgegangen waren.

Trotz der positiven Berichte über Sojanahrung in den Medien, nehmen nur wenige Amerikaner ausreichend Soja zu sich. Ich selbst mag Soja sehr gern und trinke täglich einen Sojamilch-Shake oder esse etwas Tofu, aber ich verstehe, daß Soja vielen Amerikanern einfach nicht schmeckt. Für sie ist es gut zu wissen, daß wir heute alle Vorteile des Soja auch in Pillen- oder Pulverform bekommen können. Naturkostläden bieten eine neue Generation standardisierter Sojakonzentrat-

Ergänzungsmittel an, in denen Genistein, Daidzein, Isoflavone und andere wichtige krebsbekämpfende Substanzen enthalten sind. Sojasprossenkonzentrat ist ein besonders guter Lieferant dieser wichtigen Phytoöstrogene.

Möglicher Nutzen von Soja-Konzentrat:

- kann Brust- und Prostatakrebs und möglicherweise auch anderen Krebsarten vorbeugen
- senkt einen erhöhten Cholesterin- und Triglyzeridspiegel
- lindert möglicherweise Wechseljahresbeschwerden

Die richtige Dosis:

Trinken Sie täglich einen Sojaprotein-Shake. Achten Sie darauf, daß er Genistein und Daidzein enthält.

Nehmen Sie täglich 2 Tabletten ein. Das Sojakonzentrat sollte Genistein und Daidzein enthalten. (Normalerweise enthält eine Tablette 10 mg Genistein und Daidzein sowie andere Isoflavone.)

Persönliche Empfehlung

Ich selbst nehme eine Kombinationspräparat aus Soja-Isoflavonen (Daidzein und Genistein) plus Kalzium, Magnesium, Vitamin D und Bor zur Osteoporose-Vorbeugung ein. Die Mischung ist auch zur Linderung von Wechseljahresbeschwerden ausgezeichnet geeignet.

Suma

(*Hinweis:* Suma ist vorwiegend in den USA erhältlich.)

Fakten

Suma, das auch unter dem Namen »para todo«, das heißt »für alles«, bekannt ist, ist die getrocknete Wurzel der Pfaffia paniculata, einer Pflanze, die im brasilianischen Regenwald wächst. Obwohl Suma seit über einem Jahrzehnt in den USA angewendet wird, beginnt es sich erst jetzt wirklich durchzusetzen und wird immer häufiger in Kombinationspräparaten zur Stärkung der Ausdauer, der Energie und des Immunsystems verwendet. Suma wird nicht so sehr bei spezifischen Gesundheitsproblemen eingenommen, sondern dient vor allem der Verbesserung des Allgemeinbefindens und der Vitalität. Wie andere stärkende Heilmittel, zum Beispiel Ginseng, gilt Suma als Adaptogen – als Pflanze also, die einen gelasseneren Umgang mit Streß bewirkt, gegen Infektionen abhärtet und dafür sorgt, daß wir körperlich in Topform bleiben. Japanische Wissenschaftler führten vergleichende Studien mit Suma und Ginseng durch und fanden heraus, daß sich die beiden Pflanzen in Struktur und Funktion so ähnlich sind, daß sie Suma mit dem Spitznamen »brasilianischer Ginseng« belegten.

Suma enthält mehrere biologisch aktive Substanzen, die sich als gesundheitsförderlich erwiesen haben, zum Beispiel Allantoin, welches das Wachstum durch Aktivierung der Proteinsynthese fördert und das Immunsystem stärkt. Wegen seiner anabolen Wirkungsweise (es regt das Wachstum an), wird Suma zur Förderung einer schnellen Heilung von Knochenbrüchen und Wunden eingesetzt. Es enthält darüber hinaus reichlich Germanium (ein weiteres Ergänzungsmittel, das zu den Top 100 zählt), Vitamine, Mineralien und hormonähnliche Substanzen. Bodybuilder und Sportler versprechen sich von Suma ein effizienteres Training und eine schnellere Heilung von Verletzungen.

In Brasilien gilt Suma als ernstzunehmendes Medikament. Es enthält krebsbekämpfende Substanzen namens Pfaffoside, die das Wachstum von Melanomzellen in Kulturen verhindern können, und wurde zur Behandlung verschiedener Krebsarten eingesetzt. Heilpraktiker verschreiben Suma Patienten mit chronischem Erschöpfungssyndrom und anderen Gesundheitsproblemen, die auf ein schwaches Immunsystems zurückzuführen sind.

Die Heilkraft von Suma hat sich durch Mundpropaganda herumgesprochen; es gibt wenige wissenschaftliche Studien, die die ihm zugesprochene Wirkung bestätigen. Dennoch: Die Pflanze wird seit Jahrhunderten von den Bewohnern des Regenwalds verwendet und ist ein wichtiger Teil ihrer traditionellen Medizin.

Möglicher Nutzen von Suma:

• hilft, den Körper in Topform zu halten
• kann die Heilung von Wunden und Knochenbrüchen beschleunigen
• wirkt möglicherweise antikarzinogen
• stärkt das Immunsystem

Die richtige Dosis:

Nehmen Sie täglich bis zu drei 500-mg-Kapseln ein.

Taurin

Fakten

Taurin ist eine nicht-essentielle Aminosäure, d. h. es kann vom Körper selbst synthetisiert werden. Taurin ist reichlich im Gewebe des Herzens, der Skelettmuskeln und des zentralen Nervensystems enthalten. Es wird für die Verdauung von Fetten, die Absorption fettlöslicher Vitamine und die Produktion von Gallensaft benötigt. Vor einiger Zeit hat die Wissenschaft neue interessante Anwendungsmöglichkeiten für Taurin entdeckt, derentwegen es einen Platz unter den Top 100 verdient.

Ein besonders vielversprechendes Anwendungsgebiet für Taurin ist Herzschwäche, eine ernstzunehmende Erkrankung, die sich oft nur schwer behandeln läßt. Herzschwäche bedeutet, daß der Herzmuskel das Blut nicht wirkungsvoll durch den Körper pumpen kann. Läßt die Pumpkraft des Herzmuskels nach, entsteht ein Blutrückstau. Geschwollene Beine und Flüssigkeitsansammlungen in den Lungen können die Folge sein. Wie verschreibungspflichtige Medikamente kann Taurin die Pumpkraft des Herzens erhöhen. In Japan, wo man häufig natürliche Heilmittel wie Coenzym-Q10 zur Behandlung von Herzkrankheiten einsetzt, verordnen Ärzte bei Herzschwäche auch Taurin. Tatsächlich ging es in einer 1992 durchgeführten Studie, an der 17 Patienten mit Herzschwäche beteiligt waren, nach Angaben der behandelnden Ärzte den mit Taurin behandelten Teilnehmern besser als den mit Coenzym-Q10 behandelten. Auch in den USA empfehlen Ärzte, die alternativen Heilmethoden gegenüber aufgeschlossen sind, Taurin zur Vorbeugung einer Herzschwäche. Wenn Sie an einer Herzerkrankung leiden, sollten Sie sich aber auf keinen Fall selbst mit Taurin behandeln, sondern mit einem auf diesem Gebiet erfahrenen Arzt oder Heilpraktiker zusammenarbeiten.

Interessante neue Beweise sprechen dafür, daß Taurin möglicherweise auch gut für die Augen ist. Tierversuche haben gezeigt, daß taurinarm ernährte Tiere Makuladegeneration bekommen, eine Erkrankung der Netzhautmitte, die für die Sehschärfe zuständig ist. Bei über 50jährigen Menschen ist die Makuladegeneration die häufigste Ursache für eine Erblindung. Taurin kann Makuladegeneration verhindern, indem es die Stäbchen und Zäpfchen schützt, jene besonderen Zellen in der Netzhaut des Auges, die für die Sehkraft unverzichtbar sind. Das ist besonders für Diabetiker wichtig, da sie für Makuladegeneration besonders anfällig sind. Obwohl die Ursache für diese Erkrankung nicht bekannt ist, hängt sie wahrscheinlich mit Oxidationsschäden und Schädigungen durch freie Radikale zusammen, die auf die Belastung durch UV-Strahlen zurückzuführen sind. Taurin ist neben Antioxidantien, Zink und Pflanzen wie Heidelbeeren oft in Präparaten zur Stärkung der Sehkraft enthalten.

Möglicher Nutzen von Taurin:

- stärkt die Herzfunktion
- kann Makuladegeneration verhindern

Die richtige Dosis:

Nehmen Sie täglich bis zu drei 500-mg-Kapseln ein.

Tribulus terrestis

(*Hinweis:* Tribulus terrestis ist vorwiegend in den USA erhältlich.)

Fakten

Tribulus terrestis, das auch unter der Bezeichnung Burzeldorn bekannt ist, ist zur Zeit *das* Thema. Eigentlich wird dieses »neue« Ergänzungsmittel, das sprunghaft an Popularität gewinnt, bereits seit über 5000 Jahren als Teil der klassischen chinesischen und indischen Medizin eingesetzt. Woher dann diese plötzliche Beliebtheit? Die Anziehungskraft von Tribulus auf Männer ist schnell erklärt: Es verspricht eine zweifache Leistungssteigerung – im Fitness-Studio und im Schlafzimmer.

In Bodybuilder-Kreisen geht das Gerücht um, Tribulus könne die Testosteronproduktion stimulieren, die den Muskelaufbau und die Fettverbrennung unterstützt. Diese Behauptung stützt sich auf bulgarische Studien, in denen nachgewiesen wurde, daß die Substanz auf natürliche Weise die körpereigene Produktion des luteinisierenden (LH-)Hormons erhöht, das die Testosteronproduktion bei Männern und die Östrogenproduktion bei Frauen anregt. Angeblich verwenden osteuropäische Olympiasportler und -sportlerinnen Tribulus, um optimal für den Wettkampf gerüstet zu sein. Während Anabolika bei den meisten Wettkämpfen nicht zugelassen sind, ist die Einnahme von Tribulus nicht verboten.

Der Anspruch, das Mittel erhöhe die sexuelle Leistungsfähigkeit bei Männern, geht ebenfalls auf bulgarische Studien zurück. Danach berichteten Athleten, die Einnahme von Tribulus hätte ihr sexuelles Verlangen und ihre Potenz erhöht. Darüber hinaus soll es die Fruchtbarkeit und die Spermienproduktion erhöhen. Es gibt viele informelle Berichte, die diese Behauptung stützen, aber ich konnte keine klinischen Studien finden, die sich speziell der Wirkung von Tribulus bei sexuellen Problemen widmen.

Da Tribulus möglicherweise den Östrogenspiegel bei Frauen ansteigen läßt, wird es auch als Behandlung gegen Wechseljahresbeschwerden wie Hitzewallungen und Erschöpfung beworben.

Tribulus-Ergänzungsmittel enthalten oft natürliche Hormone wie DHEA und Androstenedion, einen DHEA-Metaboliten. Weil Tribulus möglicherweise den Testosteronspiegel erhöht, sollten Männer, die Prostatakrebs haben oder hatten, dieses Ergänzungsmittel meiden.

Möglicher Nutzen von Tribulus terrestis:

• unterstützt den Muskelaufbau
• verbessert die sexuelle Leistungsfähigkeit

Die richtige Dosis:

Nehmen Sie bis zu zwei 125-mg-Tabletten auf nüchternen Magen mit einem ganzen Glas Wasser ein.

Trimethylglycin (H3C)

Fakten

Trimethylglycin (H3C) oder Betain ist eine von Natur aus in Gemüse und Fleisch, vor allem in roter Beete, Brokkoli und Spinat enthaltene Substanz. Sie ist ein optimaler Lieferant von Methylgruppen, Molekülen, die aus einem Kohlenstoff-Atom und drei Wasserstoff-Atomen bestehen. In einem Verfahren, das Methylierung genannt wird, deaktivieren Methylgruppen schädliche Substanzen im Körper und wandeln sie in nützliche Substanzen um.

Die körpereigene Aminosäure Homocystein ist eine der möglicherweise schädlichen Substanzen, die von Methylgruppen in Schach gehalten werden. Inzwischen ist Ihnen wahrscheinlich bekannt, daß ein hoher Homocysteinspiegel die Gefahr von Herzerkrankungen erhöhen kann. Nach der Physician's Health Study, die Wissenschaftler in Harvard durchgeführt haben, ist das Risiko, einen Herzinfarkt zu erleiden, bei Männern mit hohem Homocysteinspiegel dreimal so hoch wie bei Männern mit niedrigerem Homocysteinspiegel. Andere Studien bringen ihn mit einem höheren Risiko in Verbindung, an Depressionen, bestimmten Krebsarten und Alzheimerkrankheit zu erkranken oder ein krankes Kind zu gebären. Eines ist klar: Ein hoher Homocysteinspiegel ist eine Bedrohung für Ihre Gesundheit. Glücklicherweise ist es relativ einfach, durch die Einnahme des methylreichen H3C den Homocysteingehalt zu senken. Die Methylgruppen in H3C können schädliche Homocysteine in Methionin umwandeln, eine nützliche Aminosäure.

Auch eine obst- und gemüsereiche Ernährung und der Verzicht auf industriell verarbeitete Nahrungsmittel vermag zu einer Senkung des Homocysteinspiegels beizutragen. Umgekehrt führen Rauchen, der Verzehr großer Mengen gesättigter Fette und die Einnahme der Anti-Baby-Pille zu einer Erhöhung des Homocysteinspiegels.

Mit zunehmendem Alter nimmt die Methylierung im Körper ab, und der Homocysteinspiegel kann steigen. Es ist kein Zufall, daß gleichzeitig das Risiko von Herzerkrankungen, Krebs und anderen Gesundheitsproblemen zunimmt, die mit einem erhöhten Homocysteinspiegel in Verbindung gebracht werden. In meinen früheren Büchern habe ich bereits die Einnahme von Folsäure, einem B-Vitamin, zur Senkung des

Homocysteinspiegels empfohlen. Folsäure ist wie Vitamin B_{12} ein ausgezeichneter Lieferant von Methylgruppen.

Möglicher Nutzen von Trimethylglycin:

- senkt das Risiko von Herzerkrankungen
- beugt bestimmten Krebsarten vor
- schützt vor Alzheimerkrankheit und Depressionen

Die richtige Dosis:

Nehmen Sie drei 100-mg-Tabletten täglich ein.

Persönliche Empfehlung

Es wurde nachgewiesen, daß auch Omega-3-Fettsäuren, die in Fisch und Leinöl enthalten sind, den Homocysteingehalt senken.

Vanadyl-Sulfat

Fakten

Vanadyl-Sulfat ist eine biologisch aktive Form des Vanadium, eines Spurenelements, das die Wirkungsweise des Hormons Insulin imitiert. Insulin wird in speziellen Zellen der Bauchspeicheldrüse produziert und steuert den Stoffwechsel von Kohlenhydraten und Eiweißen, indem es die Nährstoffe in eine Form zerlegt, die von den Zellen zur Energieerzeugung verwendet werden kann. Wenn Sie nicht genügend Insulin produzieren oder unter Insulinresistenz leiden (die Zellen also gegen Insulin unempfindlicher geworden sind), ist Ihr Körper nicht in der Lage, einen normalen Zuckergehalt im Blut aufrechtzuerhalten.

Wegen seiner insulinähnlichen Eigenschaften setzen progressive Alternativmediziner Vanadyl bei der Behandlung von Diabetes ein, einer Krankheit, die durch zu viel Zucker in Blut und Urin charakterisiert ist. Studien zeigen, daß Vanadyl den Zuckergehalt sehr wirkungsvoll normalisiert und Erkrankungen wie Insulinresistenz oder Typ-II-Diabetes reguliert. Letzterer tritt in den USA zunehmend häufiger auf und ist mit einem erhöhten Risiko verbunden, an Übergewicht, Herzkrankheiten, Gallenblasenleiden und anderen Folgeschäden zu erkranken. (Menschen mit Typ-II-Diabetes produzieren genügend Insulin, es wirkt jedoch weniger gut). Wenn Sie unter Diabetes oder einem erhöhten Blutzuckerspiegel leiden, sollten Sie sich jedoch auf keinen Fall selbst mit Vanadyl oder einem anderen Ergänzungsmittel behandeln. In einigen Fällen kann Vanadyl den Blutzuckerspiegel zu schnell senken, was ernsthafte gesundheitliche Probleme zur Folge haben kann. Am besten arbeiten Sie mit einem erfahrenen Arzt zusammen.

Seit einiger Zeit hat sich Vanadyl-Sulfat zu einem der beliebtesten Ergänzungsmittel bei Sportlern und Bodybuildern entwickelt: Sie gehen davon aus, daß jede Substanz, die den Transport von Nährstoffen in die Zellen verbessert, die Energieproduktion im Körper und das Wachstum von Muskelgewebe erhöht. Erfahrene Bodybuilder schwören, ein oder zwei Wochen nach Beginn der Einnahme von Vanadyl-Sulfat einen echten Unterschied in der Größe und Stärke ihrer Muskeln zu sehen und zu fühlen. Bisher gibt es keine seriösen Studien, die diese Behauptung unterstützen, aber ich habe solche Geschichten von so vielen Leuten gehört, daß sie meiner Meinung nach Beachtung verdienen. Wenn Vanadyl-Sulfat den Muskelaufbau so gut unterstützt, wie Bodybuilder behaupten, so könnte es auch für sehr kranke oder alte Menschen nützlich sein, die an Muskelabbau leiden. Auf jeden Fall sollte dieses interessante Spurenelement weiter erforscht werden.

Möglicher Nutzen von Vanadyl-Sulfat:

- kann zur Regulierung des Blutzuckerspiegels bei Diabetikern beitragen
- unterstützt möglicherweise den Muskelaufbau
- kann die Muskelstärke und den Muskeltonus verbessern

Die richtige Dosis:

Wenn Sie unter Diabetes leiden und Vanadyl-Sulfat ausprobieren möchten, müssen Sie sich an die Anweisungen Ihres Arztes halten. Bis zur Normalisierung des Blutzuckerspiegels ist eine penible Überwachung notwendig.

Bodybuilder nehmen für gewöhnlich 10 mg $\frac{1}{2}$ Stunde vor dem Training ein.

Vorsicht:

Ein hoher Gehalt an Spurenelementen im Blut kann toxisch wirken. Überschreiten Sie auf keinen Fall die empfohlene Dosis.

Persönliche Empfehlung

Es gibt so viele neue und interessante Ergänzungsmittel für Sportler, daß niemand sich den potentiellen Gefahren von Steroiden aussetzen muß! Steroide dämpfen Ihr Immunsystem, schwächen Ihre Knochen, verändern Ihre Persönlichkeit und können zu schweren medizinischen und psychologischen Problemen führen. Nicht jedes Sport-Ergänzungsmittel ist für jeden gleichermaßen geeignet, mit etwas Geduld werden Sie aber sicher das für Sie richtige Mittel herausfinden.

Yohimbe

Fakten

Yohimbe ist derzeit so gefragt, daß es sich nach Aussagen von Naturkostläden-Betreibern verkauft wie die berühmten warmen Semmeln. Kein Wunder: Es gilt als Geheimtip zur Förderung der männlichen Kraft und Potenz. Angeblich stärkt die Pflanze bei Männern das sexuelle Verlangen ebenso wie den Muskelaufbau – eine Aussicht, der nur wenige Männer widerstehen können. Es ist jedoch wichtig zu wissen, daß nicht alles, was man sich über Yohimbe erzählt, auch wirklich stimmt. Bevor Sie es einnehmen, sollten Sie in jedem Fall die Fakten kennen.

Yohimbe ist ein natürlicher Bestandteil der Rinde eines in Westafrika beheimateten Baumes und wird von Naturheilern seit langem als Mittel gegen Impotenz und als Aphrodisiakum eingesetzt. Eine stärkere Version von Yohimbe, Yohimbin-Hydrochlorid ist ein von der amerikanischen Gesundheitsbehörde FDA zugelassenes und nur gegen Rezept erhältliches Mittel gegen Impotenz, also die Unfähigkeit, eine Erektion zu haben. Yohimbin-Hydrochlorid weitet die Blutgefäße und verbessert so den Blutfluß zum Penis. Studien zeigen, daß Yohimbin mindestens bei der Hälfte der Männer, die es einnehmen, zu einer Steigerung der Potenz beitragen kann. Das Problem dabei: Yohimbin-Hydrochlorid führt unter Umständen zu einem plötzlichen und möglicherweise gefährlichen Absinken des Blutdrucks. Menschen, die einen niedrigen Blutdruck haben, unter Herzproblemen leiden oder Antidepressiva einnehmen, sollten es deshalb nicht anwenden. In einigen Fällen kann Yohimbin-Hydrochlorid sogar Angstattacken auslösen, die für guten Sex gewiß nicht förderlich sind.

Die schwächeren Yohimbe-Kräuterpräparate sind rezeptfrei erhältlich. Die Behauptung, Yohimbe-Präparate verbesserten die Sexualfunktion, wird zwar nicht durch wissenschaftliche Studien gestützt; informellen Berichten zufolge soll es angeblich jedoch Wunder bewirken. Viele Kombinationspräparate zur Förderung der sexuellen Leistungskraft bei Männern enthalten neben Ginkgo biloba, Zink und L-Arginin denn auch Yohimbe. Da Yohimbin-Hydrochlorid bei manchen Männern zu ernsten Nebenwirkungen führen kann, lasse ich auch bei Yohimbe Vorsicht walten und empfehle Ihnen, vor der Einnahme mit Ihrem Arzt oder Heilpraktiker zu sprechen.

Was ist von den Behauptungen zu halten, Yohimbe unterstütze Bodybuilder beim Muskelaufbau? Sie basieren auf der falschen Annahme, die Yohimbe zugeschriebene Verbesserung der sexuellen Leistungsfähigkeit müsse auf eine Erhöhung des Testosteronspiegels zurückzuführen sein, jenem wichtigsten männlichen Hormon, das nicht nur das sexuelle Verlangen steuert, sondern auch den Muskelaufbau stimuliert. Es gibt jedoch keinen Beweis dafür, daß Yohimbe sich auf den Hormonspiegel oder den Muskelaufbau auswirkt. Wenn es Ihnen darum geht, Ihre Kraft und Ausdauer zu erhöhen, gibt es bessere Ergänzungsmittel, mit deren Hilfe Sie dieses Ziel erreichen.

Möglicher Nutzen von Yohimbe:

• kann die Libido steigern und die sexuelle Leistungsfähigkeit verbessern

Die richtige Dosis:

Nehmen Sie täglich ein bis drei 500-mg-Kapseln ein. Sprechen Sie mit Ihrem Arzt oder Heilpraktiker, um die für Sie richtige Dosis zu finden.

> ***Vorsicht:***
> Verwenden Sie Yohimbe nur in Absprache mit einem Arzt
> oder Heilpraktiker.

> ***Persönliche Empfehlung***
> Impotenz bei Männern ist in den meisten Fällen auf Arte-
> riosklerose, eine Verhärtung der Arterien, zurückzuführen,
> ren, die den Blutfluß zum Penis behindert. Wer gesund,
> stark und sexuell aktiv bleiben möchte, tut sich deshalb
> den größten Gefallen, wenn er sein Herz-Kreislauf-System
> gesund erhält, auf niedrige Blutfettwerte achtet, ausrei-
> chend Obst und Gemüse ißt und antioxidierende Ergän-
> zungsmittel einnimmt, um Probleme mit Fettablagerungen
> zu vermeiden.

Zeaxanthin

Fakten

Ich habe die Liste der Top 100 mit Alpha-Karotin angeführt,
einem von 500 Karotinoiden, die den Pflanzen ihre Farbe
geben, darüber hinaus aber noch sehr viel mehr leisten. Ich
schließe sie mit Zeaxanthin, einem anderen antioxidativen
Karotinoid, das Schlagzeilen macht, weil es möglicherweise
dazu beiträgt, die Hauptursache für die Erblindung alter
Menschen zu verhindern: Makuladegeneration (Erkrankung
der Netzhautmitte).

    Die Makula ist eine winzige Vertiefung auf der Netzhaut,
die für das Scharfsehen zuständig ist. Schäden an der Makula

können verschwommenes Sehen oder einen dunklen Fleck im Sehfeld verursachen. In letzter Konsequenz kommt es dann möglicherweise zu einem Verlust der Sehschärfe, der Lesen, Autofahren oder Bildschirmarbeit unmöglich macht. Es gibt für Makuladegeneration keine Heilung, in manchen Fällen kann aber eine Operation das Fortschreiten der Erkrankung verlangsamen. Man geht davon aus, daß Schäden durch freie Radikale, die durch UV-Strahlen hervorgerufen werden, ein Mitverursacher, wenn nicht sogar die Hauptursache für Makuladegeneration sind. Tatsächlich haben Studien gezeigt, daß bei Menschen mit Makuladegeneration der Anteil schützender Antioxidantien im Blut unter dem Normalwert liegt.

Die gute Nachricht lautet: Einige Karotinoide scheinen vor Makuladegeneration zu schützen. Nach einer Studie, die 1994 von fünf amerikanischen Augenzentren durchgeführt wurde, hatten Menschen, die Nahrungsmittel mit den höchsten Mengen der beiden Karotinoide Zeaxanthin und Lutein zu sich nahmen, das geringste Risiko, an Makuladegeneration zu erkranken. Zeaxanthin kann möglicherweise die Makula schützen, indem es die Aktivitäten von Peroxiden, Vorstufen freier Radikale, blockiert und so die Zellmembranen vor der Schädigung durch freie Radikale schützt. Das Problem dabei: Zeaxanthin kommt zwar in hoher Konzentration in Brunnenkresse, Mangold, Chicorée und Okra vor, diese Gemüsesorten sind aber zumeist nicht sonderlich beliebt. Wenn Sie diese Gemüse nicht regelmäßig essen, sollten Sie die Einnahme eines Zeaxanthin-haltigen Karotinoid-Ergänzungsmittels in Erwägung ziehen. Alternativ dazu können Sie auch eines der neuen, zur Verbesserung der Sehkraft entwickelten Kombinationspräparate zu sich nehmen, sofern es Zeaxanthin enthält.

Wegen seiner antioxidativen Eigenschaften schützt Zeaxanthin möglicherweise auch vor verschiedenen Krebsarten, die durch die Aktivität freier Radikale ausgelöst werden können. Erste Studien zeigen, daß es das Wachstum von Tumorzellen verlangsamen kann.

Möglicher Nutzen von Zeaxanthin:

* schützt vor Makuladegeneration
* kann krebsvorbeugend wirken

Die richtige Dosis:

Nehmen Sie täglich 30 bis 130 mg in einem Kombinationspräparat ein, das verschiedene Karotinoide oder Antioxidantien enthält.

2
Neues über altbekannte Ergänzungsmittel

Capsaicin-Creme
Ein Mittel gegen Schmerzen im Nacken

Capsaicin-Creme, die ausschließlich äußerlich angewendet wird, wird aus jenem Bestandteil der Chilischoten gewonnen, der dem Gemüse seine charakteristische Schärfe gibt. Die Creme wird unter verschiedenen Namen vertrieben und entwickelt sich zu einem der beliebtesten rezeptfreien Mittel gegen die für Arthritis typischen Gelenkschmerzen. Jüngsten Berichten von Wissenschaftlern am Walter Reed Army Medical Center in Washington, D.C., zufolge hilft Capsaicin-Creme darüber hinaus gegen chronische Nackenbeschwerden. In einer Studie rieben Patienten den chronisch schmerzenden Nacken viermal täglich mit 0,025%iger Capsaicin-Creme ein. Nach fünf Wochen bemerkten die meisten von ihnen eine signifikante Besserung, einige waren sogar völlig schmerzfrei.

Wie funktioniert Capsaicin? Aufgetragen auf die Haut verursacht die Creme ein heißes brennendes Gefühl, das die Nervenzellen stimuliert, den chemischen Stoff Substanz P freizusetzen, der seinerseits Schmerzimpulse auslöst. Sobald die

Substanz P aus den Nervenzellen entleert ist, lassen die
Schmerzen nach. Es kann jedoch mehrere Tage bis zu einer
Woche dauern, bevor die Schmerzen spürbar nachlassen. Das
Auftragen von Capsaicin-Creme erzeugt ein vorübergehendes
Unbehagen, mit dem die meisten, aber nicht alle Patienten gut
zurechtkommen. Wenn in Ihrem Fall die durch Capsaicin-
Creme ausgelösten Schmerzen unerträglich sind, sollten Sie
das Präparat nicht anwenden.

Die richtige Dosis:

Zur Behandlung von arthritischen oder Nackenschmerzen
massieren Sie die betroffenen Bereiche 4mal täglich mit Capsaicin-Creme ein. Beginnen Sie mit der am niedrigsten dosier-
ten Creme (0,025 Prozent). Wenn sich innerhalb einer Woche
keine Wirkung einstellt, versuchen Sie es mit einer höheren
Dosis (0,075 Prozent).

Gamma-Linolensäure (GLA)
Ein altes »neues« Mittel
gegen Arthritis

Seit Jahren empfehle ich Gamma-Linolensäure (GLA), eine
in Borretschöl enthaltene Fettsäure, zur Behandlung von Arthritis. (Linolensäure ähnelt Linolsäure, einer anderen für die
Gesundheit wichtigen essentiellen Fettsäure.) Nun bestätigt
endlich auch eine Studie, die am Medical Center der Universität Massachusetts durchgeführt wurde, daß GLA Arthritisschmerzen und -beschwerden verringern kann, ohne die mit

der Einnahme anderer Schmerzmitteln meistens verbundenen Nebenwirkungen zu verursachen. In der einjährigen Studie, die im November 1996 in der Fachzeitschrift *Arthritis and Rheumatism* vorgestellt wurde, nahmen 56 Frauen und Männer sechs Monate lang GLA-Kapseln (täglich 2,4 Gramm) bzw. ein Placebo zusätzlich zu ihren normalen verschreibungspflichtigen Medikamenten ein. Die Ergebnisse der Studie:

Bei den Teilnehmern, die GLA einnahmen, war die Wahrscheinlichkeit, eine signifikante Besserung der Gelenkschmerzen und Schwellungen zu verspüren, sechsmal so hoch wie bei den Patienten, die das Placebo bekamen; deren Beschwerden hielten unvermindert an oder wurden sogar schlimmer.

In den zweiten sechs Monaten erhielten alle Patienten GLA-Kapseln. Am Jahresende ließen bei der Hälfte der Patienten, die GLA eingenommen hatten, Beschwerden wie Schmerzen und Versteifungen um 50 Prozent nach.

Etwa zwölf Prozent der Teilnehmer konnten nach der Einnahme von GLA die Dosis der verschreibungspflichtigen Medikamente reduzieren.

GLA schlug nicht über Nacht an – es dauerte mehrere Wochen, bis die Patienten eine nennenswerte Schmerzlinderung verspürten – aber bei den meisten Patienten zahlte sich die Geduld aus.

Die richtige Dosis:

Die in dieser Studie verabreichten Dosen waren extrem hoch. Ich bin der Meinung, daß sich auch durch die Einnahme einer niedrigeren Dosis ein gutes Ergebnis erzielen läßt, vor allem, wenn Sie zusätzlich andere pflanzliche Mittel einnehmen. Nehmen Sie bis zu drei 250-mg-Kapseln täglich ein.

Ginkgo biloba
Verbessert den Blutkreislauf – für besseren Sex und ein zuverlässigeres Gedächtnis

Der Ginkgo-Biloba-Baum, dessen Entstehungsgeschichte bis auf die Eiszeit zurückgeht, ist bekannt für seine Langlebigkeit: Es ist nicht ungewöhnlich, daß ein Ginkgo-Baum 1000 Jahre alt wird. Während Ginkgo biloba in den Vereinigten Staaten eine relativ neue Heilpflanze ist, ist sie in Europa das am häufigsten verschriebene Arzneimittel, vor allem gegen Kreislaufprobleme. Jedes System des Körpers – vom Gehirn bis zur Sexualfunktion – hängt von einer ständigen Blutzufuhr ab, die die hungrigen Zellen mit Sauerstoff und Nährstoffen versorgt. Wenn der Blutfluß nicht richtig funktioniert, macht sich das in vielfältiger Weise bemerkbar und wir fühlen uns körperlich und mental erschöpft.

Ginkgo kann diesen Problemen entgegenwirken, indem es für eine ausreichende Blutzufuhr sorgt. Einer 1992 im *British Journal of Clinical Pharmacology* veröffentlichten Studie zufolge konnten 120 bis 160 mg Ginkgo-Biloba-Extrakt pro Tag die Blutversorgung des Gehirns verbessern. Dies trug zu einer Steigerung der Merk- und Konzentrationsfähigkeit von freiwilligen Probanden bei. Ginkgo biloba wurde auch erfolgreich bei der Behandlung sexueller Probleme bei Männern eingesetzt, die auf eine unzureichende Blutversorgung des Penis zurückzuführen waren – einer der Hauptgründe der erektilen Dysfunktion. In einer in der Fachzeitschrift *Urology* veröffentlichten Studie erhielten 50 impotente Männer neun Monate lang 240 mg Ginkgo biloba. Darüber hinaus nahmen einige der Männer Papaverin ein, ein muskelaktivierendes Medikament, das die Erektionsfähigkeit verbessern kann. Den Aussagen der Wissenschaftler zufolge verbesserte das Ginkgo-biloba-Ergänzungsmittel die Erektionsfähigkeit bei beiden Gruppen erheblich, unabhängig davon, ob die Männer zusätzlich Papaverin eingenommen hatten oder nicht.

Bis vor kurzem wußte niemand genau, auf welche Weise Ginkgo die Blutzirkulation beeinflußt. Dr. Lester Packer, Professor am Fachbereich Molekular- und Zellbiologie der University of California in Berkeley, vermutet aber, daß Ginkgo möglicherweise regulierend auf den Stickstoffoxid-Stoffwechsel einwirkt. Stickstoffoxid spielt eine entscheidende Rolle bei der Steuerung vieler Körperfunktionen einschließlich des Kreislaufs. Obwohl Stickstoffoxid unverzichtbar ist, kann ein Zuviel davon gefährlich sein, und wird mit Arteriosklerose (der Verhärtung der Arterien) und anderen Krankheiten in Verbindung gebracht. Die Forschungen von Dr. Packer lassen den Schluß zu, daß Ginkgo dazu beiträgt, den Stickstoffoxidspiegel im sicheren Bereich zu halten. Jeder, der Kreislaufprobleme hat oder sie vermeiden möchte, sollte Ginkgo biloba einnehmen.

Eine Studie in *Radiology and Oncology* stellt die These auf, daß Ginkgo biloba auch bei der Krebstherapie eingesetzt werden kann. In der Studie wurde der Wirkstoff Labormäusen verabreicht, die mit Bestrahlungen gegen Fibrosarkom im Beinmuskel behandelt wurden. Die Mäuse, die Ginkgo erhielten, benötigten zur Zurückbildung des Tumors nur 50 Prozent der Strahlung, die ansonsten notwendig gewesen wäre. Je geringer die benötigte Strahlung ist, desto geringer ist die Wahrscheinlichkeit von Verbrennungen, wie sie bei einer Strahlentherapie häufig auftreten. Um sagen zu können, ob Ginkgo biloba bei Menschen, die sich einer Bestrahlung unterziehen müssen, ähnlich gut wirkt, sind weitere Studien erforderlich;

diese ersten Untersuchungen sind jedoch bereits sehr vielversprechend.

Die richtige Dosis:

Nehmen Sie täglich bis zu drei 60-mg-Kapseln oder -Tabletten
Ginkgo biloba ein.

Ginseng

Fakten

In den Medien wird Ginseng als neues, aufregendes Ergänzungsmittel hochgejubelt, das angeblich wie kein anderes
verjüngt und belebt. Eigentlich aber ist Ginseng, das in Nordamerika und Asien wächst, so alt wie die Geschichte selbst.
Ginseng erlebte in den westlichen Ländern seine erste Be-
liebtheitswelle in den 70er Jahren, als bekannt wurde, daß
russische Sportler es einnahmen, um sich einen Vorteil gegenüber der Konkurrenz zu sichern. Russische Wissenschaftler behaupteten, Ginseng könne die Kraft, Ausdauer und
Konzentrationsfähigkeit stärken – Eigenschaften, wie sie in
Vergleichswettkämpfen benötigt werden. Die Tatsache, daß
russische Sportler in internationalen Wettkämpfen so gut abschnitten – und dabei ihre westlichen Gegner oft regelrecht
abhängten – verstärkte den guten Ruf des Ginseng. Das Interesse daran begann wieder zu schwinden, als neuere High-
Tech-Ergänzungsmittel für Sportler auf den Markt kamen.
Heute dagegen erlebt Ginseng einen zweiten Frühling und
wird vielen Menschen als Mittel gegen das Altern verkauft.
    Ginseng ist eine stärkende Pflanze, die die Gesundheit und
das Wohlbefinden verbessert:

In der Sprache der Pflanzenheilkundler ist Ginseng ein Adaptogen – also ein Ergänzungsmittel, das dem Körper hilft, optimal zu arbeiten und mit Streß besser fertigzuwerden. Bei Tieren kann er das Wachstum von Krebstumoren hemmen. Da Ginseng ein ausgezeichneter Lieferant von Phytoöstrogen ist, nehmen es viele Frauen gegen Wechseljahresbeschwerden wie zum Beispiel Hitzewallungen ein.

Es gibt mehrere unterschiedliche Arten von Ginseng: Panax-Ginseng kommt aus Korea, amerikanischer Ginseng wird in den USA angebaut und sibirischer Ginseng ist botanisch mit Panax-Ginseng verwandt. Die biologisch aktiven Inhaltsstoffe in amerikanischem und asiatischem Ginseng heißen Ginsenoside; die biologisch aktiven Inhaltsstoffe in sibirischem Ginseng heißen Eleutheroside.

Skrupellosen Lieferanten und Herstellern ist es zu verdanken, wenn bis zu zehn Prozent aller als Ginseng verkauften Produkte nichts als schlechte Imitate sind. Der American Botanical Council in Austin, Texas, führte eine dreijährige Studie durch, um die Echtheit von über 400 verschiedenen Ginseng-Produkten zu testen. Die Studie, deren Veröffentlichung beim Entstehen dieses Buches für Sommer 1998 erwartet wurde, wurde von angesehenen Ginsenghändlern in den USA und Kanada unterstützt, denen daran lag, daß die minderwertige Ware schleunigst vom Markt verschwinden sollten. Bis die Ergebnisse der Studie vorliegen, kaufen Sie Ginseng am besten von Firmen, denen Sie vertrauen. Wenn Sie asiatischen oder amerikanischen Ginseng einnehmen, sollten Sie Produkte bevorzugen, die vier bis sieben Prozent Ginsenoside enthalten; bei sibirischem Ginseng kaufen Sie am besten Produkte, in denen bezogen auf das Gesamtgewicht ein Prozent Eleutheroside enthalten sind.

Die richtige Dosis:

Nehmen Sie bis zu sechs 500-mg-Kapseln täglich ein.

Vorsicht:

Vermeiden Sie Produkte, die Ginseng mit dem pflanzlichen Stärkungsmittel Ma Huang (Ephedra) kombinieren; sie können nervös machen. Das gleiche gilt für Koffein: Wenn Sie Ginseng einnehmen, sollten Sie weniger koffeinhaltige Getränke als sonst zu sich nehmen.

Deutsche Studien stellen die Hypothese auf, daß sibirischer Ginseng einen sehr hohen Blutdruck verschlimmern kann, und von den Betroffenen deshalb gemieden werden sollte. Menschen, die unter Schlaflosigkeit leiden, verzichten besser auf amerikanischen und asiatischen Ginseng, der möglicherweise allzu stimulierend wirkt. Sibirischer Ginseng wirkt sanfter und wird oft als Mittel gegen Schlaflosigkeit eingesetzt.

Persönliche Empfehlung

Jeder, der sich für pflanzliche Arzneimittel interessiert, sollte die ausgezeichnete Arbeit des American Botanical Council kennen. Seine Zeitschrift *HerbalGram* ist eine bestechende Informationsquelle zu den neuesten wissenschaftlichen Erkenntnissen über Pflanzen aus der ganzen Welt. (Sie erreichen den American Botanical Council unter der Telefonnummer 512-331-8868.)

Knoblauch

Stoppt das Wachstum von Prostatakrebszellen

Knoblauch ist seit über 4000 Jahren ein beliebtes pflanzliches Arzneimittel und wird sich möglicherweise als *die* Wunderdroge des nächsten Jahrtausends erweisen. Es handelt sich um eine »Breitband«-Pflanze mit zahlreichen Vorzügen. Knoblauch ist ein natürliches Antibiotikum – tatsächlich verließ sich die russische Armee im Zweiten Weltkrieg, als Penizillin rar war, auf die Knolle, um Infektionen bei den Soldaten vorzubeugen. Darüber hinaus kann Knoblauch vor Herzerkrankungen schützen, weil er der Bildung von Blutgerinnseln vorbeugt.

Aber es gibt noch interessantere Neuigkeiten über die Pflanze, die auch als »stinkende Rose« bezeichnet wird. Wissenschaftlern am Memorial Sloan-Kettering Cancer Research Center in New York zufolge kann abgelagerter Knoblauch in Reagenzglas-Studien das Wachstum menschlicher Prostatakrebszellen dramatisch senken. Die Forscher setzten Prostatakrebszellen S-allylmercaptocystein aus, einer Schwefelsubstanz, die nur in abgelagertem (nicht in frischem) Knoblauch vorkommt. Prostatakrebszellen reagieren empfindlich auf das männliche Hormon Testosteron und besonders auf DHT, einen wirkungsvollen Testosteron-Metaboliten, der das Wachstum von Prostatatumoren stimulieren kann. Als die Krebszellen mit abgelagertem Knoblauch in Verbindung gebracht wurden, zerlegten sie Testosteron zwei- bis viermal so schnell wie normal – und zwar ohne daß problematisches DHT erzeugt worden wäre.

Darüber hinaus reduzierte der alte Knoblauch die körpereigene Produktion des prostataspezifischen Antigens

(PSA), welches das Wachstum von Prostatazellen anregen
kann. Ein höherer PSA-Wert als normal (über vier) kann
unter anderem ein Hinweis auf Prostatakrebs sein. Prostatakrebs tritt bei älteren Männern sehr häufig auf, und es gibt
nur wenige wirksame Behandlungsmöglichkeiten. Tatsächlich
besteht die beste Behandlung oft darin, nichts zu tun und
abzuwarten – selbstverständlich unter sorgfältiger ärztlicher
Überwachung. Wenn der Krebs sich nicht ausbreitet, ist möglicherweise nie eine Behandlung erforderlich. Ich bin jedoch
der Meinung, daß es äußerst sinnvoll ist, in der Zeit des auf-
merksamen Abwartens den Lebensstil auf geeignete Weise
zu verändern. Der Verzicht auf fettreiche Nahrungsmittel,
der Verzehr von viel frischem Gemüse und die Ergänzung
des Speiseplans durch Sojaprodukte sind hervorragende
Möglichkeiten, die Gesundheit zu verbessern und den
Prostatakrebs vielleicht sogar daran zu hindern, über das
erste Anfangsstadium hinauszugehen. Eine weitere sinnvolle
Maßnahme ist die Einnahme von Knoblauchpillen. Tatsächlich rate ich allen Männern dringend, diese Veränderungen
bereits in Angriff zu nehmen, noch bevor sie mit Prostatakrebs konfrontiert werden. Wissenschaftler weisen darauf
hin, daß junger Knoblauch diesen Zweck nicht erfüllt: die
Knollen müssen mindestens ein Jahr gereift sein. Knoblauchpillen und -kapseln, die rezeptfrei verkauft werden, sind ein
guter Lieferant dieser immens wichtigen, krebsbekämpfenden Schwefelsubstanz.

Die richtige Dosis:

Nehmen Sie täglich eine Kapsel, die rohen, gealterten Knoblauch in geruchloser Form enthält.

Magnesium
Das Mineralstoff-Wunder für mehr Gesundheit und Energie

Magnesium ist ein leistungsstarker Mineralstoff, den wir als selbstverständlich hinnehmen – im Unterschied zu anderen Ergänzungsmitteln gilt es weder als »hip« noch als besonders innovativ. Je mehr wir jedoch über Magnesium lernen, desto klarer zeichnet sich ab, daß seine Wirkungen fast schon an Wunder grenzen.

Magnesium ist an nahezu jeder wichtigen Körperfunktion beteiligt – vom Herzschlag über die Knochenbildung bis hin zur Regulierung des Blutzuckers. Es ist so wichtig, daß es als »Torwächter der Zellaktivität« bezeichnet wird – ein Hinweis auf seine kritische Rolle bei zellulären Prozessen. Magnesium ist in Nahrungsmitteln wie Weizenkleie, Mandeln und Tofu reichlich vorhanden; die meisten Menschen nehmen aber über die Ernährung zu wenig Magnesium auf.

Da Frauen oft unter Magnesiummangel leiden, ist die zusätzliche Einnahme für sie besonders wichtig. Frauen nach der Menopause, bei denen die Wahrscheinlichkeit eines Magnesiummangels am größten ist, sind anfälliger für gefährliche Blutgerinnsel, die einen Herzinfarkt oder Schlaganfall auslösen können. Ein zu niedriger Magnesiumspiegel erhöht aber nicht nur das weibliche Risiko, an Herzkrankheiten zu erkranken, sondern ist Mitursache für ein weiteres schwerwiegendes Gesundheitsproblem: Osteoporose. Schwangere, denen es an Magnesium fehlt, sind besonders gefährdet, Schwangerschaftsvergiftung zu bekommen – eine Form des Bluthochdrucks, der tödlich für Mutter und Kind verlaufen kann – und vorzeitig zu entbinden. Magnesiummangel kann auch eine Mitursache des prämenstruellen Syndroms (PMS) sein.

Magnesium unterstützt die für Frauen und Männer wichtige Fettverbrennung und Energieproduktion. Auch wenn Sie sich müde und aufgeschwemmt fühlen, fehlt es Ihnen möglicherweise an diesem Mineral. In einer am USDA's Grand Forks Human Nutrition Research Center durchgeführte Studie fand man heraus, daß Frauen nach der Menopause mit einem niedrigen Magnesiumgehalt im Blut weniger Energie hatten und Fett nicht effizient verbrannten, so daß körperliche Anstrengungen zur Belastung wurden. Ein Teufelskreis kann die Folge sein: »Ich kann keinen Sport treiben, weil ich so müde bin – aber weil ich keinen Sport treibe, nehme ich zu und fühle mich noch abgeschlaffter.« Die Lösung? Achten Sie darauf, daß Sie genügend Magnesium zu sich nehmen.

Auch Menschen, die viel Alkohol trinken, haben oft einen zu niedrigen Magnesiumspiegel. Möglicherweise wird Alkoholmißbrauch aus diesem Grund mit einem erhöhten Risiko, an Herzkrankheiten oder Osteoporose zu erkranken, in Verbindung gebracht.

Die richtige Dosis:

Nehmen Sie täglich 250 bis 500 mg in Tablettenform ein. (Auf je 250 mg Magnesium nehmen Sie 500 mg Kalzium ein.)

Omega-3-Fettsäuren
Senkt das Brustkrebsrisiko

Es gibt zwingende neue Beweise dafür, daß Omega-3-Fettsäuren zur Vorbeugung und möglicherweise sogar zur Behandlung von Brustkrebs beitragen können. Mehrere Studien haben bereits dokumentiert, daß Omega-3-Fettsäuren, wie sie in fetten Fischen wie Lachs und Makrele oder in Leinöl enthalten sind, im Reagenzglas das Wachstum von Brustkrebszellen hemmen können. Es ist auch bekannt, daß asiatische Frauen, die mit sehr viel geringerer Wahrscheinlichkeit an Brustkrebs erkranken als westliche Frauen, riesige Mengen von Omega-3-Fettsäuren mit der Nahrung aufnehmen. Interessanterweise ist im Brustgewebe asiatischer Frauen eine hohe Konzentration von Omega-3-Fettsäuren enthalten, während im Brustgewebe amerikanischer Frauen, die typischerweise mehrfach ungesättigte Gemüseöle bevorzugen, eine höhere Konzentration von Omega-6-Ölen enthalten ist. Das kann problematisch sein, weil Tierstudien darauf hindeuten, daß die mehrfach ungesättigten Öle, die in den westlichen Ländern gegessen werden, das Brustkrebsrisiko möglicherweise sogar erhöhen. Tatsächlich haben Studien gezeigt, daß Frauen mit Brustkrebs ein zwei- bis fünfmal höheres Verhältnis von Omega-6 zu Omega-3 haben als gesunde Frauen.

Diese Tatsachen haben Wissenschaftler veranlaßt herauszufinden, ob Omega-3-Fettsäuren ein wirksames Mittel gegen Brustkrebs sein können. In einer am Johnson Cancer Center der Universität Kalifornien durchgeführten Studie erklärten sich 25 Frauen, bei denen bereits Brustkrebs diagnostiziert worden war, bereit, sich nach einem Speiseplan zu ernähren, der der asiatischen Ernährung nachempfunden war. Statt des typisch amerikanischen »Fleisch-und-Kartoffel«-Essens aßen die Frauen drei Monate lang Sojaprodukte und grüne Blattgemüse. Außerdem nahmen sie täglich Fischöl-Ergänzungsmittel ein. Am Ende der Studie stellten die Wissenschaftler bei den Frauen, die die Diät eingehalten hatten, eine Veränderung im Aufbau des Brustgewebes fest: Sie wiesen einen höheren Anteil von Omega-3-Fettsäuren und einen niedrigeren Anteil von Omega-6-Fettsäuren auf als vor der Diät. Wissenschaftler hoffen, daß diese Veränderungen die Probandinnen vor erneuten Krebsbildungen schützen. Umfangreichere Studien werden derzeit durchgeführt.

Obwohl es Jahre dauern kann, bis die wissenschaftliche Gemeinde sich darauf einigt, ob Omega-3-Fettsäuren eine Rolle bei der Vorbeugung von Brustkrebs spielen, bin ich persönlich der Meinung, daß es angesichts der hohen Brustkrebsrate in den USA für Sie alle sinnvoll ist, jede nur mögliche Schutzvorkehrung zu treffen. Die zusätzliche Einnahme von Fischöl-Ergänzungsmitteln ist nicht aufwendig und verursacht praktisch keine Nebenwirkungen. (Allerdings sollten Sie das Fischöl nicht überdosieren – zu viel davon kann die normale Blutgerinnung beeinträchtigen.) Darüber hinaus versteht es sich von selbst, daß mehr Fisch und weniger Fleisch in der täglichen Ernährung eine positive Veränderung des Lebensstils bedeutet.

Die richtige Dosis:

Nehmen Sie bis zu sechs 1000-mg-Kapseln täglich ein.

Vorsicht:

Wenn Sie blutverdünnende Medikamente wie Coumadin oder Heparin einnehmen, sollten Sie auf die Einnahme von Omega-3-Fettsäuren verzichten, es sei denn, Ihr Arzt rät Ihnen dazu.

Reishi-Pilz

Das vielseitige »Medikament der Könige« als Schmerzmittel

Der Reishi-Pilz, der in China als »königliche Medizin« gilt und in Japan umfassend erforscht wird, erfreut sich in der asiatischen Heilkunde seit über 2000 Jahren insbesondere wegen seiner positiven Wirkung auf die Herzfunktion einer hohen

Wertschätzung. Chinesische Heiler bezeichnen den Pilz als Lebenselixir und verschreiben ihn seit Jahrhunderten Menschen mit Angina pectoris oder Brustschmerzen. Dieses traditionelle Anwendungsgebiet wurde von aktuellen Studien bestätigt, die zeigen, daß Reishi tatsächlich in hohem Maße herzstärkend wirkt. Der Reishi-Pilz kann den Blutfluß zum Herzen verbessern, den Cholesterinspiegel und hohen Blutdruck senken und der Bildung von Blutgerinnseln vorbeugen. Seit ungefähr zehn Jahren wird Reishi in Japan auch mit einigem Erfolg bei der Krebsbehandlung eingesetzt. Reishi scheint die Entwicklung von Krebs durch seine günstige Wirkung auf das Immunsystem zu hemmen. In ihm enthaltene Substanzen vermögen die Immunfunktion zu stärken, indem sie Makrophagen und T-Zellen aktivieren, jene krankheitsbekämpfenden Zellen, die mithelfen, den Körper von fremden Eindringlingen wie Viren, Bakterien und Krebszellen zu befreien.

Kürzlich durchgeführte Studien haben ergeben, daß Reishi auch ein Analgetikum ist: Es kann bei einer Reihe von Krankheiten schmerzstillend wirken und die Angst verringern, die oft mit chronischen Schmerzen verbunden ist. Wissenschaftler am Health Science Center der Universität Texas in San Antonio schreiben, Reishi sei ein natürlicher Entzündungshemmer, der sich zur Behandlung von Nackenversteifungen, Schulterschmerzen und anderen Gelenkproblemen eigne. Reishi ist auch ein altbewährtes Mittel gegen Schlaflosigkeit – was durchaus plausibel ist, wenn man bedenkt, daß ein ungestörter Schlaf bei Schmerzen und Unwohlsein kaum möglich ist. Aus allen diesen Gründen glaube ich, daß Reishi sich, zusammen mit anderen pflanzlichen Arzneien wie Seegurke, Glukosaminsulfat, Chondroitinsulfat und essentiellen Fettsäuren, als ein überaus wichtiges Mittel zur Behandlung von Arthritis und ähnlichen Krankheiten erweisen wird.

Reishi ist als Tee und in Kapselform erhältlich.

Die richtige Dosis:

Zur Linderung von Schmerzen und Entzündungen nehmen Sie täglich 100 mg Reishi-Extrakt ein.

Wenn Sie Krebs haben, sollten Sie mit einem erfahrenen Arzt oder Heilpraktiker zusammenarbeiten. Bei der Krebsbehandlung sind die benötigten Dosen wesentlich höher als bei der Behandlung von Schmerzen – Sie müssen täglich etwa 10 Gramm Reishi einnehmen. Das stellt aber kein Problem dar: Reishi wird selbst bei höchsten Dosierungen als unbedenklich eingestuft; es gibt keine Hinweise darauf, daß es toxisch wirkt.

Selen
Wirksam im Kampf gegen Krebs

Selen, ein im Boden enthaltener Mineralstoff, ist ein Antioxidans, das für die Produktion von Glutathion-Peroxidase benötigt wird, jenem wichtigsten und in jeder Zelle des Körpers vorkommenden Antioxidans. Eine hochinteressante neue Studie, die vom National Cancer Institute gesponsert wurde, deutet an, daß Selen-Ergänzungsmittel das Krebsrisiko stark verringern können. In der Studie erhielten 1312 Patienten mit Hautkrebs täglich 200 µg Selen oder ein Placebo und wurden acht Jahre lang überwacht. Anfangs zielte die Studie darauf ab, herauszufinden, ob Selen ein Wiederauftreten des Hautkrebses verhindern konnte.

Auf den ersten Blick waren die Wissenschaftler enttäuscht, denn Selen schien keinen Schutz gegen ein erneutes Auftreten des Hautkrebs zu bieten. Zu ihrem großen Erstaunen aber erkrankten die Patienten, die Selen einnahmen, signifikant seltener an anderen Krebsformen einschließlich Lungen-, Prostata- und Darmkrebs. Tatsächlich war bei der Gruppe, die Selen einnahm, die Sterblichkeitsziffer weniger als halb so hoch wie bei der Gruppe, die das Placebo einnahm: Unter den Patienten, die Selen einnahmen, gab es 29 Krebstote; unter den Patienten, die das Placebo erhielten, 57. Die Wissenschaftler stellten die Hypothese auf, daß Selen ausschließlich krebsvorbeugend wirkt; hat der Krebs dagegen erst einmal im Körper Fuß gefaßt, kann es sein Fortschreiten nicht verhindern.

Selen wird nicht zum ersten Mal mit einem niedrigeren Risiko, unter anderem an Krebs zu erkranken, in Verbindung gebracht. Zahlreiche Studien zeigen, daß bei Menschen mit Krebs, Herzerkankungen oder anderen schweren Krankheiten der Selen- und Glutathionspiegel unter dem Normalwert liegt. Umgekehrt haben Menschen mit einem hohen Selengehalt im Blut ein niedrigeres Krebs- oder Schlaganfallrisiko als Menschen, bei denen der Mineralstoff in kleineren Mengen vorhanden ist. Tatsächlich ist der Selengehalt im Boden im Südwesten der Vereinigten Staaten, der wegen seiner auffallend hohen Anzahl an Schlaganfällen als der »Schlaganfall-Gürtel« gilt, der niedrigste im ganzen Land.

Knoblauch, Zwiebeln, Brokkoli, Körner und blaue Weintrauben sind exzellente Selen-Lieferanten. Trotzdem nehmen Amerikaner den Mineralstoff nicht in ausreichender Menge mit der Nahrung auf. Wie bereits gesagt ist der Selengehalt im Boden von Region zu Region unterschiedlich hoch, und diese Unterschiede schlagen sich auf die dort angebauten Lebensmittel nieder. Aber selbst wenn ein Lebensmittel reich an Selen ist, können moderne Methoden der Nahrungsmittelverarbeitung diesen wertvollen Mineralstoff zerstören. Wenn zum Beispiel Weizen zu Mehl verarbeitet wird, geht ein Großteil des im Weizen enthaltenen Selens verloren, und möglicherweise zahlen wir dafür einen hohen Preis. Amerikanische Männer haben ein fünfmal so hohes Risiko an Prostatakrebs zu sterben wie Japaner; dieser Unterschied in der Sterblichkeitsziffer könnte unter anderem darauf zurückzuführen sein, daß der asiatische Speiseplan viermal so viel Selen enthält wie der durchschnittliche amerikanische. Natürlich kennt die asiatische Küche noch weitere Nahrungsmittel, zum Beispiel Soja, die zu einer Senkung des Prostatakrebsrisikos beitragen; Selen scheint aber ebenfalls ein Schutzfaktor zu sein. Es ist nicht schwer, den Selengehalt im Blut anzuheben: je mehr Sie davon zu sich nehmen, desto höher ist der Spiegel im Blut. Mir erscheint die Einnahme von Selen-Ergänzungsmitteln im Zusammenspiel mit einer ohnehin selenreichen Ernährung als gute Versicherung gegen Krankheiten.

Möglicher Nutzen von Selen:

• senkt das Krebs-, Herzinfarkt- und Schlaganfallrisiko

Die richtige Dosis:

Nehmen Sie täglich zwischen 100 und 200 µg ein.

Süßholzwurzel
Der Entzündungshemmer aus der Natur

Zu den Top 100 gehört ein Derivat der Süßholzwurzel namens DGL, das ausgezeichnet gegen Magen-Darm-Störungen wie chronische Verstopfung und Magengeschwüre wirkt. DGL ist eine Form der Süßholzwurzel, der Glycyrrhetinsäure entzogen wurde, eine auf natürliche Weise entzündungshemmende Substanz, die unter bestimmten Umständen den Blutdruck erhöhen kann. Wenn Sie hohen Blutdruck haben, empfehle ich Ihnen deshalb, keine echten Süßholzwurzelprodukte zu sich zu nehmen, sondern sich an DGL halten. Haben Sie dagegen keine Blutdruckprobleme, können Süßholzwurzelprodukte gut für Ihre Gesundheit sein.

Seit Jahrhunderten verläßt sich die asiatische Medizin auf Süßholzwurzel bei der Behandlung von Arthritis, Allergien und anderen Erkrankungen, die durch eine entzündliche Reaktion ausgelöst werden können. Der *HerbalGram* zufolge, einer Fachzeitschrift, die die neuesten Nachrichten über pflanzliche Heilmittel publiziert, haben japanische Wissenschaftler berichtet, Süßholzwurzel könne möglicherweise eine wirksame Behandlung gegen Lupus erythematodes sein, eine Autoimmunkrankheit, bei der die Immunzellen körpereigenes Gewebe angreifen. Lupus erythematodes ist unter anderem durch Mattigkeit, arthritisähnliche Gelenkschmerzen und einen schmetterlingsförmigen Ausschlag im Gesicht charakterisiert. In fortgeschrittenen Fällen kann Lupus erythematodes Schäden an lebenswichtigen Organen verursachen. Leider ist eine Heilung dieser Krankheit nicht möglich, und die übliche Medikamentenbehandlung umfaßt oft den Einsatz von Kortison und starken Chemotherapeutika, die die Immunfunktion bremsen sollen. Bei Lupus-Patienten ist typischerweise der Gehalt an Immunkomplexen erhöht – ein Anzeichen für eine Überfunktion des Immunsystems. Wissenschaftler am Oriental Medical Research Center in Tokio haben nun herausgefunden, daß Süßholz möglicherweise den Gehalt potentiell unerwünschter Immunkomplexe bei Mäusen normalisieren kann; dies läßt darauf schließen, daß es beim Menschen eine ähnliche Wirkung hat.

Obwohl Süßholz zur Dämpfung eines überaktiven Immunsystems beitragen kann, führt es im Gegensatz zu Kortikosteroiden nicht zu einer Schwächung des Immunsystems und damit einer größeren Anfälligkeit für Infektionen. Süßholzwurzel verbessert die Immunfunktion auf ungefährliche Weise und hat darüber hinaus starke antivirale Eigenschaften. Da zahlreiche Studien gezeigt haben, daß Süßholzwurzel das

Wachstum von Krebstumoren bei Tieren verhindern kann, wird auch untersucht, ob die Pflanze zur Krebsbehandlung beim Menschen geeignet ist.

Kürzlich bin ich auf eine neue faszinierende Anwendungsmöglichkeit für dieses altbewährte Heilmittel gestoßen: Israelische Wissenschaftler haben entdeckt, daß Süßholzwurzel ein natürliches Antioxidans enthält, das zur Vorbeugung von Arteriosklerose, einer Verhärtung der Arterien, beiträgt. Man geht davon aus, daß die Oxidierung des »schlechten« LDL-Cholesterins ein Hauptgrund für Arteriosklerose ist, die zu einem Herzinfarkt führen kann. In einer Studie erhielten 20 Medizinstudenten täglich 100 mg Süßholzwurzelextrakt in Tablettenform. Nach zwei Wochen war das LDL im Blut gegenüber Oxidierung resistenter als bei denjenigen Probanden, die ein Placebo einnahmen.

Die richtige Dosis:

Nehmen Sie täglich bis zu drei 500-mg-Kapseln ein.

Vitamin D
Hilfe bei Arthritis

Können Vitamine vor Osteoarthritis schützen? Nach einer an der Tufts University Medical School durchgeführten Studie lautet die Antwort positiv, vor allem, wenn es sich dabei um Vitamin D handelt. Als Teil der Framingham Heart Study wurden in den 80er Jahren die Knie von 500 Frauen und Männern geröntgt, um festzustellen, ob eine Arthritis vorlag. Die Untersuchung wurde acht Jahre später wiederholt. Gleichzeitig wurden die Ernährung und der Vitamin-D-Spiegel im Blut verfolgt.

Die Ergebnisse der Studie wurden 1996 in der Fachzeitschrift *Arthritis and Rheumatism* veröffentlicht: Danach war bei den Menschen mit dem höchsten Vitamin-D-Gehalt im Blut die Krankheit im Lauf der acht Jahre am wenigsten weit fortgeschritten. Umgekehrt war bei den Probanden, die am wenigsten Vitamin D aufnahmen, die Wahrscheinlichkeit, ernsthaft an Osteoarthritis im Kniegelenk zu erkranken, am größten.

Vitamin D gilt als »Sonnenvitamin«, weil die ultravioletten (UV-)Strahlen der Sonne die Haut zur Produktion von Vitamin D anregen. Vitamin D ist auch in Nahrungsmitteln wie Milchprodukten und Fischölen enthalten. Viele Menschen haben einen Vitamin-D-Mangel, vor allem Bewohner der nördlichen Breitengrade, an deren Haut zu wenig Sonnenlicht herankommt. (Übrigens reichen ein paar Minuten in der Sonne täglich für die Produktion von Vitamin D aus. Auf keinen Fall empfehle ich Ihnen ausgedehnte Sonnenbäder, die bekanntermaßen Hautkrebs verursachen können.)

Die richtige Dosis:
Nehmen Sie täglich 400 IE Vitamin D. Achten Sie darauf, die empfohlene Dosis nicht zu überschreiten.

Vitamin E
Verlangsamt Alzheimer – Stärkt das Immunsystem

Vitamin E wurde vor mehr als 50 Jahren entdeckt. Es scheint jedoch kein Tag zu vergehen, an dem wir nicht etwas Neues über dieses außergewöhnliche Antioxidans dazulernen. Zahlreiche Studien haben bereits gezeigt, daß Menschen, die

252   *Neues über altbekannte Ergänzungsmittel*

Vitamin-E-Ergänzungsmittel einnehmen, mit einer sehr viel geringeren Wahrscheinlichkeit Herzerkrankungen bekommen als andere. In einer berühmt gewordenen Studie, die im Mai 1993 im *New England Journal of Medicine* erschien, verfolgten Wissenschaftler acht Jahre lang den Gesundheitszustand von 87 000 Krankenschwestern und 40 000 im Gesundheitswesen tätigen Männern. Das Ergebnis: Die Teilnehmer, die mindestens 100 IE Vitamin-E-Ergänzungsmittel täglich zu sich nahmen, hatten ein um 40 Prozent vermindertes Risiko, an einer Herzkrankheit zu erkranken. Tatsächlich verschreiben viele Kardiologen heute routinemäßig ihren Patienten Vitamin E.

Mittlerweile gibt es neue gute Nachrichten über dieses Vitamin zu vermelden, und zwar in Zusammenhang mit der Alzheimerkrankheit: Vor kurzem berichtete das *New England Journal of Medicine* über eine Studie, in der 341 Patienten im Anfangsstadium einer mittelschweren Alzheimerkrankheit zwei Jahre lang ein verschreibungspflichtiges Medikament, Vitamin E (2000 IE), eine Kombination aus beidem bzw. ein Placebo erhielten. Ziel der Studie war es, festzustellen, ob eine der Behandlungen das Fortschreiten der Krankheit verlangsamen kann, die in ihrer schwersten Form einen enormen geistigen Verfall und die Unfähigkeit zur Folge hat, selbst die einfachsten Aufgaben ohne Hilfe zu erledigen. Nach der Evaluation der Patientendaten am Ende der Studie kamen die Wissenschaftler zu dem Schluß, daß in der Vitamin-E-Gruppe das Risiko, den *primary endpoint* – das schwerste Stadium der Alzheimerkrankheit – zu erreichen, um 53 Prozent niedriger als in der Placebo-Gruppe lag; in der Medikamentengruppe um 43 Prozent und in der mit der Kombinationstherapie behandelten Gruppe um 31 Prozent. Die Ergebnisse sprachen eindeutig für Vitamin E.

Darüber hinaus kann es zur Vorbeugung einer Schwächung des Immunsystems beitragen, die typischerweise bei älteren Menschen auftritt. Wenn wir altern, altert auch unser Immunsystem. Unsere Immunzellen arbeiten nicht mehr so effizient wie in unserer Jugend, und wir werden anfälliger für Infektionen. Eine Erkältung, die früher in ein, zwei Tagen ausgestanden war, kann nun wochenlang andauern. Eine Grippe, die einem jungen Menschen einfach nur lästig ist, kann für einen alten Menschen den Tod bedeuten. Ein Zeichen für ein geschwächtes Immunsystem bei älteren Menschen ist auch, daß Impfreaktionen oft schwächer sind als bei jüngeren. Bei einer Impfung wird die abgeschwächte Form eines Virus verabreicht, so daß das Immunsystem durch die Produktion von Antikörpern darauf reagieren kann. Ist die Impfung wirksam, steht eine Armee von Antikörpern bereit, das Virus in die Flucht zu schlagen, falls der Körper noch einmal mit ihm konfrontiert wird. Allerdings reagieren ältere Menschen wegen ihres langsamer arbeitenden Immunsystems nicht immer so stark auf Impfungen, wie es notwendig wäre. Vor kurzem ließ Dr. Simin Meydani, ein bekannter Vitamin-E-Forscher an der Tufts University, 88 gesunde Menschen über 65 täglich vier Monate lang Vitamin-E-Ergänzungsmittel zwischen 60 und 800 IE bzw. ein Placebo einnehmen. Bei denjenigen, die täglich 200 IE Vitamin E oder mehr bekamen, verbesserte sich die Immunfunktion signifikant. Der Beweis: Sie zeigten eine stärkere Reaktion auf den Hepatitis B-Impfstoff als die Probanden, die das Placebo eingenommen hatten. Darüber hinaus stellte sich bei allen Personen, die Vitamin E eingenommen hatten, eine Besserung der Immunfunktion in anderen Bereichen ein. Die Botschaft ist klar: Nehmen Sie Ihr Vitamin E ein!

Die richtige Dosis:

Nehmen Sie täglich 400 IE Vitamin E ein. Wenn Sie über 40 sind, wählen Sie ein Präparat in Pulverform, weil es am besten absorbiert wird.

3
Fettverbrenner und Ergänzungsmittel für Sportler

Zu den am schnellsten größer werdenden Gruppen neuer Ergänzungsmittel gehören Fettverbrenner und Ergänzungsmittel für Sportler. Fettverbrenner sind Substanzen, die den Stoffwechsel ankurbeln und dadurch den Abbau von Fett fördern. Ergänzungsmittel für Sportler sind Substanzen, die den Muskelaufbau begünstigen, Stärke und Ausdauer steigern oder die Erholung nach dem Training unterstützen. In einigen Fällen kann ein Sport-Ergänzungsmittel gleichzeitig auch ein Fettverbrenner sein und umgekehrt.

Fettverbrenner und Ergänzungsmittel für Sportler unterscheiden sich – obwohl es durchaus Ähnlichkeiten gibt – in einigen wichtigen Punkten. Fettverbrenner sind im allgemeinen für Menschen geeignet, die abnehmen und schlank bleiben möchten. Dagegen sind einige – aber nicht alle – Ergänzungsmittel für Sportler darauf abgestimmt, Bodybuilder beim Aufbau von Muskelmasse zu unterstützen. Ergänzungsmittel dieser Art enthalten deshalb oft viele Kalorien und sollten nur von Menschen eingenommen werden, die hart trainieren und bewußt Muskeln ansetzen möchten.

Ich möchte nicht den Eindruck bei Ihnen erwecken, daß Ergänzungsmittel für Sportler nur für Bodybuilder oder Leistungssportler geeignet sind, die den ganzen Tag lang Gewichte heben. Ganz und gar nicht.

In Wirklichkeit sind viele dieser Ergänzungsmittel für ganz normale Leute gedacht, denen Fitneß wichtig ist und die so viel wie möglich zur Verbesserung ihrer körperlichen Konstitution tun möchten. Auch wenn solche Leute typischerweise nur ein paarmal pro Woche trainieren oder vielleicht am Wochenende Sport treiben, wünschen sie sich einen zusätzlichen Energieschub.

In nicht allzu ferner Vergangenheit war der Begriff Sport-Ergänzungsmittel ein Euphemismus für anabole Steroide, hormonähnliche Medikamente, die auf Rezept erhältlich waren und bei Mißbrauch, was häufig vorkam, ernsthafte Gesundheitsprobleme verursachen konnten. Heute haben wir das Glück, daß in Naturkostläden eine reiche Auswahl nicht-steroider Ergänzungsmittel angeboten werden, die nicht nur sehr wirksam sind, sondern darüber hinaus meistens gefahrlos und immer legal. Allerdings: Einige der im folgenden vorgestellten Präparate sind neu und noch nicht ausgetestet. Das trifft vor allem auf Ergänzungsmittel zu, die den Testosteronspiegel nach oben treiben. Es kann gut sein, daß sie absolut unbedenklich sind; nur kennen wir eben ihre langfristigen Wirkungen noch nicht. Wenden Sie sie mit Vorsicht an, besonders wenn in ihrer Familie schon hormonabhängige Krebsformen wie Prostatakrebs aufgetreten sind. (Frauen sollten testosteronfördernde Ergänzungsmittel grundsätzlich mit Vorsicht anwenden. Sie mögen zwar den Muskelaufbau unterstützen, können aber unter Umständen unerwünschte Nebenwirkungen wie Haarwuchs im Gesicht verursachen. Es ist möglich, daß Frauen in den Wechseljahren als Teil einer Hormonsubstitutionstherapie Testosteron bekommen, die Dosis wird aber in solchen Fällen sorgfältig kontrolliert, um das Risiko von Nebenwirkungen möglichst klein zu halten.)

Erfüllen Ergänzungsmittel für Sportler und Fettverbrenner wirklich alles, was sie versprechen? Nun, keine Pille und kein Zaubertrank werden Ihren Körper völlig umwandeln, und alle diese Ergänzungsmittel sind darauf abgestimmt, in Kombination mit Sport und einer vernünftigen Ernährung ihre Wirkung zu zeigen.

Im folgenden finden Sie einen Überblick über einige der neuesten und gefragtesten Ergänzungsmittel.

Androstenedion

(*Hinweis:* Androstenedion ist in Deutschland rezeptpflichtig.)

Androstenedion, ein neues Ergänzungsmittel für Sportler, ist zur Zeit in aller Munde und wird von männlichen Bodybuildern und Sportlern verwendet. Es ist ein Metabolit von DHEA, einem zu den Top 100 gehörenden natürlichen Hormon, das vom Körper produziert wird. Erste Studien deuten darauf hin, daß Androstenedion möglicherweise die Testosteronmenge im Körper ansteigen läßt und so den Muskelaufbau unterstützt.

Testosteron zog 1996 die Aufmerksamkeit von Bodybuildern auf sich, als das *New England Journal of Medicine* über eine Studie berichtete, in der männliche Gewichtheber wöchentliche Testosteroninjektionen bzw. ein Placebo erhalten hatten. Beide Gruppen absolvierten das selbe Trainingsprogramm. Am Ende der zehn Wochen hatten diejenigen Männer, die Testosteron bekommen hatten, signifikant größere Trizepse und Quadrizepse als die Männer, denen das Placebo verabreicht worden war. Allerdings sollten Männer Testosteron nur bei einem diagnostizierten Testosteronmangel einnehmen. Deshalb suchen Bodybuilder die selbe Wirkung mit testosteronstimulierenden Präparaten wie Androstenedion zu erzielen.

Mittlerweile ranken sich bereits zahlreiche Legenden um Androstenedion. Zum Beispiel sollen viele der in internationalen Wettkämpfen so erfolgreichen ostdeutschen Sportler Androstenedion verwendet haben. Es gibt allerdings wenige klinische Studien, die diese Thesen bestätigen, und manche Wissenschaftler sind skeptisch, ob Androstenedion den Testosteronspiegel überhaupt signifikant erhöhen kann. Viele Bodybuilder halten dagegen, daß die Ergebnisse ihre eigene Sprache sprächen.

Androstenedion ist als Monopräparat erhältlich, wird aber häufiger in Kombination mit anderen Sport-Ergänzungsmitteln angeboten. Nehmen Sie täglich zwei Kapseln zu je 100 mg ein, eine davon eine Stunde vor dem Training.

Anmerkung:

Testosteron wird in eine stärkere Form namens Dihydrotestosteron zerlegt, die eine Vergrößerung der Prostata verursachen und das Wachstum von Prostatatumoren stimulieren kann. Wenn Sie bereits eine vergrößerte Prostata oder Prostatakrebs haben, rate ich von der Einnahme dieses und anderer Produkte zur Steigerung des Testosteronspiegels ab. Außerdem sollten Männer, die ein testosteronstimulierendes Präparat einnehmen, gleichzeitig Sägepalmfrüchte einnehmen, eine Pflanze, die die Gesundheit der Prostata schützt (siehe dort).

Antioxidantien zur Regeneration

Sport ist ein Lebenselixir für Ihren Körper. Er strafft und stärkt die Muskeln, verbrennt überflüssige Kalorien und bewirkt, daß Sie sich vom Kopf bis zu den Zehenspitzen belebt fühlen. Allerdings kostet Sport Ihren Körper auch seinen Preis: Je mehr Sie trainieren, desto mehr Sauerstoff verbrauchen Sie, und je mehr Sauerstoff Sie verbrauchen, desto mehr freie Radikale produzieren Sie. Freie Radikale sind es, die einen Muskelkater verursachen: jenes schmerzende, steife Gefühl, das Sie ein, zwei Tage nach einem harten Training verspüren. Neue Studien zeigen, daß Antioxidantien die Erholung der Muskeln beschleunigen und Depressionen nach dem Sport vermindern können.

Bekannte Antioxidantien sind die Vitamine A, C und E sowie Selen, deren Einnahme ich Ihnen auf jeden Fall empfehle, ganz gleich ob Sie Sport treiben oder nicht. Bei Fitneßfans erfreuen sich mehrere neue Antioxidantien zunehmender Beliebtheit. Zu ihnen gehört die bereits vorgestellte Lipoidsäure (siehe dort). Lipoidsäure ist nicht nur ein hochwirksames Antioxidans, sie unterstützt auch die Energieproduktion im Körper und trägt zur Normalisierung des Blutzuckerspiegels bei. Nehmen Sie täglich zwei 50-mg-Kapseln ein.

N-Acetyl-Cystein (NAC) (siehe dort) ist ein weiteres Ergänzungsmittel, das eine schnelle Erholung nach dem Training unterstützt. Studien haben gezeigt, daß zusätzliches NAC den Glutathionspiegel im Blut auffüllen kann, mit der Folge, daß die Zahl der freien Radikale im Blut sinkt und eine schnelle Erholung begünstigt wird. Nehmen Sie drei NAC-Kapseln oder -Tabletten zu je 500 mg zu den Mahlzeiten ein.

Bromelian

Bromelian, ein in Ananas enthaltenes Enzym, kann Schmerzen und Entzündungen nach Verletzungen lindern und die Muskeln unterstützen, sich nach einer starken Beanspruchung schneller zu erholen. Bromelian enthält einen natürlichen Entzündungshemmer und wird auch zur Linderung von Schmerzen eingesetzt, die auf Verstauchungen und andere Sportverletzungen zurückzuführen sind. Nehmen Sie täglich bis zu drei 500-mg-Tabletten ein.

Chitosan

(*Hinweis:* Chitosan ist vorwiegend in den USA erhältlich.)

»Fettblocker« sind gefragte neue Ergänzungsmittel, die eine Gewichtsabnahme ermöglichen sollen, indem sie die Absorption von Fett verhindern. Mehrere Pharmakonzerne versuchen derzeit, Fettblocker zur Unterstützung von Diäten zu entwickeln; dabei werden bereits heute mehrere rezeptfreie natürliche Produkte angeboten. Zu ihnen gehört Chitosan, das aus Chitin hergestellt wird, einer Substanz, die im Panzer von Krustentieren wie Shrimps und Krabben enthalten ist. Wie Ballaststoffe wird Chitosan vom Körper nicht verdaut. Auf seinem Weg durch den Verdauungstrakt kann es das Vier- bis Sechsfache seines Gewichts an Fett aufnehmen. Auf diese Weise wird das Fett aus dem Körper ausgeschieden, bevor es im Stoffwechsel umgebaut und als Hüftspeck gespeichert werden kann. Das Problem dabei: Chitosan kann auch die Absorption fettlöslicher Vitamine behindern. Meiner Meinung nach sollte dieses Ergänzungsmittel jeweils nicht länger als zwei Wochen lang eingenommen werden.

Chrompicolinat

Studienergebnisse deuten darauf hin, daß der Mineralstoff Chrompicolinat den Fettab- und den Muskelaufbau unterstützen kann. Chrompicolinat ist somit *das* Ergänzungsmittel für Bodybuilder und Menschen, die abnehmen möchten oder sich einen strafferen Körper wünschen.

In einer an der Bemidji State University in Minnesota durchgeführten Studie nahmen männliche Sportler täglich 200 µg Chrom Picolinat bzw. ein Placebo ein. Nach sechs Wochen war bei den Männern, die Chrom einnahmen, die fettfreie Körpersubstanz um 44 Prozent gestiegen, bei der Placebo-Gruppe dagegen nur um sieben Prozent.

In einer anderen Studie bauten übergewichtige Menschen mit einer überwiegend sitzenden Lebensweise, die 72 Tage lang Chrom einnahmen, im Durchschnitt zwei Kilo Fett ab und 0,6 kg fettfreie Körpersubstanz auf. Besonders interessant ist dabei, daß sie dieses Ergebnis erzielten, ohne Kalorien einzusparen oder Sport zu treiben!

Aus diesen Gründen empfehle ich all denen, die sich einen schlankeren, kraftvolleren Körper wünschen, die Einnahme von Chrom. Nehmen Sie täglich zwischen 200 und 600 µg Chrompicolinat ein.

Chrysin

(*Hinweis:* Chrysin ist vorwiegend in den USA erhältlich.)

Obwohl Östrogen als weibliches Hormon und Testosteron als männliches Hormon gilt, produzieren auch Männer kleine Mengen Östrogen und Frauen kleine Mengen Testosteron. Bei beiden Geschlechtern wird Testosteron in Östrogen zerlegt. Tatsächlich ist bei Männern die Einnahme Testosteronstimulierender Ergänzungsmittel zur Unterstützung des Muskelaufbaus unter anderem mit dem Problem verbunden, daß daraus ein höherer Östrogenspiegel resultieren kann, der eine feminisierende Wirkung hat – also das genaue Gegenteil dessen, was Bodybuilder normalerweise erreichen wollen.

Chrysin, das auch als Flavon X bezeichnet wird, hemmt die Aromatase, ein Enzym, das für die Zerlegung von Testosteron in Östrogen zuständig ist und auf diese Weise die Aufrechterhaltung eines hohen Testosteronspiegels unterstützt. Chrysin kann allein oder zusammen mit anderen testosteronstimulierenden Mitteln wie Androstenedion und DHEA eingenommen werden. Es gibt nur wenige klinische Studien über Chrysin; angeblich wurde aber bei europäischen Olympiasportlern, die ein bis drei Gramm Chrysin einnahmen, ein Testosteronanstieg um 30 Prozent beobachtet.

Ciwuja

(*Hinweis:* Ciwuja ist vorwiegend in den USA erhältlich.)

Die chinesische Ciwuja-Pflanze gilt als Ergänzungsmittel für Sportler, das Fett verbrennen und die Ausdauer erhöhen soll. Wissenschaftler der Akademie für Präventivmedizin in Peking und am Department of Physiology des University of North Texas Health Science Center stellten in unabhängigen Studien fest, daß Ciwuja den normalen Stoffwechsel während des Trainings verändern kann, so daß mehr

Fett und weniger Kohlenhydrate verbrannt werden. Demnach würde die Einnahme von Ciwuja es ermöglichen, länger und härter zu trainieren, bevor man müde wird. Ciwuja wird als Monopräparat oder in Kombinationspräparaten für Sportler angeboten.

Coenzym-Q10

Co-Q10 ist für die Energieproduktion im Körper notwendig. Als Sport-Ergänzungsmittel wird es mit dem Argument empfohlen, alles, was die Energiegewinnung begünstige, sei für Sportler von Nutzen. In Wirklichkeit ist Co-Q10 Teil eines komplizierten biochemischen Prozesses, der die Mitochondrien stimuliert, jene winzigen Kraftwerke in den Zellen, die Adenosin-Triphosphat (ATP) produzieren, den Antriebsstoff, der die Körperfunktionen in Schwung hält. Da Co-Q10 die Energieproduktion begünstigt, trägt es möglicherweise – zumindest indirekt – zur Verbrennung von Kalorien bei, die normalerweise in Fett umgewandelt würden. Es ist darüber hinaus ein ausgezeichnetes Ergänzungsmittel für das Herz und wird zum Beispiel in Japan routinemäßig Herzpatienten verabreicht. Aber: Im Gegensatz zu dem, was einige Hersteller gerne glauben machen möchten, bringt die Einnahme eines Co-Q10-Ergänzungsmittels keinen Energieschub. Die übliche Dosis liegt bei zwei 60-mg-Kapseln täglich. (Ich persönlich ziehe ein Gel vor, welches zusätzlich Weißdornextrakt, Knoblauch und Cayennepfeffer enthält.)

Cordyceps

(*Hinweis:* Cordyceps ist vorwiegend in den USA erhältlich.)

Cordyceps wird aus einem chinesischen Pilz gewonnen, der von jeher zur Bekämpfung von Müdigkeit und zur Förderung der Vitalität eingesetzt wurde. Es wird heute als Ergänzungsmittel für Sportler vertrieben. Einer chinesischen Studie zufolge kann Cordyceps die sportliche Leistung verbessern und wird gerne von chinesischen Sportlern verwendet. Außerdem wird es seit langem zur Behandlung von Asthma und Atemwegsproblemen eingesetzt. Wissenschaftler mutmaßen deshalb, daß es die sportliche Leistung steigern könnte, indem es die Atemwege öffnet, so daß mehr Sauerstoff in den Körper gelangen kann. Sauerstoff, ein wichtiger Faktor für die Energieproduktion der Zellen, ist für die Ausdauer unentbehrlich. Cordyceps wird als Monopräparat oder in Kombination mit anderen belebenden chinesischen Kräutern verkauft. Nehmen Sie täglich zwei 525-mg-Kapseln mit den Mahlzeiten ein.

Creatinmonohydrat

Von allen Sport-Ergänzungsmitteln auf dem Markt ist Creatinmonohydrat das wahrscheinlich beliebteste. Creatin wird in den Muskeln gespeichert und ist unverzichtbar für die Produktion von ATP, dem Brennstoff, der die Körperfunktionen in Schwung hält. Durch intensives Training werden die Muskeln ihres natürlichen Creatin-Vorrats beraubt. Das Aufladen der Creatinspeicher durch Ergänzungsmittel unterstützt die Erholung der erschöpften Muskelzellen und erhöht die Ausdauer, so daß Sie länger trainieren können.

Eine Studie im *International Journal of Sport Nutrition* hat gezeigt, daß Menschen, die Creatin-Ergänzungsmittel einnehmen und regelmäßig Sport treiben, mehr Fett verlieren und einen besseren Muskeltonus entwickeln als solche, die zwar trainieren, aber keine Creatin-Ergänzungsmittel einnehmen.

In einer gemeinsamen Studie der Texas Woman's University, des Southwestern Medical Center der Universität Texas und der Cooper Clinic wurde festgestellt, daß Creatin die Leistung männlicher Gewichtheber verbessert und sie in die Lage versetzt, mit schwereren Gewichten zu arbeiten und mehr Wiederholungen durchzuführen.

Creatin wird als Pulver angeboten, das man in Wasser oder Saft auflösen kann, Sie können es aber auch als Kautablette erhalten.

Essentielle Fettsäuren

Menschen, die abnehmen oder Muskeln aufbauen möchten, halten oft eine stark fettreduzierte Diät ein. Oberflächlich betrachtet ist das plausibel, weil jedes Gramm Fett zweimal so viele Kalorien enthält wie Eiweiß oder Kohlenhydrate. Theoretisch führt deshalb ein Verzicht auf Fett zur Produktion von mehr fettfreier Körpersubstanz.

Allerdings können Diäten, bei denen der Fettanteil stark heruntergefahren wird, das genaue Gegenteil dessen bewirken: Sie können letztendlich dazu führen, daß Sie Fett auf- und Muskeln abbauen. Die Gründe: Erstens kann unser Körper ohne ein Minimum an Fett nicht richtig funktionieren. Tatsächlich ist Fett für die Hormonproduktion (eine unverzichtbare Voraussetzung für den Muskelaufbau) und für die Absorption fettlöslicher Vitamine wichtig. Das gilt insbesondere für essentielle Fettsäuren, eine Fettart, die vom Körper nicht selbst produziert wird. Zweitens werden Sie, wenn Sie Kohlenhydrate ganz ohne Fett essen, unweigerlich so schnell wieder hungrig, daß die Gefahr besteht, daß Sie zu viel essen. Kohlenhydrate sorgen dafür, daß das Hormon Insulin freigesetzt wird, das seinerseits Glykogen (Zucker) in die Muskelzellen sendet. Wenn die Muskelzellen mit Glykogen gefüllt sind, wird der Überschuß als Fett gespeichert. Sie können diesen Prozeß verlangsamen, indem Sie zusätzlich zu den Kohlenhydraten eine kleine Menge Fett essen: Ihr Körper hat dadurch mehr Zeit, zusätzliche Kalorien zu verbrennen, bevor sie in Fett umgewandelt werden. Drittens führt ein Mangel an Fettsäuren zu unangenehmen Symptomen wie ausgeprägter Haut- und Haartrockenheit.

Wenn Sie Kalorien einsparen, sollten Sie deshalb über die Einnahme eines Ergänzungsmittels nachdenken, das Sie mit Fettsäuren versorgt. Leinöl und das etwas teurere Borretschöl sind ausgezeichnete Lieferanten von Fettsäuren. Fügen Sie entweder täglich Ihrer Nahrung ein bis zwei Teelöffel hinzu oder nehmen Sie eine bis drei Kapseln ein.

Glycerol

Wenn Sie Sport treiben, ist es wichtig, verlorene Flüssigkeit zu ersetzen. Nach diesem Prinzip arbeitet Glycerol, ein neues Sportgetränk, das dem Körper hilft, Wasser zu speichern. Glycerol soll Sportler dabei unterstützen, während eines anstrengenden Trainings weniger Flüssigkeit zu verlieren und eine niedrigere Körpertemperatur sowie eine niedrigere Herzfrequenz aufrechtzuerhalten, als das allein durch das Trinken von Wasser möglich wäre. Ergänzungsmittel für Sportler, die

Glycerol enthalten, gibt es in Sport- und Naturkostgeschäften. Nehmen Sie ein Glycerol-Sportgetränk 30 Minuten vor einem schweißtreibenden Training und unmittelbar danach zu sich. Achten Sie darauf, während des Trainings viel Wasser zu trinken. Wenn Sie sehr lange sportlich aktiv sind – zum Beispiel, weil Sie an einem Marathonlauf teilnehmen – müssen Sie möglicherweise während des Wettkampfs Glycerol nachtanken.

Gymnema Sylvestre

(*Hinweis:* Gymnema Sylvestre ist vorwiegend in den USA erhältlich.)

Diese ayurvedische Pflanze kann Ihnen helfen, auf Süßigkeiten zu verzichten. Bei manchen Menschen reicht es, eine Tasse Tee mit einigen Tropfen Gymnema-Extrakt zu trinken, damit Süßigkeiten bis zu zwei Stunden danach bitter schmecken. Probieren Sie einfach aus, ob das auch bei Ihnen der Fall ist!

Hydroxycitrit-Säure (HCA)

Hydroxycitrit-Säure (HCA), auch Garcinia genannt, ist ein natürlicher Appetitzügler mit thermogener Wirkung. Er verlangsamt jene Produktion von Fett, die im Zusammenhang mit dem Umbau von Kohlenhydraten und Eiweißen entsteht. HCA verbessert die Fähigkeit der Leber und der Muskeln, Glykogen zu speichern. Auf dieses Weise reduziert es die Fettproduktion und zügelt den Appetit. Tierstudien haben gezeigt, daß HCA die Fettproduktion für acht bis zwölf Stunden nach dem Essen um 40 bis 80 Prozent unterdrückt. Klinische Studien bestätigen, daß die Probanden nach der Einnahme von HCA weniger essen und weniger Körperfett speichern.

HCA ist in mehreren Präparaten zur Gewichtsabnahme enthalten, unter anderem in Diätdrinks und -riegeln. Es ist auch in Kapselform erhältlich. Nehmen Sie bis zu drei 500-mg-Kapseln vor dem Essen ein.

Hydroxy-Methylbutyrat (HMB)

(*Hinweis:* Hydroxy-Methylbutyrat ist vorwiegend in den USA erhältlich.)

HMB zählt zu den beliebtesten Ergänzungsmitteln für Sportler. Es fällt bei der Zerlegung einer Aminosäure namens Leucin im Körper ab und kann möglicherweise die muskelauf- und fettabbauende Wirkung eines intensiven Trainings verstärken. In einer an der Iowa State University durchgeführten Studie erhielten 40 Männer entweder drei Gramm eines HMB-Ergänzungsmittels oder ein Placebo. Alle Männer trainierten vier Wochen lang an jeweils drei Wochentagen. Am Ende hatte die Gruppe, die HMB eingenommen hatte, mehr Muskeln aufgebaut, mehr Fett verloren und mehr Kraft gewonnen als die Kontrollgruppe. Die Einnahme des Ergänzungsmittels kann Ihren Trainingserfolg steigern. Nehmen Sie drei Gramm täglich in Kapsel- oder Pulverform ein.

Koffein, Ephedra und andere Stimulantien

(*Hinweis:* Koffeinpräparate sind in Deutschland verschreibungspflichtig.)

Koffein erhöht die Thermogenese, das heißt, es bringt den Stoffwechsel auf Trab, so daß Sie Kalorien schneller verbrennen. Es ist auch ein Genußmittel, das (zumindest vorübergehend) anregend und energiesteigernd wirkt. Ephedra ist eine Pflanze, die traditionell bei Problemen der Atemwege gegeben wird und in vielen Antihistaminen enthalten ist. Mehrere Appetitzügler kombinieren Koffein mit Ephedra und möglicherweise anderen thermogenen Wirkstoffen. Ich empfehle Ihnen, Produkte dieser Art mit Vorsicht zu genießen: Viele Appetitzügler und Diätprodukte enthalten nämlich schon in einer einzigen Kapsel ungefähr soviel Koffein wie eine Tasse Kaffee, also bis zu 120 mg. Zu viel Koffein aber kann zu Schlaflosigkeit, Nervosität und Herzklopfen führen. Das gleiche gilt für Ephedra, das darüber hinaus den Blutdruck erhöhen kann.

Nicht jeder reagiert auf Koffein und Ephedra gleich. Während einige Menschen sehr empfindlich auf diese Stimulantien ansprechen, können andere sie einnehmen, ohne nachteilige Nebenwirkungen zu verspüren. Ich persönlich halte von Stimulantien nicht allzu viel; wenn Sie sie zu sich nehmen wollen, sollten Sie darauf achten, es nicht zu übertreiben. Wenn Sie sich nach dem Genuß dieser Produkte schwindelig, ängstlich oder unruhig fühlen, verzichten Sie am besten ganz darauf.

Auf jeden Fall sollten Sie die thermogenen Wirkstoffe vermeiden, die in typischen amphetaminhaltigen Diätpillen enthalten sind. Diese Präparate rufen nicht nur bei vielen Menschen unerwünschte Nebenwirkungen hervor, sie können auch zur Gewohnheit werden.

Konjugierte Linolsäure (CLA)

Bei einem anstrengendem Training schüttet Ihr Körper anabole Hormone wie Testosteron und Wachstumshormone aus, die den Muskelaufbau begünstigen. Gleichzeitig setzen Sie aber Ihren Körper auch unter Streß, und er produziert katabole oder muskelabbauende Hormone wie Cortisol, die der Wirkung der muskelaufbauenden Hormone entgegenarbeiten können. Konjugierte Linolsäure (CLA) ist eine Fettsäure, die ursprünglich zur Rindermast verwendet wurde und die negative Wirkung von Streßhormonen auf das Vieh blockieren sollte. Als unkonventionelle Wissenschaftler CLA an Menschen testeten, wurde nachgewiesen, daß CLA Körperfett reduziert und gleichzeitig Muskeln aufbaut – ein Hinweis darauf, daß es die Wirkung von muskelabbauenden Hormonen neutralisieren kann. Es ist möglicherweise auch für Menschen nützlich, die abnehmen möchten. Muskelmasse verbrennt Kalorien; je mehr Muskelmasse Sie also haben, desto unwahrscheinlicher ist es, daß Sie überflüssige Kalorien als Fett speichern. Nehmen Sie täglich drei 600- bis 1200-mg-Kapseln vor den Mahlzeiten ein.

L-Carnitin

L-Carnitin wurde als Sport-Ergänzungsmittel vermarktet, das die körperliche Ausdauer verbessern und eine Gewichtsabnahme unterstützen kann. In Wirklichkeit zeigen Studien, daß

L-Carnitin zwar die sportliche Ausdauer von Herzpatienten zu verbessern vermag; aber es gibt keinen stichhaltigen Beweis dafür, daß es bei gesunden Menschen einen in irgendeiner Weise bemerkenswerten Effekt erzielen würde. Wenn Sie an einer Herzkrankheit, Angina pectoris oder Schmerzen in der Brust während des Trainings leiden, sprechen Sie mit Ihrem Arzt, ob eine Einnahme von L-Carnitin sinnvoll sein könnte.

Molke

Molke ist ein aus Milch extrahiertes Eiweiß und wird als das »perfekte Protein« für den Aufbau kräftiger Muskeln vermarktet. Wegen der starken körperlichen Anstrengungen, die sie sich abverlangen, benötigen Bodybuilder und Sportler zusätzliches Protein, um die bestehenden Muskeln zu erhalten und neue Muskelmasse aufzubauen. Bodybuilder halten Molkeproteinkonzentrat für die qualitativ hochwertigste Proteinform, weil es wenig Fett und Kalorien enthält und vom Körper leicht absorbiert wird. Molke enthält darüber hinaus hochwirksame Substanzen zur Stärkung des Immunsystems. Molkeproteinkonzentrat wird als Monopräparat angeboten und ist in vielen Formula-Mahlzeiten enthalten. Nehmen Sie täglich zwei Teelöffel aufgelöst in einer halben Tasse Wasser oder Saft ein.

Pflanzliches Phen Fen

(*Hinweis:* Pflanzliches Phen Fen ist vorwiegend in den USA erhältlich.)

Während der Entstehung dieses Buches wurde Phen Fen, ein Kombinationspräparat zur Gewichtsabnahme, vom Hersteller vom Markt genommen, weil es bei einigen Anwendern angeblich schwere Nebenwirkungen ausgelöst hat, unter anderem lebensbedrohliche Herzklappenprobleme. Eine mögliche Alternative dazu ist sogenanntes pflanzliches Phen Fen, eine Kombination aus einem thermogenen Verstärker (wie der Pflanze Ephedra) und dem Antidepressivum Johanniskraut. Das klingt durchaus plausibel:

Ephedra kann erwiesenermaßen den Stoffwechsel auf Trab bringen und hilft auf diese Weise dem Körper, Fett schneller zu verbrennen – Johanniskraut gilt als natürlicher Appetitzügler. Bisher gibt es allerdings keine Studien, die bestätigen, daß die Wirkstoffe dieser Pflanzen sich gut ergänzen.

Pyruvat

Dieses Ergänzungsmittel ist gefragt, neu und teuer. Ich bin nicht sicher, daß die Einnahme niedriger Dosen einen großen Effekt hat (was die Sache *noch* teurer macht), aber viele Bodybuilder schwören darauf. Pyruvat, eine natürliche körpereigene Substanz, ist wichtig für den Energieverbrauch, weil es die Freisetzung von Adenosin-Triphosphat (ATP) auslöst, jenem Brennstoff, der die Körperfunktionen in Schwung hält. In einer neueren Studie ermüdeten Sportler, die Pyruvat einnahmen, weniger leicht und konnten ihre Leistung um eindrucksvolle 20 Prozent steigern. Andere Studien zeigen, daß Menschen, die bereits eine kalorienreduzierte Diät einhalten, noch mehr abnehmen, wenn sie Pyruvat einnehmen.

Das Problem dabei: Pyruvat-Studien waren immer nur dann erfolgreich, wenn 15 bis 44 Gramm Pyruvat gegeben wurden – ein teurer Spaß, der bei den aktuellen Preisen bis zu 13 Dollar täglich kosten würde! Pyruvat-Fans, von denen es sehr viele gibt, behaupten, daß sich schon mit fünf Gramm gute Erfolge erzielen lassen, was die Kosten natürlich reduzieren würde. Pyruvat ist unbedenklich, und – von gelegentlichen Magenbeschwerden abgesehen – gibt es wenige Nebenwirkungen. Es senkt auch den Cholesterinspiegel und den Blutdruck. Nehmen Sie versuchsweise eine niedrige Dosis Pyruvat (fünf Gramm täglich) ein und warten Sie ab, ob es anschlägt.

Tribulus terrestris

(*Hinweis:* Tribulus terrestris ist vorwiegend in den USA erhältlich.)

Dieser ayurvedischen Pflanze wird die Fähigkeit zugeschrieben, den Testosteronspiegel zu erhöhen, was – wie bereits früher erklärt – den Muskelaufbau und die Fettverbrennung unterstützen kann. Bulgarische Studien zeigten, daß Tribulus auf natürliche Weise die körpereigene Produktion des luteinisierenden (LH)-Hormons erhöht, das die Testosteronproduktion bei Männern anregt. Tribulus ist seit einiger Zeit in vielen Präparaten für Sportler enthalten, die verschiedene, vor allem für Männer geeignete Ergänzungsmittel einschließlich DHEA und Androstenedion kombinieren.

Wenn Sie Hormone verwenden – auch das wurde bereits gesagt – empfehle ich Ihnen, eine gewisse Vorsicht walten zu lassen. Testosteron kann in eine stärkere Form zerlegt werden, Dihydrotestosteron, das das Wachstum der Prostata anregen und Prostatavergrößerung oder sogar Prostatakrebs verursachen kann. Wenn Sie ein Prostataproblem haben oder wenn in Ihrer Familie schon einmal Prostatakrebs aufgetreten ist, sollten Sie testosteronstimulierende Ergänzungsmittel vermeiden.

Vanadylsulfat

Mein Freund, der Bodybuilder, würde sagen: Vanadylsulfat bewirkt, daß er sich »bärenstark« fühlt. Vanadyl ahmt die Wirkungsweise des Hormons Insulin nach, das den Umbau von Kohlenhydraten und Eiweiß steuert und sie in eine Form zerlegt, die die Zellen zur Energieproduktion verwenden können. Engagierte Bodybuilder schwören, nach einer zwei- oder dreiwöchigen Einnahme von Vanadylsulfat einen echten Unterschied in der Größe und Stärke ihrer Muskeln zu sehen und zu spüren. Allerdings ist mit der Einnahme von Vanadyl das Problem eines plötzlichen und möglicherweise gefährlichen Absinkens des Blutzuckerspiegels verbunden. Nehmen Sie das Ergänzungsmittel deshalb nicht ein, wenn Sie unter Hypoglykämie oder Diabetes leiden, es sei denn, die Einnahme wird ärztlich überwacht. Für Bodybuilder beträgt die übliche Dosis 10 mg eine halbe Stunde vor dem Training.

Wachstumshormon

(*Hinweis:* Wachstumshormon ist verschreibungspflichtig.)

L-Arginin und L-Glutamin sind für ihre Fähigkeit bekannt, die Produktion von Wachstumshormon zu stimulieren, das eine entscheidende Rolle beim Fettab- und Muskelaufbau spielt. Mit zunehmendem Alter sinkt der Wachstumshormonspiegel ab. Dieses Absinken ist nach Meinung einiger Experten für den Muskelabbau verantwortlich, der die Gebrechlichkeit älterer Menschen verursacht. Ihr Argument: Wenn der Mangel an Wachstumshormon zu einem Muskelabbau führen kann, müßte die Substitution von Wachstumshormon den Muskelaufbau fördern.

Warum nehmen wir dann nicht einfach Wachstumshormon ein? Die Antwort ist einfach: Menschliches Wachstumshormon ist zum einen sehr teuer (bis zu 1000 Dollar pro Monat) und zum anderen verschreibungspflichtig. Darüber hinaus kann es unangenehme Nebenwirkungen verursachen, unter anderem Wassereinlagerungen und schwere Arthritis. Bodybuilder, die Muskeln ansetzen und schlaffes Gewebe loswerden wollen, wenden sich deshalb natürlichen Substanzen zu, die Wachstumshormon freisetzen, zum Beispiel L-Arginin und L-Glutamin. Interessanterweise ist anstrengendes Training eine natürliche Möglichkeit, die Produktion von Wachstumshormon anzukurbeln, und einige Wissenschaftler glauben tatsächlich, daß darin die gesundheitsförderliche Wirkung von Sport liegt. In anderen Worten: Wenn Sie intensiv trainieren, brauchen Sie möglicherweise gar kein Wachstumshormon oder Substanzen, die die Produktion von Wachstumshormon anregen, einzunehmen. L-Arginin und L-Glutamin sind oft in Kombinationspräparaten für Sportler enthalten.

4
Stimmungsaufhellende Ergänzungsmittel

Auf natürliche Weise mit Depressionen fertig werden

Depressionen gehören in der westlichen Welt im allgemeinen und in den USA im besonderen zu den am weitesten verbreiteten medizinischen Problemen. Zirka 17 Millionen Amerikaner leiden irgendwann in ihrem Leben unter Depressionen. Sie können von ganz verschiedenen Faktoren ausgelöst werden: zum Beispiel durch ein chemisches Ungleichgewicht im Körper oder durch ein emotional aufwühlendes Ereignis wie eine Scheidung oder einen Todesfall in der Familie. Zu den Symptomen einer Depression gehören Schlaflosigkeit, Energie- und Appetitlosigkeit, Gefühle der Traurigkeit und wiederkehrende Gedanken an Tod oder Selbstmord. Wenn diese oder ähnliche Symptome länger als eine Woche anhalten, sollten Sie einen Arzt aufsuchen, denn echte Depressionen sollten nicht ignoriert oder auf die leichte Schulter genommen werden. Andererseits leiden viele Menschen unter leichten Depressionen, dem sogenannten »Blues« – einem vorübergehenden Gefühl der Trauer und Trostlosigkeit. Diese Gefühle sind zwar kein Hindernis den täglichen Alltag zu bewältigen, wohl aber für die Fähigkeit, das Leben in seiner ganzen Fülle zu genießen.

In den vergangenen Jahren ist die Behandlung von Depressionen und Ängsten zunehmend zu einer Angelegenheit der Pharmaindustrie geworden. Das Ergebnis: Immer mehr Menschen nehmen Medikamente wie Prozac, Zoloft und Paxil gegen Depressionen und Xanax und Valium gegen Ängste ein – Medikamente, die oft mit unangenehmen, unvorhersehbaren oder sogar gefährlichen Nebenwirkungen verbunden sind. Deshalb ist es gut zu wissen, daß Naturkostläden mittlerweile verschiedene wirksame, unbedenkliche, preiswerte und natürliche Alternativen zu diesen Medikamenten anbieten. Sie sind vor allem für Menschen mit leichten depressiven Verstimmungen ein Segen, die keine verschreibungspflichtigen Medikamente einnehmen möchten, andererseits aber dringend einen Auftrieb gebrauchen können.

Bevor ich diese Ergänzungsmittel beschreibe, möchte ich klarstellen, daß sich nicht alle Formen der Depression einfach durch das Schlucken einer Pille »heilen« lassen. Vernünftig zu essen, ausreichend Sport zu treiben und einen geistigen Halt zu haben, sind unverzichtbare Faktoren für eine positive Lebenseinstellung. Wenn ich zum Beispiel nicht gut drauf bin, führt mich mein erster Weg ins Fitness-Studio, weil ich weiß, daß das Training mithilft, mich besser zu fühlen. Sport fördert die Produktion von Endorphinen, chemischen Substanzen im Gehirn, die die Stimmung aufhellen können. Nach einer halben Stunde auf dem Fahrrad oder Crosstrainer merke ich den Unterschied. Mein zweiter Weg führt mich in einen herrlichen Naturpark, der versteckt in den Bergen über dem Pazifik gelegen ist. Meiner Erfahrung nach ist es mir unmöglich, in einer so herrlichen Umgebung deprimiert zu sein. Versuchen Sie, wenn Sie sich elend fühlen, eigene natürliche Mittel und Wege zu finden, die Ihre Seele zum Klingen bringen. Häufig helfen schon ein paar bewußte, positive Maßnahmen, damit wir uns besser fühlen.

Darüber hinaus können Ihnen die im folgenden beschriebe-

nen Ergänzungsmittel helfen, depressive Verstimmungen ab-
zuschütteln. Wenn Sie verschreibungspflichtige Antidepressiva
einnehmen und auf natürliche Ergänzungsmittel umsteigen
möchten, sollten Sie die Einnahme der verschreibungspflichtigen Medikamente auf keinen Fall einstellen, ohne vorher mit
Ihrem Arzt zu sprechen. Es kann sein, daß Sie Ihre Dosis
allmählich senken müssen, um Entzugserscheinungen zu vermeiden.

Bekommen Sie genügend Vitamin B?

B-Vitamine sind besonders wichtig für die Gehirnfunktion,
und ein Mangel an Vitamin B (besonders Vitamin B_{12}) kann
zu Symptomen wie Depression, Reizbarkeit und Apathie
führen. Ungefähr zehn Prozent aller Menschen über 65 weisen
einen Mangel an Vitamin B_{12} auf, das in Fleisch, Fisch, Eiern
und Milchprodukten enthalten ist. Mit zunehmendem Alter
erhöht sich die Gefahr, atrophe Gastritis zu bekommen, d. h.
weniger Magensäure zu produzieren, mit der Folge, daß der
Körper das Vitamin B_{12} in der Nahrung nicht mehr richtig ver-
arbeiten kann.

Einige Menschen sprechen dem Alkohol zu, wenn sie deprimiert sind. Das aber macht die Sache noch schlimmer, denn
Alkohol kann B-Vitamine zerstören.

Um sicherzustellen, daß Sie genügend B-Vitamine zu sich
nehmen, schlage ich Ihnen die Einnahme der folgenden Präparate vor:

- eine 50-mg-Vitamin-B-Komplex-Kapsel oder -Tablette täglich,
- eine 500-mg-Vitamin-B_1- oder -Thiamin-Kapsel täglich und
- eine 1000-µg-Vitamin-B_{12}-Tablette in sublingualer Form (die
  Sie unter der Zunge zergehen lassen).

Fischesser leben glücklicher

Der Zusammenhang zwischen Ernährung und Stimmung wird von einer kürzlich durchgeführten Studie bestätigt, die die Zunahme von Depressionen in der westlichen Welt auf den geringeren Verzehr fetter Kaltwasserfische zurückführt. Kaltwasserfische im allgemeinen und fette Fische im besonderen sind reich an Omega-3-Fettsäuren, die eine wesentliche Voraussetzung für das störungsfreie Funktionieren vieler Körpersysteme sind und insbesondere für die Gehirnleistung sehr wichtig zu sein scheinen.

Omega-3-Fettsäuren enthalten Alpha-Linolensäure, die im Körper in Eicosapentaensäure (EPS) und Decosahexaenosäure (DHS) umgewandelt wird. DHS wird in hohen Mengen in der grauen Gehirnmasse und der Netzhaut des Auges gefunden und ist zwingend notwendig für die Funktion der Gehirnzellmembranen, die wiederum für die Übertragung von Gehirnsignalen wichtig sind. In den letzten 50 Jahren ist in den westlichen Ländern der Verzehr von Omega-3-Fettsäuren stark zurückgegangen, mit dem Ergebnis, daß wir weniger DHS mit der Nahrung aufnehmen. Statt dessen essen wir mehr Omega-6-Fettsäuren, die in mehrfach ungesättigten Ölen und industriell verarbeiteten Nahrungsmitteln enthalten sind. Darüber hinaus nehmen wir nicht nur weniger Fisch, sondern auch weniger vollwertige Körner und Kerne zu uns, die ebenfalls reich an Omega-3-Fettsäuren sind.

Der allgemeine Rückgang des Omega-3-Verzehrs führt möglicherweise zu seinem DHS-Mangel, der unsere Gesundheit, vor allem unsere geistige Gesundheit, auf vielfältige Weise schädigt. Nach einem im *American Journal of Clinical Nutrition* veröffentlichten Artikel haben Dr. Joseph R. Hibbeln und Dr. Norman Salem vom National Institute of Health den Anstieg von Depressionen in Nordamerika in den letzten 100 Jahren mit dem zunehmend niedrigeren DHS-Verzehr in Verbindung gebracht. Die Autoren machten diese Entdeckung, als sie versuchten, einem jahrzehntealten medizinischen Geheimnis auf die Spur zu kommen. 1984 zeigte eine vielzitierte Studie, daß Menschen, die eine Diät zur Senkung des Cholesterinspiegels einhielten, häufiger an Depressionen litten, die aus nicht nachvollziehbaren Gründen bis hin zum Selbstmord führten. Noch mehr Verwirrung lösten spätere Studien aus, die das genaue Gegenteil bewiesen: Als die Probanden eine für das Herz gesunde Ernährung zu sich nahmen, fühlten sie sich gleichzeitig glücklicher!

Woher kommen diese einander widersprechenden Ergebnisse? Nach einer Überprüfung der Studien kamen Dr. Hibbeln und Dr. Salem zu dem erstaunlichen Schluß, daß die diäthaltenden Patienten, die in Küstennähe lebten, wo es reichlich frischen Fisch gab, am glücklichsten waren, während die Patienten, die im Landesinneren wohnten, wo frischer Fisch nicht so leicht zu bekommen war, am meisten unter Depressionen litten. Mit anderen Worten: Depressionen traten selten in den Regionen auf, in denen der Omega-3-Verzehr nach wie vor hoch war. In Gegenden mit niedrigem Omega-3-Verzehr waren sie dagegen ein häufig anzutreffendes Problem. Mehr fetten Fisch zu essen (zum Beispiel Lachs, Makrele, Thunfisch und Sardinen) ist eine gute Möglichkeit, eine ausreichende Versorgung mit Omega-3-Fettsäure und DHS sicherzustellen. Alternativ dazu können Sie ein Ergänzungsmittel einnehmen. DHS ist auch in Kapselform erhältlich; nehmen Sie täglich drei 250-mg-Kapseln ein.

Das natürliche Prozac: 5-HTP

Prozac gehört zur Gruppe der selektiven Serotonin-Wiederaufnahmehemmer (SSRIs) – Medikamenten, die die Aktivität von

Serotonin verbessern, einem vom Gehirn produzierten Hormon, das an der Steuerung der Stimmung, des Schlafes und des Appetits beteiligt ist. Ein niedrigerer Serotoninspiegel wird mit Depression, Angst und Schlafstörungen in Verbindung gebracht. SSRIs hindern die Gehirnzellen, Serotonin vorschnell aufzubrauchen und beugen somit einem Serotoninmangel vor. 5-Hydroxytryptophan (5-HTP) ist ein heißes neues Ergänzungsmittel, das leistet, was SSRIs nicht können: Es erhöht die Serotoninproduktion der Zellen und damit die Menge des verfügbaren Serotonins. Im Vergleichstest erwies sich 5-HTP als ebenso wirksames Antidepressivum wie SSRIs, ohne die mit SSRIs verbundenen Nebenwirkungen wie Mundtrockenheit, vermindertes sexuelles Verlangen, Herzklopfen und Angstgefühle zu verursachen. Hinzu kommt, daß es zu einem Bruchteil der Kosten und rezeptfrei erhältlich ist. 5-HTP wurde auch erfolgreich zur Behandlung von Schlafstörungen eingesetzt. Serotonin ist eine Vorform von Melatonin, dem natürlichen Hormon, das den Schlaf-Wach-Zyklus steuert. Wenn Sie Ihren Serotoninspiegel erhöhen, erhöhen Sie auch Ihren Melatoninspiegel, so daß Sie nachts möglicherweise besser schlafen können. Ein Serotoninmangel kann auch eine Mitursache für PMS, Winterdepressionen (SAD), Migräne, Angstgefühle und gewalttätiges Verhalten sein. Nehmen Sie täglich zwei 50-mg-Kapseln ein.

Nehmen Sie 5-HTP nicht zusammen mit anderen Antidepressiva oder Monoaminoxidase-(MAO-)Hemmern ein.

S-Adenosyl-L-Methionin (SAM)

(*Hinweis:* S-Adenosyl-L-Methionin (SAM) ist vorwiegend in den USA erhältlich.)

SAM ist eine natürliche Substanz, die der Körper aus der Aminosäure Methionin produziert. Es ist Voraussetzung für

viele unentbehrliche Körperfunktionen, von der Proteinpro-
duktion bis zur Herstellung von Glutathion, dem wichtigsten
körpereigenen Antioxidans. Seit einiger Zeit gewinnt SAM als
ein neues Antidepressivum an Beliebtheit. Ich verwende das
Wort »neu« mit Bedacht, denn SAM wird in Europa bereits
seit über 20 Jahren für diesen Zweck eingesetzt. Es liegen uns
Hunderte von Studien über SAM vor, und es scheint sowohl
unbedenklich als auch wirksam zu sein. Mehrere Studien widmen sich der Anwendung bei Menschen, die unter Depressionen allein bzw. unter Depressionen leiden, die von Krankheiten wie rheumatoider Arthritis oder Parkinsonscher Krankheit
ausgelöst wurden. Wieder und wieder schnitt SAM in Studien
gut ab, selbst im Vergleich mit verschreibungspflichtigen Antidepressiva. Im Gegensatz zu letzteren, die mit gefährlichen
Nebenwirkungen wie Leberschäden und sogar Krebs verbunden sein können, stärkt SAM das Allgemeinbefinden. Die
meisten Menschen verspüren die Resultate in weniger als
einer Woche.

Nehmen Sie bis zu drei 500-mg-Kapseln täglich ein.

Johanniskraut

Seit einiger Zeit ist dieses pflanzliche Heilmittel gegen Depressionen, das in Deutschland das am häufigsten verschriebene Antidepressivum ist, auch in den USA in aller Munde.
Zahlreiche Studien haben gezeigt, daß Johanniskraut sowohl
unbedenklich als auch wirksam ist. Tatsächlich kam eine vor
kurzem im *British Medical Journal* veröffentlichte Studie zum
dem Schluß, daß die Pflanze ebenso gut wirkt wie verschreibungspflichtige Antidepressiva – zu einem Bruchteil der Kosten und nebenwirkungsfrei. 1994 wurden in Deutschland

nahezu 70 Millionen Packungen Johanniskraut verschrieben, und es gab praktisch keinerlei Berichte über Überdosierungen, toxische Effekte, Wechselwirkungen mit anderen Medikamenten oder unerwünschte Nebenwirkungen.

Man geht davon aus, daß der aktive Stoff im Johanniskraut jenes Hypericum ist, das auch erfolgreich bei der Behandlung von Vireninfektionen eingesetzt wurde. Hypericum wird derzeit als mögliches Mittel zur Behandlung von AIDS, Hepatitis, Krebs, Arthritis, Schuppenflechte (Psoriasis) und Magengeschwüren getestet. Bisher ist nicht ganz klar, wie es wirkt. Einer Theorie zufolge könnte es die Bindung von Serotonin und anderen Neurotransmittern blockieren und so verhindern, daß der Serotoninvorrat zu schnell aufgebraucht wird. Zusätzlich könnte Hypericum die Produktion von Streßhormonen hemmen, die uns nicht nur emotional aufwühlen, sondern auch die Immunreaktion schwächen können.

Nehmen Sie täglich bis zu drei 250- bis 500-mg-Kapseln Johanniskraut ein. Es kann bis zu acht Wochen dauern, ehe Sie eine positive Wirkung verspüren. Johanniskraut erhöht die Lichtempfindlichkeit, so daß Sie leichter einen Sonnenbrand bekommen. Wenn Sie das Mittel einnehmen, sollten Sie deshalb die Sonne meiden.

Tyrosin

Tyrosin, eine Aminosäure, ist ein Vorprodukt mehrerer wichtiger Neurotransmitter im Gehirn, die die Stimmung, die geistige Funktionsfähigkeit und sogar das sexuelle Verlangen steuern. Es spielt auch eine wichtige Rolle für das Funktionieren der Nebennieren, der Hirnanhangdrüse und der Schilddrüse, die die Hormonproduktion im Körper steuern. Menschen mit Depressionen haben häufig einen niedrigen Tyrosinspiegel im Gehirn. Einige verschreibungspflichtige Medikamente behandeln deshalb Depressionen, indem sie den Tyrosinspiegel erhöhen.

Mehrere Studien haben gezeigt, daß sich Depressionen und Ängste mit Tyrosin-Ergänzungsmitteln behandeln lassen, ohne daß diese die für Antidepressiva typischen Nebenwirkungen verursachen. Tyrosin kann auch der Wirkung von Streß entgegensteuern. In einer Studie schnitten Soldaten, die Tyrosin-Ergänzungsmittel erhielten, bei Intelligenztests besser ab, waren wacher, brachten weniger Beschwerden vor und arbeiteten generell auf einem höheren Niveau als die Kontrollgruppe, die kein Tyrosin erhielt. Heilpraktiker verschreiben Tyrosin Frauen, die an prämenstruellem Syndrom (PMS) leiden, und viele Patientinnen stellen fest, daß es typische PMS-Beschwerden wie Erschöpfung, depressive Verstimmungen und Unwohlsein lindern kann. Zu den Neurotransmittern, die aus Tyrosin hergestellt werden, gehört auch das für das sexuelle Verlangen wichtige Dopamin. Tatsächlich wird Tyrosin oft gegen sexuelle Unlust verschrieben. Es überrascht nicht, daß nachlassendes sexuelles Verlangen ein typisches Anzeichen für eine Depression ist: Deprimierte Menschen verlieren sehr häufig nicht nur das Interesse an Sex, sondern auch an anderen lebensbejahenden Aktivitäten.

Obwohl es nicht wissenschaftlich erwiesen ist, legen einige Studien nahe, daß Tyrosin möglicherweise die Produktion von Wachstumshormon anregt. Falls sich diese Hypothese als wahr erweisen sollte, könnte Tyrosin auch den Muskelaufbau und den Fettabbau unterstützen. Tyrosin soll darüber hinaus bei manchen Menschen appetitzügelnd wirken. Ich vermute, daß Tyrosin nicht direkt auf das Appetitzentrum des Gehirns wirkt, sondern Menschen, die sich normalerweise über depressive Verstimmungen mit Essen hinwegtrösten, in eine bessere Stimmung versetzt.

Nehmen Sie zwei 500-mg-Tabletten oder -Kapseln zweimal täglich eine halbe Stunde vor dem Essen ein.

Natürliche Mittel gegen Streß

Die amerikanische Vereinigung der Hausärzte hat kürzlich eine Studie veröffentlicht, wonach streßbedingte Beschwerden die Ursache für zwei Drittel aller Hausarztbesuche sind. Streß bewirkt nicht nur, daß wir uns angespannt und ausgelaugt fühlen, er kann auch eine starke Wirkung auf praktisch jedes System im Körper haben. Streßhormone – die Hormone, die wir produzieren, wenn wir nervös sind – erhöhen den Blutdruck, schwächen die Fähigkeit des Immunsystems, Infektionen zu bekämpfen, erhöhen den Blutzuckerspiegel, leisten der Osteoporose Vorschub und können sogar Gehirnzellen abtöten. Deshalb ist es sowohl für Ihre geistige als auch für Ihre körperliche Gesundheit wichtig, dafür zu sorgen, daß Streß nicht zum beherrschenden Faktor Ihres Lebens wird.

Wenn wir sehr gestreßt sind, flüchten wir uns oft in destruktive Verhaltensweisen, die die Dinge nur noch schlimmer machen. Ausgelaugt und ohne Energie nehmen wir zuviel Koffein zu uns, um uns aufzuputschen – nur um festzustellen, daß seine Wirkung sehr kurzlebig ist. Tatsächlich kann zuviel Koffein Angstsymptome wie einen raschen Herzschlag zusätzlich verschlimmern. Oder wir versuchen, uns mit verschreibungspflichtigen Beruhigungspillen und Schlafmitteln ruhig zu stellen, die zur Abhängigkeit führen können. Es gibt eine bessere Möglichkeit, mit Streß fertigzuwerden: Im folgenden finden Sie einige ausgezeichnete natürliche Heilmittel, die Ihnen helfen, Streß und Ängste zu lindern und Ihr inneres Gleichgewicht wiederherzustellen.

Kalzium und Magnesium

Diese beiden Mineralien, die in unserem Speiseplan oft fehlen, sind natürliche Mittel gegen Streß und wirken beruhigend auf den Körper. Sie können darüber hinaus den Blutdruck senken. Nehmen Sie ein Kombinationspräparat in Tablettenform mit 500 mg Kalzium und 250 mg Magnesium ein.

Kava-Kava

Seit 3000 Jahren trinken Südseeinsulaner ein Getränk, das aus der Pflanze Kava-Kava (Rauschpfeffer) gebraut wird, um sich Gefühle des Wohlbehagens und der Entspannung zu verschaffen. Deshalb amüsiert es mich immer, wenn Kava-Kava als innovative, »brandneue« Pflanze« zur Behandlung von Ängsten angepriesen wird – neu ist sie nur für uns. Erst vor kurzem hat die Wissenschaft verifiziert, was die Polynesier seit Jahrhunderten wissen: Kava-Kava ist ein natürlicher Stimmungsaufheller. 1993 entdeckten Wissenschaftler, daß Kava-Kava hochwirksame Substanzen namens Kava-Lactone enthält, die auf natürliche Weise die Muskeln entkrampfen und Körper und Seele in einen angenehm entspannten Zustand versetzen. Mehrere Studien zeigen, daß Kava-Lactone Angstsymptome so gut wie oder sogar besser als verschreibungspflichtige Medikamente lindern können, ohne unangenehme Nebenwirkungen wie Mundtrockenheit und Übelkeit zu verursachen. Besser noch: Kava-Kava macht nicht süchtig und führt im Gegensatz zu vielen Beruhigungsmitteln nicht dazu, daß man sich nach der Einnahme desorientiert und wacklig auf den Beinen fühlt. Statt dessen sollten Sie sich nach der Einnahme von Kava-Kava ruhig und dennoch wach fühlen.

Vor kurzem bin ich auf eine neue und interessante Anwendungsmöglichkeit für Kava-Kava als Mittel gegen Wechseljahresbeschwerden gestoßen. In einer Studie erhielt eine Gruppe von 20 Frauen in der Menopause täglich Kava-Kava-Ergänzungsmittel bzw. ein Placebo. Bei der Gruppe, die Kava-Kava einnahm, ließen Symptome wie Streß, Ängste und sogar Hitzewallungen praktisch mit sofortiger Wirkung nach.

Nehmen Sie bis zu drei 250-mg-Kapseln täglich ein. Achten Sie darauf, die empfohlene Dosis nicht zu überschreiten.

Vorsicht:

Obwohl Kava-Kava bei den meisten Leuten keine Schläfrigkeit verursacht, ist doch ein geringes Restrisiko in dieser Hinsicht vorhanden. Wenn Sie die ersten Male Kava-Kava einnehmen, sollten Sie bewußt auf Ihre Reaktionen achten. Wenn Sie sich nach der Einnahme matt oder »neben der Spur« fühlen, sollten Sie weder Auto fahren noch Tätigkeiten nachgehen, die Konzentration erfordern.

Ruhe finden mit Blütenessenzen

Blütenessenzen sind aus den Essenzen mehrerer Blüten hergestellte homöopathische Lösungen, die gegen Streß, Depressionen und Ängste wirken sollen. Die wichtigste Blütenessenz, *Rescue Remedy*, wurde in den 30er Jahren von Edward Bach entwickelt, der glaubte, Blüten besäßen eine einzigartige »Schwingungsenergie«, die beruhigend auf das menschliche Gemüt einwirken könne. Eine wissenschaftlichere Erklärung ist die, daß der schwache Duft von Blumen die Gehirnchemie beeinflußt. Blütenessenzen, die in Naturkostläden angeboten werden, sind leicht zu verwenden und mit Sicherheit nicht toxisch. Viele Menschen empfinden die Anwendung von Blütenessenzen als entspannend. Lassen Sie einfach ein paar Tropfen der flüssigen Essenz unter der Zunge zergehen oder geben Sie sie in ein Getränk Ihrer Wahl, das Sie in langsamen Schlucken trinken.

DHEA: Lindert Streß und hebt die Stimmung

Dieses zu den Top 100 zählende Ergänzungsmittel ist ein natürliches Hormon, dessen Menge im Körper mit zunehmendem Alter sinkt. DHEA ist ein natürlicher Stimmungsaufheller, der eine signifikante Wirkung für unser emotionales Wohlbefinden zu haben scheint. Menschen, die wie ich DHEA einnehmen, stellen fest, daß es streßlindernd und stimmungsaufhellend wirken kann. Die Hauptaufgabe von DHEA im Körper ist es, die Aktivitäten von Streßhormonen zu steuern. In einer Studie erhielten Ratten eine hohe Dosis einer chemischen Substanz, die die Wirkung von Streßhormonen im Körper simuliert und den Blutdruck nach oben treibt – so sehr, daß die Ratten schließlich starben. Erhielten die Ratten dagegen DHEA, bevor ihnen das normalerweise tödliche Medikament verabreicht wurde, blieb ihr Blutdruck im normalen Bereich und sie überlebten das Experiment.

In einer kürzlich an der Universität San Diego durchgeführten Studie erhielten dreizehn Männer und 17 Frauen zwischen 40 und 70 Jahren drei Monate lang DHEA-Ergänzungsmittel und drei Monate lang ein Placebo. Den Angaben der Wissenschaftler zufolge fühlten sich die Probanden in der Zeit, in der sie DHEA einnahmen, glücklicher und stärker und konnten nach eigener Aussage besser mit Streß fertig werden.

Obwohl DHEA rezeptfrei erhältlich ist, empfiehlt es sich, vor einer Einnahme den DHEA-Spiegel untersuchen zu lassen, um festzustellen, ob Sie das Ergänzungsmittel überhaupt benötigen. Die meisten Menschen unter 40 brauchen kein DHEA, weil es bei ihnen in der Regel in ausreichender Menge vom Körper produziert wird. Bei Menschen Mitte 40 und darüber ist es dagegen wahrscheinlich, daß der DHEA-Spiegel zu niedrig ist. Die übliche Dosis liegt bei bis zu zwei 25-mg-Tabletten täglich für Männer und einer 25-mg-Tablette täglich für Frauen. Das beste Ergebnis erzielen Sie, wenn Sie DHEA morgens einnehmen. (Weitere Informationen über DHEA finden Sie im Kapitel »Die Top 100«.)

Aromatherapie

Zahlreiche Studien haben gezeigt, daß Duftöle entspannen, Ängste lindern und Depressionen lösen können. Duftöle stimulieren die Geruchsorgane, die mit den die Gefühle steuernden Gehirnbereichen verbunden sind. Reiben Sie einfach ein paar Tropfen eines Duftöls in die Haut ein oder geben Sie einige Tropfen davon in eine Aromalampe, um den Duft im Raum zu verteilen. Verwenden Sie Duftöle zu Hause und im Büro. Duftöle dürfen *niemals* oral eingenommen werden.

Lavendelöl

Seit über tausend Jahren empfehlen Pflanzenkundige Lavendel zur Behandlung von Streß und damit verbundenen Beschwerden wie Schlaflosigkeit. Neue Studien deuten darauf hin, daß Lavendel tatsächlich eine beruhigende Wirkung auf den Körper hat. Vor kurzem testeten Wissenschaftler an Bewohnern eines Altersheims in England, ob sich Lavendelöl zur Behandlung von Schlaflosigkeit eignet. Bei vier Patienten, die vorher bis zu drei Jahre lang Schlafmittel erhalten hatten, wurde das Schlafverhalten für sechs Wochen überwacht:

- In den ersten beiden Wochen wurde das Medikament langsam abgesetzt.
- In den zweiten beiden Wochen erhielten die Patienten keinerlei Medikamente.

- In den letzten beiden Wochen bekamen die Patienten keine Medikamente, ihr Zimmer wurde aber mit Lavendelöl parfümiert.

Die Wissenschaftler stellten fest, daß die Patienten in der zweiten Phase, als keine Medikamente verabreicht wurden, Schlafschwierigkeiten hatten; in der letzten Phase schliefen sie erstaunlicherweise in dem Lavendelduft genauso gut wie vorher mit dem Schlafmittel.

Zitrusöl

Einer neueren japanischen Studie zufolge half Zitrusöl in Kombination mit Antidepressiva Patienten, die unter chronischen Depressionen litten. Zehn Patienten, die täglich mehr als 100 mg eines Antidepressivums einnahmen, wurden zusätzlich regelmäßig dem Duft eines von Shiseido entwickelten Parfums auf Zitrusbasis ausgesetzt. Am Ende von elf Wochen konnten alle Patienten außer einem die Einnahme des Medikaments einstellen, solange sie die Aromatherapie fortführten.

Valerian

Diese Pflanze, die auch als »pflanzliches Valium« bezeichnet wird, wird zur Behandlung von Schlaflosigkeit, Streß und Spannungskopfschmerzen eingesetzt. (Trotz seines Namens hat es absolut nichts mit dem synthetisch hergestellten Medikament Valium zu tun.) Zahlreiche Studien haben bestätigt, daß Valerian eine großartige Einschlafhilfe ist. Es wirkt auch ausgezeichnet bei Muskelkrämpfen, wie sie oft durch Streß verursacht werden. Die Pflanze ist unbedenklich und führt nicht zu Abhängigkeit, wirkt aber nicht bei jedem. In seltenen

Fällen kann es zu einer nicht erwünschten Überreizung kommen. Valerian ist als Extrakt oder in Tabletten- oder Kapselform erhältlich. Versuchen Sie es zunächst mit der Einnahme einer Kapsel; wenn sich ein Zustand der Entspannung einstellt, wissen Sie, daß Valerian bei Ihnen anschlägt. Da Valerian Sie schläfrig machen kann, sollten Sie es nur abends einnehmen.

Sibirischer Ginseng

Sibirischer Ginseng, ein Verwandter des asiatischen Ginseng, ist eine anregende Pflanze, die den Körper gegen die nachteiligen Wirkungen von Streß schützt. Die Pflanze hilft uns nicht nur, mit nervösen Spannungen besser fertig zu werden, sondern erhöht gleichzeitig die Ausdauer und die geistige Wachheit. Seit Jahrzehnten verabreichen die Russen ihren Sportlern sibirischen Ginseng, um deren Durchhaltevermögen zu steigern. Mit gutem Grund: Sportwettkämpfe können alle Körpersysteme extrem beanspruchen, so daß Sportler sehr schnell ermüden. Nehmen Sie bis zu drei 500-mg-Kapseln eine halbe Stunde vor dem Essen ein. Obwohl sibirischer Ginseng einen mäßig hohen Blutdruck senken kann, bewirkt es bei einem sehr hohen Blutdruck möglicherweise das genaue Gegenteil. Wenn Sie wegen Bluthochdruck in Behandlung sind, sollten Sie deshalb auf Ginseng verzichten.

5
Ergänzungsmittel zur Steigerung der Libido

Seit dem Anbeginn der Zeit suchen Naturheiler nach dem ultimativen Aphrodisiakum: einer Pille oder einem Zaubertrank, die nicht nur das sexuelle Verlangen steigern, sondern darüber hinaus zu explosiven Leistungen befähigen. Jede Kultur kennt ihre eigenen Heilmittel zur Steigerung der sexuellen Lust und der Verbesserung der sexuellen Funktion. Es gab Zeiten, in denen »moderne Denker« Aphrodisiaka als lächerlich abtaten. Bis vor kurzem glaubte man, Schwierigkeiten im Bett seien in erster Linie auf psychische Probleme zurückzuführen. Heute wissen wir, daß viele dieser Schwierigkeiten gesundheitliche Ursachen haben.

Alte Naturheiler waren bemerkenswert fortschrittlich, wenn man bedenkt, daß viele sogenannte Aphrodisiaka eigentlich darauf abzielten, die körperlichen Probleme zu behandeln, die einer sexuellen Dysfunktion zugrundelagen:

- Wenn Erschöpfung jedes Interesse an Sex zunichte machte, wurden Aufbaumittel wie Ginseng oder Ashwagandha zur Steigerung der Energie und Ausdauer verschrieben.
- Wenn eine schwache Libido zu Spannungen zwischen den Partnern führte, gab man Pflanzen wie Tribulus, Muira Puama und Sarsaparilla, um den Hormonspiegel beider Partner zu erhöhen.
- Wenn Arteriosklerose (blockierte Arterien) es für einen Mann unmöglich machten, eine Erektion aufrechtzuer-

halten, verschrieb man Pflanzen wie Ginkgo biloba oder Yohimbe, um den Blutfluß zum Penis zu verbessern.

Wir haben Jahrhunderte gebraucht, um zu erforschen, was Naturheiler instinktiv wußten: Eine gute Gesundheit ist das beste Aphrodisiakum.

Bevor ich beschreibe, wie Ergänzungsmittel das Sexualleben verbessern können, möchte ich deshalb klarstellen: Ein kräftiger, gut funktionierender Körper ist der beste Garant für ein befriedigendes Sexualleben. Die richtige Ernährung und ein gesunder Lebensstil halten Körper und Geist in Form. Schädliche Gewohnheiten wie Rauchen, Alkoholmißbrauch oder ein vor Zucker und »schlechtem« Fett strotzender Speiseplan führen unweigerlich zu jener Art Problemen, die Ihr Sexualleben kaputt machen.

Es wird Sie vielleicht überraschen zu hören, daß über die Hälfte aller Potenzprobleme bei Männern auf eine durch Arteriosklerose verursachte schlechte Blutzirkulation zurückzuführen sind – auf eine Störung des Herz-Kreislauf-Systems also und nicht der Fortpflanzungsorgane. Arteriosklerose kann den Blutfluß zum Penis blockieren und es schwierig machen, eine Erektion zu bekommen oder zu halten. Darüber hinaus erhöht Arteriosklerose das Risiko, an Diabetes zu erkranken, einer Krankheit, die bisweilen die Nerven schädigt und damit die Empfindungsfähigkeit beeinträchtigt. Obwohl die meisten der üblichen sexuellen Probleme bei Frauen mit Wechseljahresbeschwerden zusammenhängen, sind auch Frauen anfällig für Arteriosklerose. Bei Frauen wirkt sich eine Arteriosklerose zwar nicht direkt auf die Geschlechtsfunktion aus, raubt ihnen aber möglicherweise die Vitalität und Energie, die für befriedigenden Sex notwendig ist. Hinzu kommt, daß viele verschreibungspflichtige Medikamente, die routinemäßig zur Behandlung von Diabetes, Arteriosklerose und hohem Blutdruck eingesetzt werden, Nebenwirkungen verursachen können, zu denen auch nachlassendes sexuelles Verlangen und Impotenz gehören. (Selbst häufig eingesetzte Medikamente wie Antazida oder Antidepressiva können die sexuelle Reaktion schwächen.)

Die meisten Probleme, die unser Sexualleben zum Erlahmen bringen, lassen sich durch die richtige Kombination aus Ernährung, Sport und Ergänzungsmitteln verhindern oder sogar beheben.

Es wird Sie vielleicht überraschen zu erfahren, daß Ihr Sexualleben um so reger sein kann, je aktiver Sie Ihren Lebensstil gestalten. Nach einer Studie an 160 Amateurschwimmsportlern zwischen 40 und 80 hatten diejenigen Männer, die am meisten trainierten, ein Sexualleben wie es für 20 bis 30 Jahre jüngere Menschen typisch war. Sie brauchen aber kein Leistungssportler zu sein, um in den Genuß von besserem Sex zu kommen. Einer anderen Studie zufolge nahmen 78 bisher untätige, aber gesunde Männer ein mäßig leichtes Training auf, bei dem sie jeden zweiten Tag entweder eine Stunde lang joggten oder radfuhren. Eine Kontrollgruppe von 17 Männern trieb keinen Sport. Nach neun Monaten hatten die Männer, die Sport trieben, ihren Angaben zufolge 30 Prozent mehr Sex; die Orgasmushäufigkeit war bei ihnen um 26 Prozent gestiegen!

Sie haben aber auch die Möglichkeit, Ihr Sexualleben durch die Einnahme geeigneter Ergänzungsmittel zu verbessern. Diese vermögen nicht nur viele der Probleme zu verhindern, die die normale sexuelle Funktionsfähigkeit beeinträchtigen, sie können auch das sexuelle Verlangen anregen und die sexuelle Leistungsfähigkeit erhöhen. Holen Sie also Ihre Laufschuhe aus dem Schrank, joggen Sie zum nächsten Naturkostladen und schauen Sie sich die im Folgenden beschriebenen neuesten Trends der Ergänzungsmittel an.

Astralagus

Diese Pflanze wird in China bei Männern und Frauen als Tonikum zu Belebung, Stärkung und Wiederherstellung der sexuellen Energie und körperlichen Ausdauer verwendet. Astralagus kann auch das Immunsystem und den allgemeinen Gesundheitszustand stärken. Die Pflanze ist darüber hinaus möglicherweise bei der Behandlung von männlicher Unfruchtbarkeit nützlich, sofern diese auf eine mangelnde und eine Empfängnis erschwerende Beweglichkeit der Spermien zurückzuführen ist. In einer Reagenzglas-Studie konnte durch Astralagus die Spermienbeweglichkeit verbessert werden.

Nehmen Sie bis zu drei 400-mg-Kapseln täglich ein.

Avena sativa

Sicherlich kennen Sie den Ausdruck: »Ihn sticht der Hafer.« Wer immer diesen Ausdruck geprägt hat, muß dabei an Avena sativa gedacht haben: Angeblich steigert das aus wildem Hafer gewonnene Avena sativa nämlich bei Männern und Frauen das sexuelle Verlangen. Erste Studien, die an einer Gruppe von Frauen und Männern am Institute for Advanced Human Sexuality in San Francisco durchgeführt wurden, haben gezeigt, daß die Pflanze bei Männern den Spiegel des freien – also nicht gebundenen, verfügbaren – Testosteron ansteigen läßt. Das ist wichtig, weil bei Männern mit zunehmendem Alter die Menge der freien Testosterone sinkt und damit möglicherweise auch die sexuelle Lust und Leistungsfähigkeit. Obwohl es über Avena sativa nur wenige klinische Studien gibt, läßt eine Fülle informeller Berichte den Schluß zu, daß es tatsächlich leistet, was man sich von ihm verspricht! Anwender behaupten, Avena sativa stimuliere nicht nur das Interesse an Sex, sondern ermögliche auch längere und intensivere Orgasmen. Probieren Sie aus, ob es auch Ihnen hilft.

Nehmen Sie bis zu drei Kapseln täglich ein.

Befruchtete Hühnereier

Einem alten Ammenmärchen zufolge kommt bald der Storch zu Ihnen, wenn Sie ein befruchtetes Hühnerei aufschlagen. Das ist vielleicht weniger naiv als es klingt. Ein Ergänzungsmittel, das aus befruchteten Hühnereiern gewonnen und unter dem Namen Libido vertrieben wird, wurde zum Beispiel in Europa erfolgreich zur Behandlung sexueller Lustlosigkeit eingesetzt.

Um das bestmögliche Ergebnis zu erzielen, beachten Sie die Packungsbeilage.

Cayennepfeffer

Ein scharfes Gewürz, das Ihr Sexualleben auf Trab bringen kann! Cayennepfeffer enthält Capsaicin, das den Stoffwechsel fördert und die Blutzirkulation stimuliert. Ein gut funktionierender Stoffwechsel unterstützt eine schnellere Fettverbrennung, die ihrerseits bei Frauen und Männern die Energieproduktion erhöht. Je energiegeladener Sie sich fühlen, desto größer ist die Wahrscheinlichkeit, daß sich romantische Gefühle einstellen. Ein weiterer Vorteil: Cayennepfeffer kann einem hohen Cholesterinspiegel im Blut entgegenwirken, der

zu Arteriosklerose – bei Männern die Ursache Nr. 1 für sexuelle Probleme – führen kann.
Nehmen Sie täglich bis zu drei 500-mg-Kapseln ein.

Damiana

Damiana ist in Mittelamerika ein hochgeschätztes Aphrodisiakum und wird von Männern und Frauen zur Aufrechterhaltung
der sexuellen Gesundheit eingenommen. Wegen seiner ausglei-
chenden Wirkung auf das Hormonsystem wird Damiana auch
oft Frauen gegen PMS und Wechseljahresbeschwerden verschrieben. Männer erhalten Damiana von jeher, um eine vorzei-
tige Ejakulation zu verhindern und Infektionen der Harnwege
zu behandeln. Daß Damiana als sexförderndes Ergänzungsmittel gilt, ist möglicherweise auf seine leicht stimulierenden Eigenschaften zurückzuführen, die ein Gefühl der Wachheit und
Energie bewirken. Einige Heilkundler glauben, Damiana be-
wirke bei Männern eine leichte Reizung der Harnröhre und
erhöhe auf diese Weise die Empfindungsfähigkeit des Penis.
Nehmen Sie eine 60-mg-Kapsel bis zu dreimal täglich ein.

DHEA

(*Hinweis:* DHEA ist vorwiegend in den USA erhältlich.)

Männer geben an, nach der Einnahme dieses natürlichen Hormons leistungsstärker und sexuell erregbarer zu sein. Das
klingt plausibel: DHEA wird nämlich im Körper in Testosteron zerlegt, das die Libido definitiv beeinflußt. Die Wirkung von DHEA auf die männliche Sexualität wurde von der

Massachusetts Male Aging Study bestätigt, bei der Wissenschaftler unter anderem die sexuelle Aktivität von Männern
zwischen 40 und 70 erforschten. Der Studie zufolge haben
mindestens die Hälfte aller Männer gelegentlich mit Impotenz
zu kämpfen – Schwierigkeiten also, eine Erektion aufrechtzuerhalten. Interessanterweise war die Wahrscheinlichkeit, an
Impotenz zu leiden, bei Männern mit dem niedrigsten DHEA-
Spiegel am größten. Auch Rauchen und zuviel Alkohol erhöhten die Wahrscheinlichkeit von Impotenz.

DHEA ist darüber hinaus ein natürliches Belebungsmittel
und Antidepressivum für beide Geschlechter. Eine vor kurzem
in Kanada durchgeführte Studie zeigte, daß DHEA Wechseljahresbeschwerden bei Frauen wirksam lindern kann.

Die übliche Dosis liegt bei 50 mg täglich für Männer über
40 und 25 mg täglich für Frauen über 40. Nehmen Sie DHEA
morgens ein, damit es optimal absorbiert werden kann.

Dong Quai

(*Hinweis:* Dong Quai ist vorwiegend in den USA erhältlich.)

Wenn die üblichen Wechseljahresbeschwerden wie Hitzewallungen, Scheidentrockenheit oder Abgeschlagenheit ihre Libido beeinträchtigen, ist diese Pflanze möglicherweise das
Richtige für Sie. Dong Quai wird in Asien seit langem zur
Behandlung von Wechseljahresbeschwerden eingesetzt und
enthält natürliche Pflanzenöstrogene, die die mit der Menopause verbundenen Symptome lindern und die Leistungskraft
wiederherstellen können. Darüber hinaus ist Dong Quai ein
ausgezeichnetes Mittel gegen Streß.

Nehmen Sie bis zu drei 500-mg-Kapseln täglich ein.

Ginkgo biloba

Ginkgo biloba (siehe auch Kapitel 2) unterstützt wie keine andere Pflanze die Blutzirkulation, und diese wiederum ist wichtig für guten Sex. Studien haben gezeigt, daß Ginkgo ein wirksames Mittel bei Erektionsproblemen sein kann, die auf einen unzureichenden Blutfluß zurückzuführen sind. Jeder Mann, der sexuell auf der Höhe bleiben möchte, sollte dieses Ergänzungsmittel ausprobieren.

Nehmen Sie täglich bis zu drei 60-mg-Kapseln oder -Tabletten ein.

Ginseng

In Asien ist und bleibt Ginseng (siehe auch Kapitel 2) die beliebteste Pflanze zur Wiederherstellung des sexuellen Verlangens und der sexuellen Funktionsfähigkeit. Ginseng ist vor allem als Anregungsmittel zur Verbesserung des allgemeinen Gesundheitszustands bekannt, es ist aber auch ein reicher Lieferant pflanzlicher Hormone, die sowohl die Energie als auch das sexuelle Verlangen stärken. Obwohl es nur wenige klinische Studien gibt, haben Tierversuche ergeben, daß Ginseng bei Männern den Testosteronspiegel, die Spermienproduktion und die sexuelle Aktivität steigern kann. Weil es so viele pflanzliche Hormone liefert, wenden Frauen in der Menopause Ginseng zur Behandlung von Wechseljahresbeschwerden an.

Nehmen Sie bis zu sechs 500-mg-Kapseln täglich ein.

Koffein

Wir nehmen Koffein so häufig zu uns, daß wir es nicht als Ergänzungsmittel betrachten – trotzdem ist es eine wirksame Medizin. Koffeinhaltige Getränke (Kaffee, Tee und Cola-Getränke) wirken unmittelbar belebend und erhöhen die Energie und Ausdauer. Koffein kann auch das sexuelle Verlangen stärken. Nach einer an der Universität Michigan an 2000 Menschen über 60 durchgeführten Studie waren die Probanden, die täglich mindestens eine Tasse Kaffee tranken, sexuell aktiver als jene, die auf Kaffee verzichteten. Die Wissenschaftler stellten die Hypothese auf, das erhöhte sexuelle Interesse könnte auf die stimulierende Wirkung des im Kaffee enthaltenen Koffeins zurückzuführen sein! Sie sollten den Koffeingenuß allerdings nicht übertreiben. Beschränken Sie sich auf ein, zwei Tassen täglich, möglichst früh am Tag, lange bevor Sie zu Bett gehen. Zu viel Koffein kann nämlich zu Herzklopfen und Erschöpfung führen. Auf keinen Fall sollten Sie Koffeintabletten oder -pillen nehmen – diese Produkte können bei manchen Menschen Nebenwirkungen verursachen.

L-Arginin

L-Arginin ist eine in der Liste der Top 100 enthaltene Aminosäure, die an der für eine Erektion wichtigen Stickoxidproduktion beteiligt ist. Männer, die L-Arginin einnehmen, berichten von stärkeren und länger anhaltenden Erektionen. Um das bestmögliche Ergebnis zu erzielen, nehmen Sie 3 bis 6 Gramm L-Arginin auf nüchternen Magen 45 Minuten, bevor Sie Sex haben.

Muira Puama

Diese aus Brasilien stammende Pflanze wird auch als »Potenz-holz« bezeichnet. Nach einer kürzlich am Institut für Sexual-wissenschaft in Paris durchgeführten Studie deutet alles darauf hin, daß die Pflanze hält, was ihr Name verspricht. In der Studie erhielten 262 Männer, die über ein geringes sexuel-les Verlangen oder Erektionsprobleme klagten, täglich 1 bis 1,5 Gramm Muira-Extrakt. Etwa 60 Prozent der Männer – vor allem solche, die Probleme hatten, eine Erektion auf-rechtzuerhalten – gaben an, innerhalb von zwei Wochen eine positive Wirkung verspürt zu haben. Muira Puama ist in Präparaten zur Stärkung der männlichen Potenz enthalten, die in Naturkostläden angeboten werden.

Niacin (Vitamin B$_3$)

Wieso steht dieses ganz normale Vitamin B auf der Liste der Er-gänzungsmittel für besseren Sex? Niacin sorgt wegen seiner blut-gefäßerweiternden Eigenschaften mit dafür, daß das Blut unge-hindert durch den Körper fließen kann. In der Liste der Top 100 habe ich eine Form von Niacin namens Inositol empfohlen, das keine Hautrötung hervorruft und einen erhöhten Cholesterin-spiegel im Blut senken kann. John Morgenthalers Buch *Better Sex through Chemistry* zufolge kann Niacin auch die Freisetzung eines für einen Orgasmus notwendigen Histamins stimulieren.

Nehmen Sie bis zu drei 500-mg-Tabletten täglich ein. (Im Gegensatz zu anderen Formen von Niacin ist die Einnahme von Inositol nicht mit Hautrötungen, Hitzewallungen oder Juckreiz verbunden.)

Progesteron-Creme

(*Hinweis:* Progesteron-Creme ist in Deutschland verschreibungspflichtig. Auch in manchen Kosmetika ist Progesteron enthalten.)

Dieses in der Liste der Top 100 enthaltene Ergänzungsmittel gilt als das »Wohlfühlhormon« für Frauen, weil es die Stimmung hebt und das sexuelle Verlangen stärkt. Während einer Schwangerschaft ist der Progesteronspiegel erhöht, einer Zeit also, in der viele Frauen von einem Gefühl der Euphorie getragen werden. Ganz besonders hoch ist der Progesteronspiegel in jener Phase des weiblichen Zyklus, in der Frauen am fruchtbarsten sind und oft ein gesteigertes sexuelles Verlangen verspüren. Nach den Wechseljahren sinkt die Progesteronproduktion ab. Studien und viele informelle Aussagen bestätigen, daß eine Ergänzung des verlorenen Progesterons sich positiv auf die Lebensfreude, die Gesundheit und das sexuelle Verlangen auswirken kann.

Reiben Sie den Unterleib, die Innenseiten der Oberschenkel, die Arme oder das Gesicht zweimal täglich mit einem viertel bis einem halben Teelöffel Progesteron-Creme ein.

Sarsaparilla

Ausgefuchste Cowboys ließen nach einem langen Ritt mit der Herde den Saloon links liegen und steuerten schnurstracks den nächsten Country Store an, wo sie sich mit Sarsaparilla eindeckten, einem im Wilden Westen höchst beliebten Getränk. Warum? Sarsaparilla gilt seit langem als Aphrodisiakum, daß den Testosteronspiegel in Wallung bringt, und viele

Cowboys schworen, es stärke die sexuelle Leistungskraft. Möglicherweise verdankten sie diese erfreuliche Tatsache auch einfach dem Umstand, daß sie Sarsaparilla statt Whiskey tranken – Alkohol kann den Testosteronspiegel nämlich senken und die sexuelle Leistung schwächen.

Nehmen Sie bis zu drei Kapseln täglich ein.

Vitamin A

Dieses fettlösliche Vitamin ist bei Männern und Frauen für die Hormonproduktion wichtig. Wenn Sie sich sehr fettarm ernähren, nehmen Sie wahrscheinlich nicht genügend Vitamin A zu sich. Ergänzen Sie es täglich durch die Einnahme einer 5000-IE-Kapsel.

Yohimbe

Yohimbe zählt zur Liste der Top 100 und wird traditionell zur Behandlung von Potenzproblemen bei Männern eingesetzt. Es wird als Monopräparat verkauft oder ist in Präparaten zur Stärkung der männlichen Potenz enthalten. In Kombination mit Zink, Ginkgo biloba und L-Arginin erzielt Yohimbe bei vielen Männern den gewünschten Erfolg. Yohimbe ist jedoch nicht für jeden geeignet, und kann für manche Männer sogar gefährlich sein. Lesen Sie auf jeden Fall die in Kapitel 1 enthaltenen weiterführenden Informationen, bevor Sie Yohimbe verwenden.

Zink

Der männliche Samen enthält neben Vitamin E, Fruktose, Glukose, Zitronensäure, Selen, Eiweiß und Enzymen auch Zink in hohen Konzentrationen. Ein niedriger Zinkgehalt wurde mit geringem sexuellen Verlangen und männlicher Unfruchtbarkeit in Verbindung gebracht. Zink ist auch der Mineralstoff, der in der Prostata überwiegt, einer kleinen, walnußgroßen Drüse unter der Harnröhre, die sich mit zunehmendem Alter vergrößern und äußerst lästige Beschwerden hervorrufen kann. Ältere Männern in den USA leiden sehr häufig unter einem leichten Zinkmangel. Nehmen Sie täglich eine 15-mg-Tablette ein.

6
Eine kurze Einführung in die Homöopathie

Homöopathie wird gerne als »New-Age-Medizin« bezeichnet, basiert aber tatsächlich auf über 2000 Jahre alten Prinzipien. Der griechische Arzt Hippokrates, der als der Vater der Medizin gilt, sagte einmal: »Suche die Heilung in der Herkunft.« Dies entspricht in aller Kürze auch der Philosophie der modernen Homöopathie.

Das Wort Homöopathie sagt es aus: *homeos* heißt »ähnlich«, *pathos* bedeutet »leiden«. Das Prinzip, das der Homöopathie zugrundeliegt, ist sehr einfach: Krankheitssymptome sind ein Zeichen dafür, daß der Körper versucht, sich selbst zu heilen. Statt wie die konventionelle Medizin zu versuchen, die Symptome mit Medikamenten zu unterdrücken, läßt die Homöopathie es zu, daß die Symptome sich Ausdruck verschaffen, und will so die Selbstheilungskräfte des Körpers aktivieren.

Die moderne Homöopathie wurde vor etwa 200 Jahren von Samuel Hahnemann begründet, einem bekannten deutschen Arzt, der eine Alternative zu den oft unwirksamen oder gar gefährlichen Methoden seiner Kollegen suchte. Dr. Hahnemann erfüllten die medizinischen Praktiken seiner Zeit, zu denen der wahllose Einsatz von Aderlässen und giftigen Abführmitteln auf Quecksilberbasis gehörten, mit Besorgnis und er glaubte, es müsse bessere Behandlungsmöglichkeiten geben. Fasziniert von Hippokrates' Schriften über Krankheiten führte er ein heute berühmtes Experiment durch, bei dem er Fieberrinde aß, ein bekanntes Hausmittel gegen Malaria. Nachdem er die Rinde zu sich genommen hatte, bekam Dr. Hahnemann hohes Fieber, das den echten Malariasymptomen sehr ähnlich war. Sobald er die Einnahme von Fieberrinde absetzte, klangen auch die Symptome ab. Dr. Hahnemann entwickelte daraus die These: Wenn eine hohe Dosis Fieberrinde bei einem gesunden Menschen malariaähnliche Symptome auslöst, könnte vielleicht eine sehr kleine Dosis Fieberrinde, die einem bereits an Malaria erkrankten Patienten verabreicht wird, den Körper dazu bringen, die Krankheit aus eigener Kraft zu heilen. Nach Jahren des Experimentierens entwickelte Dr. Hahnemann seine Theorie, »Ähnliches mit Ähnlichem zu heilen« – das Ähnlichkeitsprinzip. Mit anderen Worten: Substanzen, die in großen Dosen gesunde Menschen krank machen, können in kleinen Dosen bei Kranken eine Heilung herbeiführen. Wenn Ihnen das Ähnlichkeitsprinzip bekannt vorkommt, so liegt das daran, daß es dem Impfprinzip gleicht, bei dem eine kleine Menge von Viren dazu dient, den Körper zur Produktion von Antikörpern gegen eine bestimmte Krankheit zu stimulieren.

Dr. Hahnemann verbrachte Jahre damit, sogenannte »Arzneibilder« zu entwerfen, d. h. die Wirkung verschiedener Arzneimittel auf gesunde Menschen zu testen. Seine Arbeit ist in seinem Buch *Die chronischen Krankheiten, ihre eigentümliche Natur und homöopathische Heilung* beschrieben, das die medizinische Praxis revolutionierte. Und interessanterweise erkannte Dr. Hahnemann mehrere Jahrzehnte vor Sigmund Freud, daß zwischen seelischer Verfassung und körperlichem Befinden ein Zusammenhang besteht.

Homöopathische Arzneimittel sind stark verdünnte Substanzen, die in hoher Dosierung ähnliche Beschwerden verursachen wie die Krankheit, die es zu heilen gilt. Beispielsweise kann eine große Dosis Brechwurzel, wie die meisten Menschen wissen, Erbrechen und Übelkeit auslösen. In der Homöopathie wird Brechwurzel in stark verdünnter Form als Mittel gegen genau diese Symptome eingesetzt.

Die Potenz eines homöopathischen Arzneimittels verhält sich umgekehrt proportional zum Grad der Verflüssigung. Ist zum Beispiel ein homöopathisches Arzneimittel mit 10 000 X gekennzeichnet, so bedeutet dies, daß es viermal hintereinander 10fach verdünnt wurde. Nach den Regeln der Homöopathie wirkt eine zehnfache Verdünnung stärker als eine zwei-, vier- oder sechsfache Verdünnung. Weniger ist also mehr, ein Stoff wird potenziert, indem er verdünnt wird.

Im 19. Jahrhundert erfreute sich die Homöopathie in Europa und in den Vereinigten Staaten zunehmender Beliebtheit und feierte einige beachtliche Erfolge: So lag zum Beispiel bei einer Gelbfieberperiode in New Orleans die Sterblichkeitsrate bei Patienten, die von homöopathischen Ärzten behandelt wurden, bei 5,6 Prozent, während konventionell arbeitende Ärzte 16 Prozent ihrer Patienten verloren. Homöopathische Ärzte waren auch sehr erfolgreich in der Behandlung von Cholera und erzielten eine sehr viel höhere Überlebensrate als die von konventionellen Medizinern angegebene. Um die Jahrhundertwende praktizierten viele amerikanische Schulmediziner auch in Homöopathie. Als sich jedoch der Schwerpunkt der Medizin auf den Einsatz von Antibiotika und anderen Medikamenten verlagerte, geriet dieses Wissen in Vergessenheit. In Europa wird Homöopathie nach wie vor neben der konventionellen Medizin praktiziert, und sogar Mitglieder des englischen Königshauses lassen sich von homöopathischen Ärzten behandeln. Seit einigen Jahren nimmt auch in den USA das Interesse an Homöopathie und anderen Formen der alternativen Medizin wieder zu.

Die klassische Homöopathie wird von speziell geschulten Ärzten oder Heilpraktikern praktiziert, die für jeden Patienten ein individuell auf ihn abgestimmtes Arzneimittel entwickeln, das manchmal in nur einer Dosis verabreicht wird. Seriöse Homöopathen widmen sich dem Patienten eine Stunde oder länger und wählen dann im Einklang mit den Beschwerden und der Persönlichkeit des Patienten ein Arzneimittel aus, das genau auf ihn abgestellt ist. Dieses Verfahren heißt Repertorisierung. Dahinter steht nicht nur das Ziel, die Krankheit zu behandeln, sondern ein Arzneimittel zu finden, das die »Lebenskraft« oder Vitalenergie des Patienten beseelt. Die Auswahl des Arzneimittels wird nicht nur von den Beschwerden, sondern auch von der Persönlichkeit und vom Verhalten des Patienten bestimmt. Beispielsweise bekommt ein Patient mit Kopfschmerzen, der klagt und jammert, ein anderes Arzneimittel als ein gereizter, nervöser Kopfschmerzpatient. In vielerlei Hinsicht sind klassische Homöopathen Arzt und Psychologe zugleich.

Die moderne Homöopathie steht für einen zeitgemäßen Umgang mit der 200 Jahre alten Heilmethode. Es ist heute nicht mehr notwendig, einen Homöopathen aufzusuchen, um sich ein solches Heilmittel zu beschaffen: Homöopathika werden heute in großer Auswahl in Naturkostläden und Apotheken angeboten. Sie brauchen auch nicht viel über Homöopathie zu wissen, um sie anzuwenden; wie viele andere rezeptfreie Präparate sind auch homöopathische Produkte deutlich beschriftet. Sie verwenden sie im Prinzip auf die gleiche Weise und bei den gleichen Problemen wie andere rezeptfreie Arzneimittel. Beispielsweise kommt eine homöopathische Arznei bei Erkältungskrankheiten, Grippe, Kopfschmerzen, Verstopfung oder Schlaflosigkeit in Frage. Wenn allerdings innerhalb von 24 Stunden keine Besserung oder womöglich gar eine Verschlechterung eintritt, so sollten Sie Ihren Arzt oder Heilpraktiker anrufen. Weil homöopathische Arzneimittel stark verdünnt sind, verursachen sie übrigens keine Nebenwirkungen.

Die immer wieder gestellte Frage lautet: Kann ein Arzneimittel, das so extrem verdünnt wird, daß kaum mehr eine Spur
der Ausgangssubstanz nachgewiesen werden kann, wirklich
helfen? Etliche Wissenschaftler hegen erhebliche Zweifel, ob
Homöopathie überhaupt funktionieren kann. Dennoch haben
einige sorgfältig durchgeführte Studien kürzlich gezeigt, daß
homöopathische Arzneimittel bei vielen gesundheitlichen Problemen helfen. In einer berühmten, in Nicaragua durchgeführten Studie, die in *Pediatrics* veröffentlicht wurde, testete die
amerikanische Ärztin Jennifer Jacobs ein homöopathisches
Arzneimittel gegen Durchfall an Kindern zwischen sechs
Monaten und fünf Jahren in einer Doppelblind-Studie: Die
Kinder, die das homöopathische Arzneimittel erhielten, erholten sich signifikant schneller (innerhalb von fünf Tagen) als
jene, die ein Placebo bekommen hatten. Im *British Medical
Journal* und im *Lancet* veröffentlichte Studien bestätigen, daß
Homöopathie sich als hilfreich erwiesen hat bei rheumatoider
Arthritis, Kopfschmerzen, Verdauungsproblemen, verstauch-
ten Knöcheln und anderen Problemen, die oft mit rezeptfreien
Medikamenten behandelt werden. Die Wissenschaft sucht fie-
berhaft nach Erklärungen für die Wirkungsweise der Homöopathie, und die vorgeschlagenen Lösungen sind faszinierend.
Eine Theorie zum Beispiel basiert auf den Arbeiten eines
deutschen Biophysikers, der mit Hilfe raffinierter Techniken
wie Magnetresonanzbilddarstellung nachwies, daß homöopathische Medikamente meßbare elektromagnetische Signale
aussenden, die sich von Substanz zu Substanz unterscheiden.
Auch wenn das Arzneimittel so stark verdünnt ist, daß die
Ausgangssubstanz nicht mehr aufgespürt werden kann, wirkt
es also möglicherweise auf einer niedrigeren molekularen
Ebene des Körpers.

Schätzungen zufolge verwenden weltweit ungefähr 500 Millionen Menschen homöopathische Arzneimittel. In Frankreich

ist Oscillococcinum, ein homöopathisches Produkt, das auch in
den USA an Beliebtheit gewinnt, das am häufigsten verkaufte
rezeptfreie Medikament gegen Erkältungen und Grippe.

Insgesamt gibt es über 2000 homöopathische Präparate. Obwohl viele von ihnen pflanzliche Stoffe enthalten, unterscheiden sie sich von anderen pflanzlichen Heilmitteln, weil die
Stoffe in der Homöopathie potenziert, d. h. verdünnt, werden.
Homöopathische Arzneimittel unterliegen den Regelungen der
amerikanischen Gesundheitsbehörde FDA und müssen die
gleichen Richtlinien bei den Herstellungsverfahren einhalten
wie andere Medikamente. Während aber Medikamente durch
die FDA zugelassen werden müssen, brauchen homöopathische Arzneimittel nicht das damit verbundene teure und aufwendige Genehmigungsverfahren zu durchlaufen. Im folgenden finden Sie eine Übersicht verschiedener Homöopathika.
Die meisten vorgefertigten Produkte enthalten eine Kombination verschiedener homöopathischer Wirkstoffe. In einem Produkt zur Behandlung von Grippe kann zum Beispiel ein Mix
aus Heilmitteln gegen Atemprobleme, Husten, Kopf- und Gliederschmerzen enthalten sein.

Allium cepa

Was passiert, wenn Sie eine Zwiebel schneiden? Ihre Augen
tränen und Ihre Nase fühlt sich verstopft an – fast so, als hätten Sie eine Erkältung. Im Einklang mit dem Prinzip, »Ähnliches mit Ähnlichem zu heilen«, wird dieses homöopathische
Arzneimittel, das aus roten Zwiebeln hergestellt wird, zur
Behandlung von Erkältungskrankheiten, allergischen Reaktionen und Heuschnupfen verschrieben.

Arnika

Arnika wird zur Behandlung von Prellungen, Verstauchungen und Muskelkater verwendet. Betroffene Stellen sollen einfach mit der homöopathischen Salbe eingerieben werden. Obwohl Arnika normalerweise nicht oral eingenommen werden sollte, ist homöopathisches Arnika gefahrlos und kann auch als Schmerzmittel geschluckt werden. Tragen Sie Arnika nicht auf offene oder blutende Hautstellen auf.

Arsenicum album

Auch ein Gift kann ein homöopathisches Heilmittel sein – zum Beispiel Arsen. In hohen Dosierungen kann Arsen zum Tod durch Vergiftung führen; in homöopathischen Dosen wird es zur Behandlung von Durchfall, Erbrechen, Magenschmerzen und sogar Lebensmittelvergiftung verwendet. Interessanterweise ist Arsen ein klassisches Heilmittel bei entzündlichen Hautkrankheiten wie Schuppenflechte (Psoriasis).

Belladonna

Belladonna oder Tollkirsche ist in homöopathischen Präparaten zur Behandlung von hohem Fieber, starken Erkältungen, Halsschmerzen, Kopfschmerzen und Ohrinfektionen enthalten. interessanterweise empfehlen Homöopathen Belladonna, wenn bei einer Ohrinfektion die Schmerzen im rechten Ohr stärker sind als im linken. Nach der Lehre der Homöopathie sind Menschen, die gut auf Belladonna ansprechen, sehr lichtempfindlich.

Bryonia

Bryonia (Zaunrübe) ist ein beliebtes Heilmittel gegen trockenen Husten, der durch Wärme oder Bewegung verschlimmert wird. Darüber hinaus wird Zaunrübe gegen Spannungskopfschmerzen empfohlen, die durch Bewegung verstärkt werden oder klopfende Schmerzen auf der rechten Kopfseite verursachen. Traditionell ausgerichtete Homöopathen setzen Zaunrübe bevorzugt bei den hektischen A-Typen ein, die in Arbeit ersticken und oft ungeduldig und gereizt sind.

Calendula

Eine homöopathische Salbe, in der Calendula (Ringelblume) und andere pflanzliche Inhaltsstoffe (wie Schwarzwurz, Arnika oder Bienen-Propolis) enthalten sind, ist zur Behandlung kleiner Schnitte und Wunden geeignet. Calendula beugt Infektionen vor und beschleunigt die Heilung.

Carbo vegetabilis

Wenn Sie nach beinahe jeder Art von Essen Blähungen haben und sich besser fühlen, wenn Sie aufstoßen können, ist das die richtige Arznei für Sie.

Coffea

Können Sie vor Aufregung nicht schlafen? Ein Arzneimittel, das aus ungeröstetem Kaffee hergestellt wird, hilft bei Schlaflosigkeit wegen Überreizung oder Erregung.

Colocynthis

Colocynthis (Koloquinte) beruhigt einen verdorbenen Magen und hilft gegen Magenkoliken.

Eisenhut

Eisenhut ist in Präparaten enthalten, die beim ersten Anzeichen einer Erkältung, Grippe oder Ohrinfektion eingenommen werden sollen. Ein plötzliches Kratzen im Hals oder ein unvermittelt einsetzendes Kältegefühl sind Zeichen dafür, daß Sie Eisenhut benötigen. Das Arzneimittel wird auch bei Schlaflosigkeit verschrieben, die auf emotionale Aufregung oder Angst zurückzuführen ist.

Euphrasia

Euphrasia (Augentrost) wird im Anfangsstadium von Erkältungen und Allergien verwendet. Es wird empfohlen, wenn der abgesonderte Schleim klar ist (im Gegensatz zu Allium cepa, das bei Absonderung von schwerem, dicken Schleim gegeben wird). Homöopathen sagen, daß Euphrasia besonders gut gegen tränende, juckende Augen hilft.

Ferrum phosphoricum

Ferrum phosphoricum (phosphorsaures Eisen) wird zur Behandlung von mäßig hohem Fieber (unter 39°), Halsschmerzen und geschwollenen Mandeln empfohlen.

Gelsemium

Gelsemium (gelber Jasmin) wird bei dumpfen Kopfschmerzen und Schlaflosigkeit empfohlen, vor allem, wenn Angst vor dem nächsten Tag oder Lampenfieber die Schlafprobleme verursachen. Wenn Sie nachts wach liegen und sich Sorgen über eine bevorstehende Prüfung oder Präsentation machen, sollten Sie es einmal mit diesem Arzneimittel versuchen.

Ignatia

Ignatia, das »homöopathische Prozac«, ist für Menschen geeignet, die traurig oder emotional aufgewühlt sind und unter Angstproblemen wie Depression, Schlaflosigkeit oder streßbedingten Magenbeschwerden leiden. Ignatia hat eine beruhigende Wirkung auf den Körper.

Kamille

Kamille ist in Präparaten zur Behandlung von starken Kopf-schmerzen, Schlaflosigkeit oder Verstopfung enthalten. Sie wird darüber hinaus bei Menstruationskrämpfen und für zah-nende Babys empfohlen.

Lycopodium

Lycopodium (Bärlapp) wird bei Blähungen, Lampenfieber und Halsschmerzen verschrieben, die durch ein heißes Ge-tränk gelindert werden können. Bärlapp ist vor allem für Per-sonen geeignet, die ihr mangelndes Selbstvertrauen hinter einem forschen, überheblichen Auftreten verbergen.

Nux Vomica

Nux Vomica (Brechnuß) ist das beliebteste Arzneimittel gegen Übelkeit und Magenverstimmung nach feuchtfröhlichen Abenden. Nux vomica enthält winzige Mengen des giftigen Strychnin. Homöopathen verschreiben das Arzneimittel auch hektischen, gereizten, wettbewerbsorientierten Menschen, die unter chronischem Sodbrennen leiden.

Pulsatilla

Wenn Sie unter prämenstruellem Syndrom (PMS), Menstrua-tionsbeschwerden oder klimakteriumsbedingten Stimmungs-schwankungen leiden, kann Ihnen dieses Arzneimittel helfen,

Ihr inneres Gleichgewicht wiederzufinden. Sie können es auch einnehmen, wenn Sie schwermütig sind oder sich zu sehr an andere Menschen anklammern.

Rhus toxicodendron

Rhus toxicodendron (Giftsumach) wird bei Arthritis und Sportverletzungen empfohlen. Darüber hinaus können Arzneimittel, in denen Rhus toxicodendron enthalten ist, extrem unruhigen oder nervösen Menschen guttun. Giftsumach wird auch verwendet, um die mit Masern und Windpocken verbundenen Symptome zu lindern.

Sarsaparilla

Dieses Arzneimittel wird routinemäßig bei Blaseninfektionen verschrieben, die mit Brennen und Schmerzen beim Urinieren verbunden sind. Blaseninfektionen können eine schwere Erkrankung sein und zu Nierenproblemen führen – sprechen Sie vor einer Selbstmedikation auf jeden Fall mit Ihrem Arzt oder Heilpraktiker.

Veratrum album

Wenn Sie erbrechen, Durchfall haben oder unter Übelkeit leiden und sich dementsprechend schwach fühlen, kann Ihnen Veratrum oder Nieswurz helfen. Homöopathen halten das Medikament für angezeigt, wenn Sie Durst auf kaltes Wasser haben, sich aber unmittelbar nach dem Trinken erbrechen müssen.

7
Ergänzungsmittel aus
aller Welt

Die Bewohner der westlichen Welt gefallen sich in der Vorstellung, die Medizin erfunden zu haben. Dabei ist unser medizinisches System mit seinen gerade mal 200 Jahren im Grunde noch grün hinter den Ohren. Tausende von Jahren, ehe es Apotheken und medizinische Fakultäten gab, praktizierten Schamanen und Naturheiler mit bemerkenswertem Erfolg ihre eigenen Formen traditioneller Medizin. In vielen Teilen der Welt tun sie das bis heute. Im Gegensatz zu unserer westlichen Medizin, die primär eine »Medizin am Krankenbett« ist und sich auf die Heilung von Krankheiten konzentriert, legen die alten Methoden ihr Schwergewicht auf das Wohlbefinden von Körper und Geist. Ihrem Verständnis nach haben Heilkundige die Aufgabe zu verhindern, daß Krankheiten überhaupt erst auftreten.

Obwohl wir ihre Existenz kaum zur Kenntnis nehmen, sind wir den alten Heilkundigen zu großem Dank verpflichtet. Es überrascht Sie vielleicht zu hören, daß mindestens die Hälfte aller in den westlichen Ländern verordneten Pharmazeutika – dazu zählen auch viele der erfolgreichsten Krebsmedikamente – von Kräutern und Ergänzungsmitteln abgeleitet wurden, die bereits die frühen Heilkundigen eingesetzt haben.

Seit sich die westliche Welt verstärkt der alternativen Medizin zuwendet, ist das Interesse am Konzept einer vorbeugenden Medizin und dem Einsatz von Ergänzungsmitteln zur Aufrechterhaltung der Gesundheit und Vitalität wiedererwacht. In diesem Kapitel beschreibe ich einige der klassischen Heilmethoden sowie eine Auswahl »neuer« Ergänzungsmittel, die in Naturkostläden angeboten und in der ganzen Welt verwendet werden.

Ayurvedische Medizin

Die über 6000 Jahre alte ayurvedische Medizin Indiens ist das älteste bekannte Heilsystem der Welt, wobei die ältesten medizinischen Schriften bis etwa 4500 v. Chr. zurückgehen. Ayurveda wird noch heute in Indien praktiziert. Es ist ein Begriff aus dem Sanskrit und setzt sich aus den beiden Worten *ayur*, das heißt »Leben« und *veda*, das heißt »Wissen« zusammen. Die ayurvedische Medizin wurde wegen ihres tiefgreifenden Einflusses auf praktisch alle anderen Heilmethoden in beiden Hemisphären als die »Mutter allen Heilens« bezeichnet. Frühe Schriften zeigen, daß ayurvedische Ärzte mit ihren Kenntnissen über die starken Heilkräfte von Pflanzen ihrer Zeit um Lichtjahre voraus waren. In dieser Hinsicht sind sie die Begründer der modernen Pharmakologie. Sie besaßen ein hochentwickeltes Wissen über die Funktionsweise des Körpers, und es gibt Beweise dafür, daß ayurvedische Ärzte sogar Operationen durchführten. Ernährung und geistige Erbauung waren und sind gleichberechtigte Bestandteile der ayurvedischen Medizin. Die Konzepte des Ayurveda wurden von buddhistischen Mönchen verbreitet, die überall im Osten Klöster eröffneten, in denen die verschiedenen Kulturen die ayurvedischen Grundprinzipien an ihre jeweiligen nationalen Mentalitäten und Denkweisen anpaßten. Das klassische chinesische Heilsystem hat seine Wur-

zeln ebenso in der ayurvedischen Medizin wie ein Großteil
der von Hippokrates, dem Vater der modernen Medizin,
praktizierten Heilverfahren.

Ayurveda liegt die Philosophie zugrunde, daß es nicht ausreicht, die Symptome einer Krankheit zu behandeln, sondern
daß die Behandlung den ganzen Körper umfassen muß. So
würde ein ayurvedischer Arzt nicht einfach ein pflanzliches
Mittel zur Behandlung der Krankheit verschreiben, sondern
ein ganzes Programm für den Patienten entwickeln, zu dem
auch ein Ernährungsplan und die Veränderungen des Lebensstils gehören. Es entbehrt nicht einer gewissen Komik, wenn
wir diesen Ansatz im Westen als ganzheitliche Medizin bezeichnen, und die Ärzte, die ihn verfolgen, als innovativ und
aufgeschlossen. In Wirklichkeit ist ihre Herangehensweise so
alt wie die Geschichte.

Wir können von der ayurvedischen Medizin so manche Lek-
tion lernen, vor allem wohl die, daß sich ein frühzeitiges Ein-
greifen stark auf die künftige Lebensqualität des Patienten
auswirkt. Ein Beispiel dafür ist die Art und Weise, wie die
ayurvedische Medizin mit dem Thema Wechseljahre umgeht.
Im Westen wird das Klimakterium normalerweise erst behandelt, wenn bei einer Frau typische Symptome wie Hitzewallungen auftreten. Erst dann werden synthetische Hormone mit
möglicherweise gefährlichen Nebenwirkungen zur Linderung
der Symptome verschrieben. Nach Philip Duterme, Präsident
von Ayurvedic Concepts, einer neuen Marke standardisierter
ayurvedischer Ergänzungsmittel, warten indische Frauen nicht
bis zur Menopause, um den hormonellen Veränderungen zu
begegnen, sondern stellen sich Jahre im voraus darauf ein. Bereits mit etwa 20 nehmen Frauen pflanzliche Präparate ein, die
ihnen helfen, ihr ganzes Leben lang den Hormonspiegel kon-

stant zu halten, die monatlichen Hormonschwankungen, die ein prämenstruelles Symptom verursachen können, auszugleichen und schließlich den Übergang von den fruchtbaren Jahren zur Menopause zu erleichtern. Auf diese Weise vermeiden sie das abrupte Absinken des Hormonspiegels, das schwere Wechseljahresbeschwerden auslösen kann.

Heute werden zahlreiche ayurvedische Produkte in Naturkostläden verkauft, und ihre Beliebtheit steigt sprunghaft an. Obwohl einige Pflanzen als Monopräparate erhältlich sind, werden Pflanzen in der klassischen ayurvedischen Medizin nur in Kombination mit anderen Pflanzen verwendet. Darüber hinaus mißbilligen ayurvedische Ärzte das westliche Konzept, ein oder zwei aktive Wirkstoffe einer Pflanze zu extrahieren, statt die ganze Pflanze zu nutzen. Ayurvedische Heiler verwenden die ganze Pflanze, weil sie glauben, daß jede chemische Substanz in einer Pflanze darauf abgestimmt ist, in Harmonie mit dem Körper zu arbeiten. Statt nach der genau passenden Wunderwaffe gegen eine ganz bestimmte Störung zu suchen, setzt die ayurvedische Medizin darauf, alle Körpersysteme zu stärken und zu unterstützen. Dafür werden über 2000 verschiedene Zubereitungen verwendet. Viele von ihnen enthalten die weltweit beliebtesten Pflanzen – zum Beispiel Knoblauch, Aloe, Ingwer und Kurkuma. Andere sind in ihrer Zusammensetzung exotischer. Im Folgenden finden Sie eine Beschreibung der am häufigsten verwendeten ayurvedischen Pflanzenpräparate, die in Naturkostläden erhältlich sind. Mehrere von ihnen sind auch in der Liste der Top 100 aufgeführt. Während ich dort die Vermarktung dieser Pflanzen in den westlichen Ländern beschrieben habe, stelle ich an dieser Stelle ihre traditionelle Verwendung vor. Ayurvedische Pflanzen sind typischerweise in Kombinationspräparaten enthalten; deshalb gebe ich keine individuellen Dosierungen für die folgenden Heilpflanzen an. Beachten Sie einfach die Packungsbeilage.

Amalaki

(*Hinweis:* Amalaki ist vorwiegend in den USA erhältlich.)

Amalaki ist der ergiebigste pflanzliche Vitamin-C-Lieferant (eine Frucht enthält 3000 mg), den wir kennen, und somit ein hochwirksames Antioxidans. Es ist in ayurvedischen Mitteln zur Stärkung des Immunsystems und zur Behandlung von Husten und Erkältungskrankheiten enthalten. Angeblich unterstützt Amalaki den Knochenaufbau, wahrscheinlich weil Vitamin C das Kollagenwachstum stimulieren kann. Amalaki wird auch zur Behandlung von Sehproblemen verschrieben.

Ashwagandha (Winterkirsche)

(*Hinweis:* Ashwagandha ist vorwiegend in den USA erhältlich.)

In der ayurvedischen Verwendung von Anregungsmitteln – Pflanzen, die nicht zur Behandlung von bestimmten Beschwerden, sondern zur Erhaltung der Gesundheit und Vitalität gegeben werden – drückt sich der grundlegende Unterschied zwischen dieser und der westlichen Medizin aus. Eines der am meisten geschätzten Anregungsmittel ist Ashwagandha. Es kann vor allem Streß abbauen, den ayurvedische Ärzte seit langem als Hauptursache für Krankheiten erkannt haben (siehe auch Kapitel 1).

Brahmi

(*Hinweis:* Brahmi ist vorwiegend in den USA erhältlich.)

Lange bevor aufgeklärte westliche Ärzte den Begriff »ganzheitliche Medizin« verwendeten, wußten ayurvedische Ärzte, daß Streß die Ursache vieler körperlicher und seelischer Pro-

bleme ist. Deshalb sind etliche Pflanzen, die zur Behandlung
verschiedenster Beschwerden genutzt werden, gleichzeitig
natürliche Beruhigungsmittel. Brahmi oder Gotu Kola ist ein
Beispiel dafür. Die Pflanze, die eine leicht beruhigende Wirkung hat, scheint bei einer Reihe von Problemen Wunder zu
wirken. Brahmi war von jeher das bevorzugte Arzneimittel
bei Nervosität und Problemen mit der Gehirnleistung. Man
sagt, es verjünge das Gehirn und schärfe das Denkvermögen.
Brahmi ist auch ein klassisches Medikament bei Hautstörun-
gen wie Ekzem und Schuppenflechte (Psoriasis), die – wie
wir heute wissen – durch Streß verschlimmert werden können.

Gugul

(*Hinweis:* Gugul ist vorwiegend in den USA erhältlich.)

Im Westen, wo Medikamente gerne klaren Kategorien zu-
geordnet werden, gilt Gugul als Pflanze, die Herzkrankheiten vorbeugen kann, weil es einen hohen Cholesterin- und
Triglyzeridspiegel senkt. Ayurvedische Ärzte betrachten
diese Zuordnung als viel zu eng: Für sie ist Gugul eine
Pflanze, die den Körper auf vielfältige Weise stärken kann,
und sie fürchten, daß Guguls Einklassifizierung als »Fett-
schlucker« seine anderen Eigenschaften in den Hintergrund
treten läßt. So kann Gugul beispielsweise das Immunsystem
stärken, eine Tatsache, die durch seine Fähigkeit bewiesen
wird, die Zahl der weißen Blutkörperchen zu erhöhen.
Ayurvedische Ärzte mischen Gugul Präparaten zur Stärkung
und Kräftigung vieler verschiedener Körpersysteme bei
(siehe auch Kapitel 1).

Momordica Chirantia

(*Hinweis:* Momordica Chirantia ist vorwiegend in den USA erhältlich.)

Ayurvedische Ärzte setzen Momordica Chirantia (Bittergurke) traditionell zur Behandlung von Typ-II-Diabetes (Altersdiabetes) ein. Zahlreiche Studien haben gezeigt, daß Bittergurke einen erhöhten Blutzuckerspiegel normalisieren kann. Indische Wissenschaftler machen geltend, die Pflanze könne die Produktion von Insulin, dem wichtigsten Hormon beim Zerlegen von Zucker, fördern bzw. seine Aktivität verbessern. Darüber hinaus gibt es hochinteressante neue Informationen über einen möglichen Einsatz von Bittergurke im Kampf gegen AIDS und Krebs. In Reagenzglas-Studien hat Bittergurke die Ausbreitung des AIDS-auslösenden HIV-Virus gestoppt. Bittergurke stimuliert auch die Aktivität krankheitsbekämpfender Immunzellen. Diese Wirkung läßt den Schluß zu, daß Bittergurke das Fortschreiten von AIDS und anderen menschlichen Krankheiten zu verlangsamen hilft. Ich habe vor kurzem gehört, daß AIDS-Patienten in San Francisco einen gleichnamigen Club, den *Bitter Melon Club*, gegründet haben, weil sie davon überzeugt sind, daß ihnen Bittergurke in Kombination mit anderen Therapieformen hilft, ihre Krankheit in Schach zu halten. Es wurde auch gezeigt, daß Bittergurke das Wachstum von Krebstumoren bei Tieren hemmt, so daß es ein vielversprechendes Krebsmedikament sein könnte. Frische Bittergurke ist in Asienläden erhältlich. Außerdem wird sie als Extrakt oder in Kapselform angeboten.

Picorhiza Kurroa

(*Hinweis:* Picorhiza Kurroa ist vorwiegend in den USA erhältlich.)

Picorhiza Kurroa ist das klassische Arzneimittel bei Leberbeschwerden und wird auch zur Unterstützung der Leberfunktion verschrieben. Man glaubt, daß es die Leber schützt, indem es entzündliche Prozesse hemmt, die Leberzellen zerstören können. Obwohl die ayurvedische Medizin großen Wert auf die Verwendung der ganzen Pflanze legt, wurden viele Pflanzen, darunter auch Picorhiza kurroa von Wissenschaftlern analysiert, die einzelne Inhaltsstoffe für die Entwicklung neuer Medikamente verwenden oder die ayurvedische Medizin wissenschaftlich begründen möchten. Ihren Berichten zufolge enthält Picorhiza kurroa eine Substanz namens Kutkin, die eine deutliche Schutzwirkung auf die Leber ausübt. In einer Studie, an der Patienten mit Parasiteninfektion beteiligt waren, senkte Kutkin den Lipidperoxidspiegel und erhöhte den Anteil des Antioxidans Superoxid-Dismutase (SOD) in der Leber. Das deutet darauf hin, daß Kutkin der Leber helfen kann, sich selbst zu heilen.

Shatawari

(*Hinweis:* Shatawari ist vorwiegend in den USA erhältlich.)

Shatawari (wörtlich übersetzt »die 100 Ehemänner haben«) gehört zur Familie der Spargelgewächse und ist ein beliebtes Anregungsmittel, das angeblich die sexuelle Vitalität bei Frauen stärkt. Die Pflanze wird von Frauen jeden Alters, vom frühen Erwachsenenalter bis nach der Menopause, zur Normalisierung des Hormonspiegels eingenommen. Sie wird darüber hinaus Männern wie Frauen zur Behandlung von Diabetes verschrieben.

Triphala

Triphala, eine Kombination getrockneter Früchte dreier unterschiedlicher Pflanzen (Amalaki, Bibtaki und Haritaki) ist das in der ayurvedischen Medizin am häufigsten eingesetzte pflanzliche Präparat. Es kann allein oder in Kombination mit anderen Pflanzen genommen werden. Ayurvedische Ärzte bezeichnen Triphala als »den guten Hausverwalter«, weil es die Harmonisierung verschiedener Körperfunktionen unterstützt. Insbesondere soll Triphala die Verdauung normalisieren, die Absorption von Nährstoffen verbessern und den Stoffwechsel regeln. In einer kürzlich in Indien durchgeführten Studie wurde Triphala erfolgreich zur Unterstützung der Gewichtsabnahme eingesetzt.

Chinesische Ergänzungsmittel

Ähnlich wie die ayurvedische Medizin konzentriert sich die traditionelle chinesische Medizin nicht auf Einzelsymptome, sondern versteht den menschlichen Körper primär als ein Gesamtsystem, das eines sorgfältigen Managements bedarf. Wesenskern der chinesischen Medizin ist der tiefe Glaube an Yin und Yang oder das Gleichgewicht der Energie im Körper. Der traditionellen chinesischen Medizin zufolge stehen im Universum zwei gegensätzliche Kräfte einander gegenüber: das negative Yin und das positive Yang. Jedes Ding und jedes Lebewesen (auch Pflanzen) ist entweder als Yin oder Yang charakterisiert. Yin-Typen sind in der Regel kühl, ruhig und zurückhaltend. Yang-Typen sind hitzig, mitreißend und energiegeladen. Ein gesunder Körper findet sein Gleichgewicht zwischen den gegensätzlichen Kräften von Yin und Yang. Dementsprechend treten Krankheiten auf, wenn ein Ungleichgewicht im Körper vorhanden ist, und können nur durch Wiederherstellung des Gleichgewichts geheilt werden. Die chinesische Medizin zielt darauf ab, jedes Ungleichgewicht zu verhindern, um so die Patienten gesund zu erhalten. Im alten China zahlten wohlhabende Familien Ärzten ihr Honorar dafür, daß sie die Familienmitglieder gesund erhielten. Wurde ein Familienmitglied krank, so wurde dies als Zeichen für ärztliches Versagen gewertet und die Zahlungen wurden eingestellt.

Die traditionelle chinesische Heilkunst stützt sich auf pflanzliche Medikamente, Sport, Akupunktur und Meditation. Moderne chinesische Ärzte binden diese Tradition oft in ihr Denken und Handeln ein.

Das erste chinesische Pflanzenbuch geht auf das Jahr 3494 v. Chr. zurück, als Experten unter der Leitung von Kaiser Shen Nung die Heilkräfte von über 7000 Pflanzen dokumentierten. Vor etwa 1000 Jahren, während der Song-Dynastie, wurden die darin enthaltenen Informationen aktualisiert und die Daten von über 2000 wirksamen Pflanzenkombinationen veröffentlicht.

Wie ayurvedische setzen auch chinesische Heiler auf Anregungsmittel zu Erhaltung der Gesundheit und Vitalität.

Zu den Wesensmerkmalen der chinesischen Medizin gehört es, die ganze Pflanze zu nutzen, nicht nur Extrakte eines oder zweier Inhaltsstoffe. Dr. James H. Zhou, Ph.D., der Mitgründer von HerbaSway, einem Hersteller standardisierter chinesischer Pflanzenpräparate, weist darauf hin, daß viele Pflanzen, z. B. Ginkgo biloba, deren gesundheitlicher Nutzen erwiesen ist, chemische Substanzen enthalten, die, wenn sie einzeln eingesetzt werden, toxisch wirken können. Setzt man diese »schlechten« Substanzen dagegen in Kombination mit anderen in der gleichen Pflanze enthaltenen Substanzen ein, so werden sie neutralisiert und können sogar hilfreich sein. Echte chine-

sische Heiler verwenden Pflanzen demnach nicht einzeln, sondern kombinieren sie in ihren Rezepturen mit anderen Pflanzen.

Bis vor ganz kurzer Zeit waren chinesische Pflanzen nur in
speziellen Geschäften erhältlich, die zumeist nur anderen chinesischen Heilern bekannt waren. Selbst wenn man ein ent-
sprechendes Geschäft ausfindig machen konnte, war das
Angebot an Wurzeln und getrockneten Pflanzen meist völlig
verwirrend. Heute ist die Anwendung chinesischer Pflanzen
sehr viel einfacher geworden. In Naturkostläden bieten mehrere Hersteller chinesische Pflanzenprodukte entweder einzeln oder in Kombination mit anderen Pflanzen zur Behandlung bestimmter Symptome an. Es gab einige beunruhigende
Berichte über die schlechte Qualität oder sogar chemische Belastung von aus China importierten Pflanzen. Um sicherzugehen, daß Sie Qualität kaufen, sollten Sie standardisierte Produkte etablierter Hersteller bevorzugen, die die Reinheit und
das Mischungsverhältnis garantieren.

Im Folgenden finden Sie eine Übersicht über beliebte chinesische Pflanzen, die in Naturkostläden erhältlich sind. Einige haben Sie bereits in der Liste der Top 100 kennengelernt.

Astralagus

Astralagus (Huang chi) ist als Adaptogen bekannt, als Pflanze
also, die die Wiederherstellung des Gleichgewichts im Körper
unterstützt und die Körperfunktionen stärkt. Die moderne
Wissenschaft hat festgestellt, daß Astralagus eine starke Wirkung auf das Immunsystem hat. Chinesische Ärzte verschreiben es Krebspatienten, um das Immunsystem nach einer
Chemotherapie oder Bestrahlung zu stärken. Astralagus wird
in Pflanzenpräparaten zur Wiederherstellung von Ausdauer
und Energie verwendet.

Bitterorange

Bitterorange gehört zur Familie der Zitrusfrüchte und wurde zur Behandlung von Verdauungsproblemen, Husten, Allergien und entzündlichen Erkrankungen eingesetzt. Heute ist unreife Bitterorange in pflanzlichen Kombinationspräparaten zur Behandlung von Allergien und Kältesymptomen enthalten.

Fo Ti

Fo Ti oder He-shou-wu gilt als ausgezeichnetes Verjüngungsmittel. In China wird es als Hausmittel zur Wiederherstellung jugendlicher Vitalität und Fruchtbarkeit verwendet und soll sogar das Grauwerden der Haare verhindern! Fo ti ist darüber hinaus ein traditionelles Mittel gegen Magen-Darm-Probleme und Diabetes.

Ingwer

Ingwer ist eine »heiße« oder Yang-Pflanze, die traditionell gegen Reisekrankheit, Grippe und Magen-Darm-Beschwerden verabreicht wird. Ingwer hilft besonders gut gegen einen nervösen Magen und Krämpfe. Chinesische Heiler empfehlen schwangeren Frauen, die mit morgendlicher Übelkeit zu kämpfen haben, den Genuß von Ingwertee. Die durch den Ingwer hervorgerufene Wärme soll dem Körper bei der Überwindung von Erkältungssymptomen und Infektionen der Atemwege helfen. Gingerol, eine in Ingwer enthaltene Substanz, ist ein hochwirksames Antioxidans.

Ingwer ist in Kapselform oder in Kombinationspräparaten erhältlich.

Knöterich

Knöterich (*Polygonum cuspidatum*) lindert nicht nur Husten und Erkältungskrankheiten, sondern senkt auch den Blutdruck, indem er die Blutzirkulation im Körper verbessert. Weiter kann die herzfreundliche Pflanze das Risiko von Blutgerinnseln senken und somit helfen, einem Herzinfarkt oder Schlaganfall vorzubeugen. Darüber hinaus verschreiben chinesische Pflanzenheiler Knöterich zur Linderung von Rückenschmerzen. Er ist in Präparaten zur Stärkung des Herz-Kreislauf-Systems und zur Behandlung von Erkältungen enthalten.

Kudzu

(*Hinweis:* Kudzu ist eine traditionelle chinesische Medizin (TCM).)

Kudzu gehört zu den Top 100 und wird im Westen als Mittel gegen Alkoholmißbrauch und Kater vermarktet. Es wird seit Jahrtausenden von chinesischen Heilern eingesetzt und enthält eine Substanz, die den Blutfluß verbessert und das Herz stärkt. Chinesischen Wissenschaftlern zufolge kann Kudzu ein hilfreiches Mittel gegen Grünen Star (Glaukom) sein, einer Krankheit, die durch einen hohen Augendruck verursacht wird und zur Erblindung führen kann.

Lo Han Kuo

(*Hinweis:* Lo Han Kuo ist eine traditionelle chinesische Medizin (TCM).)

Lo Han Kuo, ein Kürbisgewächs mit dem botanischen Namen Cucurbitaceae, gilt als magische Pflanze. Chinesische Heiler empfehlen es bei Erkältungskrankheiten, Husten, Verdauungsproblemen und zur Linderung von Streß. Die Pflanze wird in den USA als Extrakt angeboten und besitzt eine natürliche Süße. Sie ist 250mal süßer als Zucker, enthält aber keine Kalorien, und ist zum Süßen von Getränken geeignet.

Ma Huang

(*Hinweis:* Ma huang ist eine traditionelle chinesische Medizin (TCM).)

Ma huang ist die traditionelle chinesische Arznei gegen Asthma, Erkältungen und anderen Erkrankungen der Atemwege. Tatsächlich sind die westlichen Medikamente Ephedrin und Pseudoephedrin, die häufig in rezeptfreien Erkältungspräparaten enthalten sind, aus Ma huang gewonnene Substanzen. Ma huang ist eine »heiße« oder Yang-Pflanze. Es bringt den Stoffwechsel auf Trab und ist im Westen in manchen pflanzlichen Präparaten zur Gewichtsabnahme enthalten. Obwohl Ma huang in China seit 4000 Jahren ohne bekannte Nebenwirkungen eingesetzt wird, gibt es Berichte, wonach Jugendliche es als Aufputschmittel verwenden. Im Übermaß eingenommen kann Ma huang eine ähnliche Wirkung wie Amphetamine haben und zu Herzrasen und erhöhtem Blutdruck führen. Menschen mit Herzproblemen sollten Ma huang auf keinen Fall einnehmen. Wenden Sie es auf jeden Fall mit Vorsicht an und nur, wenn Sie es wirklich benötigen.

Wu-Wei-Tzu

Wu-Wei-Tzu ist im Westen als Schisandra bekannt. Es gilt als Adaptogen, das den Körper kräftigen und stärken kann, indem es die Widerstandskraft gegen Krankheit und Streß verbessert. Schisandra ist in Sport-Ergänzungsmitteln zur Stärkung der Ausdauer und Erhöhung der sportlichen Leistung sowie in Anregungsmitteln zur Verbesserung des allgemeinen Gesundheitszustands und der Vitalität enthalten.

Ergänzungsmittel aus dem Regenwald

Wenn Historiker auf das 20. Jahrhundert zurückblicken, wird sich möglicherweise zeigen, daß die wichtigen Dinge, die wir *nicht* getan haben, bei weitem schwerer wiegen als das, was wir zuwege gebracht haben. Ein kritischer Bereich, in dem wir kläglich versagen, ist die Rettung der unersetzlichen Regenwälder dieser Welt, insbesondere in der südlichen Hemisphäre. In den letzten 20 Jahren ist die Hälfte der Regenwälder verschwunden: in atemberaubendem Tempo werden täglich 320 Quadratmeilen Regenwald abgeholzt. Tragischerweise sind dort aber über 200 000 Pflanzenarten beheimatet, von denen bisher erst ein paar Tausend identifiziert wurden. Trotzdem werden etwa 25 Prozent unserer Pharmazeutika aus Regenwaldpflanzen gewonnen, darunter viele unserer wirksamsten Mittel zur Krebsbehandlung. Als Beispiel seien hier die Medikamente Vincristine und Vinblastine zur Behandlung von Leukämie bei Kindern genannt, die die Überlebensrate dieser kleinen Patienten von 20 auf 80 Prozent erhöht haben. Stellen Sie sich vor, wieviel wirksame Heilmittel noch auf ihre Entdeckung warten, möglicherweise aber zerstört werden, noch ehe wir sie ausfindig machen können! Hinzu kommt, daß der Regenwald 20 Prozent des weltweit vorkommenden Sauerstoffs produziert, eine weitere wertvolle Ressource, die wir für unser Überleben brauchen.

Glücklicherweise werden wir uns der Bedeutung des Regenwalds zunehmend bewußt, und etliche Länder üben Druck auf lokale Regierungen aus, der Zerstörung dieser Apotheke der Natur Einhalt zu gebieten. Auf diese Weise gelang es immerhin, die Rodung zu verlangsamen. Allerdings: Wenn wir nicht aufpassen, wird die Abholzgeschwindigkeit wieder zunehmen, und Leben, die hätten gerettet werden können, werden verloren sein.

Obwohl viele der Pflanzen des Regenwalds als Arznei gegen schwere Krankheiten wirken, eignen sich einige von ihnen ausgezeichnet zur Behandlung alltäglicher Beschwerden. Im folgenden finden Sie einen Überblick über interessante Pflanzen aus dem Regenwald, die in Naturkostläden erhältlich sind und Ihre Lebensqualität mit Sicherheit verbessern können.

Abuta

(*Hinweis:* Abuta ist vorwiegend in den USA erhältlich.)

Abuta gilt im Amazonasgebiet als die Pflanze der Hebammen und wird traditionell zur Behandlung von Regelschmerzen, prämenstruellem Syndrom, drohenden Fehlgeburten und Komplikationen bei der Geburt eingesetzt. Man glaubt, daß Abuta den Hormonspiegel bei Frauen normalisiert und Schmerzen lindert. Abuta ist in pflanzlichen Präparaten enthalten, die als Anregungsmittel für Frauen angeboten werden oder Menstruationsbeschwerden lindern sollen.

Cajueiro

Cajueiro, die Frucht des Acajoubaums, ist reich an Vitamin C. Heiler im Amazonasgebiet verwenden es zur Behandlung von Grippe und Erkältungen sowie als Aphrodisiakum. Cajueiro ist in Anregungsmitteln und in Produkten zur Stärkung der Energie und sexuellen Funktion enthalten.

Chuchuasi

(*Hinweis:* Chuchuasi ist vorwiegend in den USA erhältlich.)

Als natürlicher Entzündungshemmer wird Chuchuasi bei rheumatoider Arthritis und Osteoarthritis eingesetzt. Zur Zeit untersucht ein führender Pharmahersteller, ob die Rinde dieser Pflanze als Mittel gegen Arthritis geeignet ist. Chuchuasi ist in Präparaten zur Behandlung von Arthritis und zur Steigerung der sportlichen Leistung enthalten: Es vermindert die Muskelschmerzen nach einem harten Training.

Hercampuri

(*Hinweis:* Hercampuri ist vorwiegend in den USA erhältlich.)

Diese Regenwaldpflanze wird als Heilmittel bei hohem Cholesterinspiegel und starkem Übergewicht empfohlen. Sie soll den Stoffwechsel anregen, den Körper bei einer effizienteren Fettverbrennung unterstützen und darüber hinaus appetitzügelnd wirken. Hercampuri ist in Präparaten zur Gewichtsabnahme enthalten.

Jatobabaum

(*Hinweis:* Jatobabaum ist vorwiegend in den USA erhältlich.)

Die Rinde des Jatobabaums ist ein bekanntes Mittel gegen *Candida albicans* oder Pilzinfektionen sowie gegen Infektionen der Atem- und der Harnwege. Sie gilt auch als pflanzliches Stärkungsmittel zur Verbesserung von Kraft und Ausdauer. Jatoba wird als Tee angeboten oder ist in Präparaten zur Behandlung von Candida-Infektionen oder zum Schutz der Prostata enthalten.

Maca

(*Hinweis:* Maca ist vorwiegend in den USA erhältlich.)

Die Wurzel dieser in den Anden beheimateten Pflanze wurde von den Inkas wegen ihrer aphrodisierenden und belebenden

Eigenschaften verehrt. Interessanterweise wird Maca auch zur Linderung von Streßsymptomen verwendet, die romantische Gefühle zum Erliegen bringen und uns unserer Vitalität berauben. Heute ist Maca oft in Ergänzungsmitteln für Sportler und anderen Präparaten zur Vitalisierung und Belebung des Körpers enthalten. In den USA setzen Heilpraktiker Maca bei der Behandlung des chronischen Erschöpfungssyndroms ein. Maca ist reich an Aminosäuren, Kalzium, Zink und anderen Vitaminen.

Pata De Vaca

(*Hinweis:* Pata de vaca ist vorwiegend in den USA erhältlich.)

Die aus Brasilien stammende Pflanze ist eine natürliche Arznei gegen Diabetes. Diabetiker leiden oft unter Polyurie, d. h., sie müssen häufig urinieren. Angeblich wirkt Pata de vaca gegen dieses Problem.

Taheebo

(*Hinweis:* Taheebo ist vorwiegend in den USA erhältlich.)

Taheebo oder Pau d'arco wird bei der Behandlung von *Candida albicans* oder Pilzinfektionen verwendet. Lapachol, das in der Rinde des Pau d'arco-Baumes enthalten ist, enthält krebsbekämpfende Substanzen. Es wird auch zur Behandlung von Parasiteninfektionen eingesetzt. Taheebo ist in Kombinationspräparaten zur Behandlung von Candida-Infektionen enthalten.

Eine einzigartige Pflanze aus Tibet: Andrographis paniculata

Die tibetanische Medizin wurzelt in der ayurvedischen Tradition und ist eine interessante Mischung aus indischer, chinesischer und griechischer Medizin. Seit einiger Zeit gilt das besondere Interesse einer bestimmten tibetanischen Pflanze, Andrographis paniculata, die jetzt in Naturkostläden erhältlich ist. Seit über einem Jahrzehnt wird in den skandinavischen Ländern ein Medikament auf Andrographis-Basis erfolgreich zur Linderung von Erkältungskrankheiten eingesetzt. In einer Doppelblind-Studie an 50 Patienten, die entweder Andrographis oder ein Placebo einnahmen, gaben über die Hälfte der mit Andrographis behandelten Teilnehmer an, die Erkrankung nehme einen leichteren Verlauf als gewohnt, und sie erholten sich schneller als die Patienten in der Placebo-Gruppe. Tatsächlich bezeichneten sich nach fünf Tagen 75 Prozent der mit Andrographis behandelten Patienten als geheilt, während 40 Prozent der Patienten in der Placebo-Gruppe immer noch mit Erkältungsbeschwerden kämpften.

Andrographis empfiehlt sich auch für Herzpatienten, die sich einem chirurgischen Eingriff unterzogen haben, bei dem Ablagerungen an den Arterien, die das Herz mit Blut versorgen, entfernt werden, um den Blutfluß zu verbessern. Eine solche Angioplastie hat den Nachteil, daß ihre Wirkung temporär begrenzt ist, und Ablagerungen oft schon wenige Monate nach dem Eingriff die Arterie erneut verengen. Diese Wirkung heißt Restenose. Wissenschaftler der chinesischen Akademie für Präventivmedizin haben festgestellt, daß die Verabreichung von Andrographis an Patienten nach der Angioplastie das Restenose-Risiko offenbar signifikant senkt, weil das Präparat die Bildung neuer Ablagerungen verhindert.

Noch interessanter ist die folgende Einsatzmöglichkeit: Reagenzglas-Studien haben gezeigt, daß Andrographolid, eine aus Andrographis gewonnene Substanz, menschlichen Krebszellen in der Brust, der Leber und der Prostata Einhalt gebietet. Anders als herkömmliche Chemotherapeutika, die oft mit schweren Nebenwirkungen verbunden sind, ist Andrographolid nicht toxisch. Wissenschaftler am Rosell Park Cancer Institute in Syracuse, New York, untersuchen den Einsatz von Andrographolid bei der Behandlung von Prostatakrebs, einer Krebsart, für die es keine Heilung und nur wenige wirksame Behandlungsmöglichkeiten gibt.

Andrographis ist in Erkältungs- und Herz-Kreislauf-Präparaten enthalten.

8
Ergänzungsmittel für eine schöne Haut

In den vergangenen Jahren gab es im Bereich der natürlichen Hautpflegeprodukte eine kleine Revolution. Während veraltete Kosmetikprodukte Hautprobleme vorwiegend überdecken, können innovative Produkte die Gesundheit und Vitalität der Haut von innen heraus verbessern. Viele von ihnen enthalten die gleichen Vitamine, Mineralstoffe und Antioxidantien, die auch oral eingenommen werden können, aber so umgewandelt wurden, daß sie direkt in die Haut einziehen – dort, wo sie am dringendsten gebraucht werden. Bevor ich Ihnen einige der besten dieser neuen Produkte vorstelle, möchte ich Ihnen ein paar grundlegende Informationen über die Haut und ihre Pflege geben.

Die Haut ist das größte Organ des Menschen – sie macht etwa zehn Prozent unseres Körpergewichts aus – und eines der am härtesten geforderten Systeme des Körpers. Die Haut bedeckt und schützt unsere inneren Organe, sie ist zuständig für die Produktion und Speicherung von Vitamin D und sie verhindert zusammen mit dem Immunsystem das Eindringen unerwünschter Viren, Bakterien und anderer Krankheitserreger. Darüber hinaus reguliert die Haut die Körpertemperatur und sorgt dafür, daß Blut und andere Körperflüssigkeiten im Körper bleiben.

Im Gegensatz zu anderen Organen des Körpers ist die Haut

ständig den Einflüssen der Umwelt ausgesetzt – mit der Folge, daß sich mit zunehmendem Alter Verschleißerscheinungen einstellen. Die Haut besteht aus zwei Schichten: der Außenhülle oder Epidermis und der inneren Lederhaut oder Dermis. Unter der Haut liegt eine Schicht aus Fettgewebe, die die Haut von den Muskeln und Knochen trennt. Die Lederhaut besteht hauptsächlich aus Kollagen, jenem Gewebe, das als Gerüst die äußere Zellschicht der Epidermis unterstützt. Mehrere Faktoren tragen zur Hautalterung bei; aber einer der Hauptgründe, warum die Haut in den mittleren Jahren faltiger wird, ist das dramatische Absinken der Kollagenproduktion. Mit dem Schrumpfen der Kollagenunterschicht beginnt die Außenhülle der Haut schlaff und faltig zu werden.

Mit zunehmendem Alter werden neue Zellen nicht mehr so schnell und effizient gebildet wie in jungen Jahren. Die Epidermis enthält reife Zellen, die abgestoßen werden können, und junge Zellen darunter, die darauf warten, sie zu ersetzen. Je älter wir werden, desto länger dauert es, bis die neuen Zellen die alten ersetzen, und das sieht man uns an: Ältere Haut, die nicht gut gepflegt wird, sieht leicht fahl und grau aus.

Gleichzeitig wird die Haut mit dem Alter trockener, da die Zahl der Zellen, die die Hautfeuchtigkeit speichern können, abnimmt; tatsächlich verliert die Haut etwa 30 Prozent ihres Wassergehalts. Junge Zellen sind prall und voll; ältere trocken und runzelig.

Die Hauptschäden der Haut – und dazu gehören auch sogenannte Lachfältchen, Krähenfüße und Runzeln – werden durch die UV-Strahlen der Sonne, also durch lichtbedingte Hautalterung, verursacht. Sonnenbedingte Schäden summieren sich. Jahre können vergehen, bevor ihre zerstörerische Wirkung sich zeigt. Im allgemeinen zeigen sich die späten Auswirkungen der UV-Strahlen ab Mitte 30 in Form von feinen

Linien, Fältchen und einem Nachlassen der Spannkraft. Selbst wenn Sie Sonnenbäder vermeiden, bekommen Sie im ganz normalen Alltag bei jedem Aufenthalt im Freien eine beträchtliche Dosis UV-Strahlen ab.

Es gibt zwei Arten von UV-Strahlen: UVA und UVB. Beide stimulieren die Bildung freier Radikale auf der Haut, die das Äußere des Körpers ebenso sehr schädigen können wie das Innere.

UVB-Strahlen wirken wie »Brennstrahlen«, weil sie Hautrötungen, Schmerzen und Entzündungen verursachen können.

UVA-Strahlen erzeugen dagegen in der Regel keine wahrnehmbare Rötung der Epidermis, also der äußeren Hautschicht. Sie verrichten ihr schädliches Werk, indem sie die Zellen der Lederhaut und der subkutanen Fettschicht unter der Hautoberfläche verletzen und damit jene versteckten Schäden verursachen, die sich Jahre später als Falten und Runzeln und im schlimmsten Fall sogar als Hautkrebs zeigen.

Das natürliche antioxidative Verteidigungsnetz des Körpers deaktiviert einen Teil der freien Radikalen, bevor sie Schaden anrichten. Allerdings nimmt der Anteil der Antioxidantien mit zunehmendem Alter ab. Darüber hinaus haben zahlreiche Studien gezeigt, daß schon eine kleine Menge UV-Licht – die nicht einmal die kleinste Hautrötung hervorrufen muß – den Anteil an Antioxidantien dramatisch sinken läßt. Mit anderen Worten: Jedes Mal, wenn Sie Ihr Gesicht der Sonne aussetzen, wird Ihre Haut der Antioxidantien beraubt, die sie schützen und ihr gesundes und junges Aussehen erhalten.

Die Bestrahlung mit UV-Licht ist die Hauptursache für die Entstehung von Hautkrebs. Jedes Jahr werden in den USA etwa eine Million neue Hautkrebsfälle diagnostiziert. Das Auftragen von Sunblocker und Sonnenschutzmittel bietet zwar einen Schutz gegen UV-Schäden; Sie sollten aber daran denken, daß die meisten Sonnenschutzmittel UVA-Strahlen nicht vollständig blockieren. Obwohl sie vor UVB-Strahlen und damit vor Sonnenbrand schützen, können die UVA-Strahlen weiterhin ihr zerstörerisches Werk tun. Wenn Sie sich in der besonders strahlenintensiven Zeit zwischen 10 und 15 Uhr länger im Freien aufhalten, ist es deshalb klug, einen Hut zu tragen und möglichst im Schatten zu bleiben.

Sonnenschutzmittel sind, wie Sie wissen, durch ihren Lichtschutzfaktor (LSF) gekennzeichnet. Ein Beispiel: Wenn Sie ungeschützt zehn Minuten sonnenbaden können, ehe Sie einen Sonnenbrand bekommen, können Sie mit einem Sonnenschutzmittel mit Lichtschutzfaktor 15 fünfzehn Mal länger in der Sonne bleiben, ehe Sie verbrennen. Bevor Sie ein Sonnenschutzmittel (grundsätzlich mit mindestens Lichtschutzfaktor 15) auftragen, sollten Sie es, wie übrigens auch alle anderen Hautpflegeprodukte, zunächst auf einem kleinen Bereich des Oberarms testen. Bedecken Sie die Stelle 24 Stunden lang mit einem Pflaster. Tritt kein Zeichen einer Hautreizung auf, können Sie das Produkt auch auf der empfindlichen Gesichtshaut verwenden.

Die Sonne zu meiden ist die beste Möglichkeit, sich eine jugendliche, gesunde Haut zu erhalten. Darüber hinaus gibt es viele neue Produkte, die Ihnen helfen können, Ihre Haut vor dem Altern zu schützen und ihr einige der wichtigen Nährstoffe zuzuführen, die ihr Natur und Zeit geraubt haben.

Aloe Vera-Gel

Für die Gesunderhaltung der Haut ist es unverzichtbar, verlorene Flüssigkeit zu ersetzen. Der tägliche Genuß von acht Gläsern gefiltertem Wasser ist eine Möglichkeit, eine gute Versorgung des Körpers mit Flüssigkeit sicherzustellen. Auch die Verwendung eines guten Feuchtigkeitspräparats wie Aloe Vera kann der Haut helfen, Feuchtigkeit zu speichern. Aloe enthält natürliche Moisturizer namens Mucopolysaccaride, die den feuchtigkeitsspeichernden Zellen in der Lederhaut ähneln. Aloe vera kann gereizte Haut beruhigen und die Heilung von kleinen Verbrennungen und Wunden beschleunigen.

Alpha- und Betahydroxysäuren

Weg mit dem Alten, Platz für das Neue. Das ist das Prinzip von Cremes und Gels, die Alpha- und Betahydroxysäuren enthalten. AHAs und BHAs können durch die Oberfläche der Haut eindringen, alte Zellen ablösen und dadurch das Wachstum neuer Zellen stimulieren. Im Laufe der Zeit läßt die konsequente Pflege mit einem AHA- oder BHA-Produkt die Haut jünger und frischer aussehen und bringt feine Linien und Falten zum Verschwinden. Zahlreiche AHA- und BHA-Produkte werden in Apotheken und Naturkostläden verkauft. AHAs sind natürliche Substanzen, die in Obst, Saft, Zucker, Wein und Milch enthalten sind. Die am häufigsten verwendeten AHAs sind Milchsäuren (aus saurer Milch) und Glycolsäuren (aus Rohrzucker). BHAs enthalten Salizylsäure. AHAs können auch die Zahl komplexer Zuckermoleküle in der Haut erhöhen, die der Haut helfen, sich ihre Feuchtigkeit zu bewahren.

AHAs und BHAs werden in verschiedenen Konzentrationen angeboten. Ich rate Ihnen davon ab, ein Produkt zu verwenden, bei dem der Anteil an AHAs oder BHAs größer als zehn Prozent ist. Wenn Sie eine sehr empfindliche Haut haben, beginnen Sie mit einem Produkt, das weniger als fünf Prozent enthält. Einige der Produkte können unmittelbar nach dem Auftragen ein brennendes Gefühl erzeugen. Das ist normal; falls jedoch übermäßige Hautreizungen auftreten – eine Rötung der Haut, die nicht innerhalb von ein oder zwei Minuten abklingt – sollten Sie das Produkt nicht weiter verwenden.

AHAs und BHAs können die Lichtempfindlichkeit der Haut sehr erhöhen. Wenn Sie sie verwenden, müssen Sie also jeden Tag ein Sonnenschutzmittel oder einen Sunblocker auftragen. Wenn Sie das nicht möchten, sollten Sie auf AHAs und BHAs verzichten.

Ascorbinsäure (Vitamin C)

Als mein Freund, der verstorbene Linus Pauling, in den 70er Jahren Vitamin C als Mittel gegen die Erkältungen zum Durchbruch verhalf, dachte er nicht im Traum daran, daß das gleiche Vitamin eines Tages als Mittel gegen Falten vermarktet wird. Wahrscheinlich würde es ihn köstlich amüsieren zu wissen, daß Vitamin C heute als das heißeste Anti-Aging-Produkt seit Jahren gilt! Studien zeigen, daß Vitamin-C-Hautpflegeprodukte nicht nur das Aussehen, sondern auch die Gesundheit und die Qualität der Haut entscheidend verbessern.

Vitamin-C-Produkte leisten das, was bisher als unmöglich galt: Sie stimulieren das Wachstum von neuem Kollagen. Vitamin C ist für die Produktion von neuem Kollagen unverzichtbar; leider aber sinkt die Menge des in der Haut verfügbaren Vitamin C mit zunehmendem Alter ab. Oral eingenommen, wird ein Großteil des Vitamin C vom Körper verwendet, ohne in die Hautzellen zu gelangen. Mehrere Studien zeigen, daß hochkonzentrierte Vitamin-C-Cremes (mit einem Vitamin-C-Anteil von über zehn Prozent) den Anteil dieses so wichtigen

Vitamins in der Haut erhöhen können. Tierversuche, die am Medical Center der Duke University durchgeführt wurden, zeigen, daß mit Vitamin C behandelte Hautzellen tatsächlich dicker werden – ein Zeichen für die Kollagenregeneration. Das Eincremen von Vitamin C direkt auf die Haut trägt dazu bei, daß sie ihre Spannkraft zurückgewinnt, Fältchen aufgepolstert und zarte Linien geglättet werden, so daß die Haut insgesamt jugendlicher aussieht. Lokal aufgetragen verbessert Vitamin C die Durchblutung der Haut und gibt ihr zumindest teilweise ihr jugendliches Strahlen zurück.

Vitamin C kann feine Linien glätten, Fältchen mindern und die Farbe und Spannkraft der Haut verbessern, sie sieht straffer und weniger schlaff aus.

Darüber hinaus wurde nachgewiesen, daß Vitamin C die Haut vor UV-Schäden schützt und Entzündungen lindert, die durch UV-Strahlung hervorgerufen wurden. Tatsächlich haben Studien gezeigt, daß Vitamin C lokal angewandt eine der gefährlichsten Wirkungen von UV-Licht verhindern kann: die Schwächung des Immunsystems. Vitamin C hätte somit nicht nur eine kosmetische Wirkung, sondern würde einen Schutz vor weiteren Hautschäden bieten.

Vitamin C sollte auf der Haut nur in speziellen Präparaten zur äußerlichen Anwendung verwendet werden. Anderenfalls kann die Haut es nicht absorbieren. Reiben Sie nicht das in einer Pille oder Kapsel enthaltene Vitamin C direkt auf die Haut: Es könnte zu starken Reizungen führen und wäre darüber hinaus völlig unwirksam. Vitamin C wird als flüssiges Serum oder als Creme angeboten. Einige hochkonzentrierte Präparate sind nicht für die zarte Augenpartie geeignet, hierfür gibt es speziell entwickelte, schwächere Präparate.

Ein Serum ist stärker und deshalb wirksamer als eine Creme. Allerdings reagieren Menschen mit sehr empfindlicher

Haut darauf möglicherweise mit Hautreizungen; sie sollten deshalb eine Creme bevorzugen.

Wenn sich bei Ihnen altersbedingte Hautschäden rund um die Augen zeigen, sollten Sie neben dem Gel oder der Creme, die Sie für das Gesicht verwenden, ein milderes Produkt verwenden, das speziell für die Augenpartie gedacht ist.

Emu-Öl

Heiler der australischen Aborigines setzen Emu-Öl seit langem zur Behandlung von Wunden und Verbrennungen ein. Heute wird es als Feuchtigkeitspräparat für die Haut vermarktet, das gleichzeitig vor Sonne schützt. Darüber hinaus soll Emu-Öl Fältchen und feine Linien mildern. Es ist in Kosmetik- und Hautpflegeprodukten enthalten.

Essentielle Fettsäuren

Zeigen Sie mir jemanden, der eine extrem fettreduzierte Diät einhält, und ich garantiere Ihnen, daß er trockene Haut und stumpfes lebloses Haar hat. Etwas Fett in der Ernährung ist ein Muß für eine gesunde strahlende Haut. Insbesondere essentielle Fettsäuren wie Gammalinolsäure helfen der Haut, elastisch zu bleiben, und binden Feuchtigkeit im Gewebe. Mehrere der bereits vorgestellten Ergänzungsmittel (Leinöl, Konjugierte Linolsäure, Omega-3-Fettsäuren, Nachtkerzenöl) sind essentielle Fettsäuren. Menschen mit trockener Haut sollten für ein optimales Ergebnis allerdings zusätzlich einen Moisturizer mit essentiellen Fettsäuren verwenden. Lesen Sie die Packungsbeilage, um festzustellen, ob ein Feuchtigkeits-produkt essentielle Fettsäuren enthält. Keinesfalls empfiehlt es sich, dafür Kapseln, die essentielle Fettsäuren enthalten, zu öffnen: Sie sind ausschließlich für die orale Einnahme geeig-net. Ihr Inhalt ist nicht nur zu ölig, um sich angenehm auf der Haut anzufühlen, sondern wird möglicherweise auch nicht so gut absorbiert wie ein speziell für die äußerliche Anwendung entwickeltes Mittel. Eine besonders gute Wahl stellen Pro-dukte dar, die außer essentiellen Fettsäuren auch Liposome und Hyaluronsäure enthalten: Sie sorgen dafür, daß Feuchtig-keit effektiver in die tief in der Haut liegenden Zellen ge-langt.

Grüntee-Extrakt

Vor kurzem haben zahlreiche Studien bestätigt, daß im grünen Tee enthaltene Substanzen – Polyphenole – vor Krebs schüt-zen können. Tatsächlich konnte das Auftragen von Grüntee-Polyphenolen auf die Haut von Tieren nachweislich die Bil-dung von Tumoren verhindern, als die Tiere bekannten krebserregenden Substanzen und übermäßigem Sonnenlicht ausgesetzt wurden. Inzwischen werden Hautcremes, die Grün-tee-Polyphenole enthalten, in Naturkostläden angeboten. Dar-über hinaus wirken grünteehaltige Hautpflegeprodukte sehr beruhigend und sind deshalb für empfindliche oder gereizte Haut geeignet. Mehrere Leute haben mir erzählt, daß Grün-teeprodukte kleine Reizungen mildern können, wie sie von einigen Anti-Aging-Hautpflegeprodukten (wie AHAs, BHAs, Retinol und Vitamin-C-Creme) ausgelöst werden, die unter-halb der Hautoberfläche wirken.

Kamille

Eine sorgfältige Reinigung ist unverzichtbar für eine strahlende gesunde Haut. Allzu oft aber tun wir des Guten zuviel: wir verwenden scharfe Produkte, die wie Waschmittel oder Schmirgelpapier wirken und die Haut nicht nur reizen, sondern auch entfetten. Kamille ist ein ungemein freundliches Hautreinigungsmittel und selbst für sehr empfindliche Haut gut verträglich. Halten Sie nach Produkten Ausschau, die Kamille als Hauptbestandteil enthalten.

Kinetin

Kinetin, ein aus Pflanzen gewonnenes Wachstumshormon wird in Hautcremes und Gels verwendet. In Reagenzglas-Studien konnte gezeigt werden, daß Kinetin das Leben menschlicher Fibroblasten in der Haut verlängert, die wesentlich an der Hautalterung beteiligt sein sollen. Fibroblasten produzieren Kollagen und Elastin, die für die Erhaltung der Struktur und Spannkraft der Haut wichtig sind. Hautpflegeprodukte enthalten neben Kinetin häufig auch Vitamine und Antioxidantien.

Oxygencreme

Für die Produktion neuer und die Reparatur alter Zellen ist Energie notwendig. Sauerstoff, eine grundlegende Voraussetzung für die Energieproduktion im Körper, wird mit dem Blut über winzige Kapillaren an die Zellen geliefert. Wenn wir älter werden, wird das Netzwerk der Kapillaren schwächer und weniger effizient. Das führt dazu, daß viele verschiedene Organsysteme, allen voran die Haut, schlechter als bisher mit Blut versorgt werden. Auf den Punkt gebracht: Die Haut beginnt, alt und müde auszusehen. Das Gegenmittel? Hauchen Sie erschöpfter Haut neues Leben ein – mit Gesichtscremes, die Sauerstoff direkt in die Hautzellen befördern.

Oxygen-Hautprodukte enthalten Wasserstoffperoxid, das in Sauerstoff zerlegt wird, sobald es mit der Haut in Berührung kommt. Studien zeigen, daß der Sauerstoffgehalt in der Haut bereits nach einer Anwendung von Hydrogenperoxid signifikant steigt. Führende Kosmetiksalons in den USA bieten inzwischen Sauerstoff-Gesichtsbehandlungen an, bei denen reiner Sauerstoff direkt auf das Gesicht strömt.

Kritiker von Oxygen-Cremes und -Behandlungen wenden ein, ihre Wirkung auf den Zustand der Haut sei gering, aber Menschen, die Oxygen-Angebote ausprobiert haben, verlangen immer wieder danach. Ich kann dazu nur sagen: Probieren Sie es einfach aus und sehen Sie, ob sich ein Erfolg einstellt. (Obwohl Sauerstoff für die Energieproduktion unverzichtbar ist, fördert er auch die Bildung freier Radikale. Deshalb enthalten Oxygen-Hautprodukte oft Antioxidantien, die möglicherweise schädliche freie Radikale »schlucken«. Ich bin der Meinung, wer atmet, sollte auch Antioxidantien einnehmen!)

Proanthocyanidin-Creme und -Gel

Proanthocyanidine (PCOs) werden aus in Frankreich wachsenden Kiefern gewonnen, sind reich an Antioxidantien und stehen mittlerweile für die Hautpflege zur Verfügung. Mehrere Hersteller bieten Hautcremes und -gels an, die PCOs enthalten, meistens in Kombination mit anderen Antioxidantien wie Vitamin E.

PCOs helfen auf verschiedene Arten, sich eine gesunde, schöne Haut zu bewahren. So tragen die in PCOs enthaltenen Flavonoide zu einer Stärkung der Kapillaren bei, jener winzigen Blutgefäße, die die Gewebe und Zellen des Körpers und der Haut mit Blut und Nährstoffen versorgen. Mit zunehmendem Alter brechen diese kleinen Kapillaren zusammen, so daß die Blutversorgung schlechter wird. Eine Stärkung der Kapillaren verbessert den Blutfluß im Körper und damit auch in der Haut.

Wie bereits erwähnt wird die Hautalterung vor allem durch den Angriff freier Radikale verursacht, die das Kollagen zerstören, also die Eiweißschicht, die die Hautoberfläche stützt. Wegen des Verlusts an Kollagenfasern beginnt die Haut mit zunehmendem Alter schlaff und faltig zu werden. Studien haben gezeigt, daß PCOs Kollagen gegen den Angriff freier Radikale schützen und das Kollagen sogar stimulieren können, sich selbst zu reparieren. In einer Studie wurden mit Gewichten beschwerte Kollagenfasern 24 Stunden lang in Wasser eingeweicht, um sie zu schwächen und zu verlängern und so die Verschleißwirkungen zu simulieren, denen die Haut im Lauf der Jahrzehnte ausgesetzt ist. Sobald jedoch dem Wasser PCOs beigesetzt wurden, verkürzten sich die Fasern wieder und wurden stärker – ein Hinweis darauf, daß PCOs die Haut verjüngen können.

Weil PCOs reich an Antioxidantien sind, bieten sie auch einen zusätzlichen Schutz gegen schädliche UV-Strahlen. In einer in Finnland durchgeführten Studie wurden menschliche Hautzellen UV-Strahlung ausgesetzt. Ohne Schutz starben nach einiger Zeit etwa 50 Prozent der Hautzellen ab. Als den Zellen jedoch PCOs hinzugefügt wurden, überlebten 85 Prozent davon die UV-Bestrahlung. PCOs können vor allem vor gefährlichen UVB-Strahlen schützen, die Sonnenbrand und Schäden an der Epidermis, der äußeren Hautschicht, hervorrufen können.

Außerdem verbessern PCOs die Wirkung von Vitamin C, einem weiteren wichtigen Vitamin für jugendlich strahlende Haut. PCOs werden in Kapseln angeboten, die oral eingenommen werden; effizienter ist es aber, die PCOs mit einer Creme oder einem Gel direkt in die Haut zu bringen.

Retinol-Creme

(*Hinweis:* Retinol-Creme ist in Deutschland verschreibungspflichtig.)

Vitamin A gilt seit langem als das Vitamin für eine schöne Haut. Die erste Vitamin-A-Creme hieß Tretinoin oder Retin-A und wurde zunächst zur Akne-Behandlung eingesetzt. Später beobachteten Dermatologen, die Erwachsene mit Retin-A behandelten, daß es auch feine Linien und Falten mildert. Vor einiger Zeit ließ die amerikanische Gesundheitsbehörde FDA erstmals eine Vitamin-A-Creme, die unter dem Namen Renova vermarktet wird, als verschreibungspflichtige Anti-Falten-Creme zu. Obwohl diese verschreibungspflichtigen Produkte sehr gut wirken, haben sie den Nachteil, daß sie zu Hautreizungen führen können und daß sich die Haut nach der Anwendung röten und schälen kann.

Mittlerweile wird eine schwächere Form von Renova, Retinol, rezeptfrei angeboten. Wie Retin-A und Renova kann Retinol feine Linien und Falten abmildern und altersbedingte Hautverfärbungen reduzieren, ohne mit störenden Nebenwirkungen verbunden zu sein. Wie AHAs löst Retinol alte Zellen ab und stimuliert die Bildung neuer Zellen. Retinol ist insofern einzigartig, als es den anderen genannten Produkten in einem Punkt überlegen ist: Es kann die neuen Zellen so »umprogrammieren«, daß sie sich eher wie Zellen junger Haut verhalten. Die neuen Zellen sehen nicht nur jünger aus, sie speichern auch Feuchtigkeit genau wie jüngere Zellen. Einer Studie der Firma Neutrogena zufolge, die vor kurzem das Retinol-Produkt Neutrogena Healthy Skin Anti-Wrinkle Cream auf den Markt gebracht hat, wurde bei Probanden, die zwölf Wochen lang Retinol angewendet hatten, eine echte Verbesserung der Hautstruktur bewirkt, und Fältchen, vor allem im Augenbereich, wurden gemildert. Die Vorher- und Nachher-Photos sind wirklich beeindruckend. Die beste Nachricht ist die, daß Retinol, das weniger stark ist als verschreibungspflichtige Vitamin-A-Produkte, nicht annähernd so leicht Hautreizungen hervorruft; trotzdem kann es bei manchen Anwendern mit empfindlicher Haut zu einer leichten Hautrötung und -schuppung führen. Mehrere Retinol-Hautprodukte werden in Apotheken und Naturkostläden angeboten. Einige davon enthalten zusätzlich Vitamin C, Vitamin E oder andere Antioxidantien.

Teebaumöl

Es gibt kaum etwas unansehnlicheres als eingerissene, abblätternde oder verfärbte Nägel, die durch eine Pilzinfektion verursacht werden. Nagelpilz ist besonders hartnäckig und schwer zu behandeln. Teebaumöl ist ein erprobtes Mittel bei Pilzinfektionen und wird vor allem in den Tropen gerne verwendet. Direkt auf den Nagel aufgetragen kann Teebaumöl den Heilungsprozeß beschleunigen, vor allem wenn es mit anderen

Behandlungsformen, zum Beispiel einer Entfernung des infizierten Gewebes, kombiniert wird. Nachdem die Infektion abgeklungen ist, hilft Teebaumöl ein erneutes Auftreten des Pilzes zu verhindern.

Teebaumöl wird auch in Anti-Schuppen-Shampoos eingesetzt. Vor kurzem haben Studien gezeigt, daß Hefepilzinfektionen Schuppenflechte (Psoriasis) und Ekzem verschlimmern können, zwei Hautkrankheiten, die zu trockener, schuppiger Kopfhaut führen. Wenn Sie zu Hefepilzinfektionen neigen, kann Ihnen Teebaumöl helfen, Ihre Kopfhaut gesund zu erhalten.

Tocopherol (Vitamin E)

Als in den 80er Jahren allgemein bekannt wurde, daß Vitamin E den Alterungsprozeß eindämmt, schnitten viele Leute Vitamin-E-Kapseln auf und rieben das darin enthaltene Öl direkt in die Haut ein, um Falten vorzubeugen. (Ich rate davon ab: Vitamin-E-Öl ist nicht nur sehr fettig, es kann bei manchen Menschen auch starke Hautreizungen hervorrufen.) Kosmetikproduzenten witterten diesen Trend und gaben ihren Produkten eine kleine Dosis Vitamin E bei. Leider war die zugefügte Menge in vielen Fällen zu gering, um eine spürbare Wirkung zu erzielen. Heute werden mehrere neue hochkonzentrierte Vitamin-E-Cremes angeboten, die nicht fetten und angeblich hochwirksame Anti-Aging-Mittel sind, besonders für die empfindlichen Hautpartien im Gesicht. In einer kürzlich durchgeführten Studie verwendeten 20 Frauen zwischen 42 und 64 Jahren eine Vitamin-E-Creme auf einem Augenlid und ein Placebo auf dem anderen. Nach vier Wochen waren bei der Hälfte der Frauen Falten und Hautunebenheiten in dem mit Vitamin E behandelten Bereich stärker zurückgegangen als in dem mit dem Placebo behandelten Bereich. Vitamin E wird auch eingesetzt, um Narben zum Verschwinden zu bringen und Schwangerschaftsstreifen zu mildern.

Vitamin-K-Creme

(*Hinweis:* Vitamin-K-Creme ist vorwiegend in den USA erhältlich.)

Vitamin-K-Creme wird verwendet, um ein Verblassen von Besenreißern, gebrochenen Kapillaren und blauen Flecken zu bewirken und die Heilung von sonnenbrandgeschädigter Haut zu beschleunigen. Es wird manchmal nach kosmetischen Eingriffen wie einer Laserbehandlung gegeben, um eine Narbenbildung zu vermeiden. Vitamin-K-Creme ist relativ teuer, und die Meinungen darüber sind geteilt. Einige Leute schwören darauf; andere sagen, daß sie keine Erfolge bringt.

9
Ergänzungsmittel für die geistige Fitneß

Ein Freund, der kürzlich 50 wurde und gerade eine neue berufliche Aufgabe übernommen hatte, stellte zu seiner Bestürzung fest, daß er Mühe hatte, sich die Namen seiner neuen Kollegen zu merken. Nicht genug damit, er hatte auch das Gefühl, nicht mehr so wach und dynamisch zu sein wie früher. »Sag mir, was ich nehmen soll, und ich nehme es!« beschwor er mich.

Ich stellte eine Liste von Ergänzungsmitteln zusammen, von denen ich wußte, daß sie helfen würden, und versicherte ihm gleichzeitig, daß das, was er erlebte, völlig normal sei. Wenn Menschen älter werden, ist die Wahrscheinlichkeit groß, daß sie eine Veränderung ihrer geistigen Funktion bemerken, aber diese Veränderungen sind minimal. Das Nachlassen des Kurzzeitgedächtnisses ist ein häufiges, aber nicht weiter ernsthaftes Phänomen – auch wenn es zugegebenermaßen lästig ist, wenn man die Namen neuer Bekannter oder wichtige Telefonnummern vergißt. Ich machte meinem Freund auch klar, daß seine Probleme keineswegs der Anfang vom Ende waren. Abgesehen von einer Minderheit älterer Menschen, die eine schwere Erkrankung des Gehirns wie zum Beispiel Alzheimer bekommen, können die meisten von uns ein Leben lang geistig rege bleiben.

Um geistig dynamisch zu bleiben, ist es aber nicht damit getan, ein paar Pillen zu schlucken. Ihre geistige Verfassung ist oft ein Spiegel Ihres körperlichen Befindens. Wenn Sie aktiv, gesund und energiegeladen sind, ist die Chance groß, daß Sie auch geistig und körperlich gut funktionieren. Tatsächlich liegen vielen angeblich mentalen Problemen körperliche Probleme zugrunde. Arteriosklerose zum Beispiel, die den Blutfluß zum Gehirn beeinflußt, kann zu einem merklichen Absinken geistiger Fähigkeiten führen. Ähnliches gilt für einen hohen Blutdruck.

Ich kann die Rolle der Ernährung für die Gehirnleistung nicht genug betonen. Ihr Gehirn braucht ständig Nahrung, die ihm die Energie für seine vielen Aktivitäten liefert. In jedem Alter gilt: Wenn Sie unregelmäßig essen oder nicht genügend Nährstoffe aufnehmen, fehlt Ihren Gehirnzellen die Energie, um gut zu arbeiten. Zahlreiche Studien haben gezeigt, daß ein Verzicht auf das Frühstück bei Schülern zu schlechten schulischen Leistungen führt. Offensichtlich ist es sehr schwer, konzentriert und engagiert zu arbeiten, wenn einen der Hunger plagt.

Manchmal »hungern« Sie nach einem bestimmten Nährstoff, ohne es zu merken. So fehlt es zum Beispiel vielen Menschen über 60 an Vitamin B_{12}. Dieser Mangel kann für neurologische Symptome wie Schwäche, Unausgeglichenheit, Stimmungsschwankungen, Desorientierung und Gedächtnisverlust verantwortlich sein. Tatsächlich schneiden einer niederländischen Studie zufolge Menschen mit einem niedrigeren Vitamin-B_{12}-Spiegel im Blut bei Intelligenztests weniger gut ab als Menschen mit einem höheren Vitamin-B_{12}-Spiegel. Nährstoffmangel kann aber nicht nur die geistige Leistung älterer Menschen beeinträchtigen; auch jüngere Menschen sind davon betroffen. Beispielsweise wurde nachgewiesen, daß ein Eisenmangel die Prüfungsergebnisse bei Studenten verschlechtert: Nachdem Studenten der Penn State University, bei denen ein Eisenmangel festgestellt worden war, drei

Monate lang Eisen-Ergänzungsmittel eingenommen hatten, konnten sie ihre Prüfungsergebnisse signifikant verbessern.

Auch ein Mangel an körperlicher Bewegung kann dazu führen, daß die Gehirntätigkeit erlahmt. Physische Inaktivität geht mit elektrischen und chemischen Veränderungen im Gehirn einher, die zu einem Absinken der für die geistige Wachheit unverzichtbaren Neurotransmitter Dopamin und Noradrenalin führen. Körperliche Bewegung wirkt dem entgegen, weil sie das Gehirn mit mehr Sauerstoff versorgt, den Herzmuskel stärkt und eine bessere Blutzirkulation bewirkt. Darüber hinaus erzeugt das Auffüllen der Sauerstoffspeicher ein natürliches Hochgefühl. Es stimuliert die Freisetzung von Endorphinen, neurochemischen Substanzen, die eine opium-ähnliche Wirkung auf das Gehirn haben. Menschen, die Sport treiben, denken klarer, fühlen sich wacher, energiegeladener und deutlich wohler in ihrer Haut.

Sport hilft auch, Streß abzubauen, der sich negativ auf die Gehirntätigkeit auswirkt. Zahlreiche Studien haben gezeigt, daß dauerhafter Streß das Altern des Gehirns beschleunigen und Gehirnbereiche schädigen kann, die an Lern- und Gedächtnisprozessen beteiligt sind. Wissenschaftler der McGill University in Montreal überwachten bei 130 gesunden Probanden zwischen 55 und 87 fünf Jahre lang den Anteil von Streßhormonen im Blut. Dabei stellten sie fest, daß ein hoher Gehalt von Streßhormonen im Blut mit unterschwelligen Gedächtnis- und Aufmerksamkeitsproblemen einherging. Ein hoher Streßhormon-Spiegel wurde sogar als möglicher Grund für Alzheimerkrankheit genannt.

Ganz eindeutig geht die Erhaltung der intellektuellen Leistungsfähigkeit Hand in Hand mit einem gesunden Lebensstil. Im Folgenden finden Sie eine Liste von Ergänzungsmitteln, die beides unterstützen.

Antioxidantien schützen
Ihr Gehirn

Das Gehirn besteht zu mehr als 50 Prozent aus Fettgewebe, das es besonders anfällig für den Angriff freier Radikaler macht, jener instabilen Sauerstoffmoleküle, die beim Sauerstoff-Stoffwechsel der Zellen unweigerlich anfallen. Tatsächlich wird die Zerstörung von Gehirnzellen durch freie Radikale als Mitursache vieler Gehirnkrankheiten einschließlich Alzheimer- und Parkinsonscher Krankheit angesehen. Wenn wir jung sind, verfügt unser Körper über ein starkes Netz von Antioxidantien, die zerstörerische freie Radikale abwehren können. Mit zunehmendem Alter aber sinkt der Spiegel natürlich produzierter Antioxidantien ab; deshalb ist es wichtig, zusätzlich Antioxidantien einzunehmen. Sie werden als Mono- oder in Kombinationspräparaten angeboten. Zu den besten Antioxidantien für das Gehirn gehören:

Lipoidsäure

Lipoidsäure gilt als universelles Antioxidans, weil es die Aktivität anderer Antioxidantien im Körper stärken kann. Es ist auch insofern einzigartig, als es weder fett- noch wasserlöslich ist und somit in jeden Teil jeder Zelle gelangen kann. Während andere Antioxidantien hochspezialisiert sind und nur gegen ein oder zwei verschiedene freie Radikale wirken, kann Lipoidsäure viele verschiedene Arten von freien Radikalen unschädlich machen (oder entschärfen). Sie ist auch in der Lage, die Blut-Hirn-Schranke zu durchdringen und kann dadurch bei der Reparatur verletzter Gehirnzellen mitwirken. Tatsächlich zeigen Tierstudien: Lipoidsäure vermag Gehirnschäden rückgängig zu machen, die durch einen Schlaganfall verursacht wurden – den temporären Ausfall der Blut- und Sauerstoffversorgung, der schwere Gedächtnisstörungen und Verwirrung bewirken kann. Das klingt plausibel, denn ein Großteil des durch einen Schlaganfall verursachten Schadens ist auf die Vermehrung freier Radikale zurückzuführen. Ich bin sicher, daß Lipoidsäure bald zum wichtigsten Antioxidans für die Gesundheit des Gehirns werden wird. Nehmen Sie täglich bis zu 100 mg Lipoidsäure ein.

NADH

NADH oder Co-Enzym 1 ist ein Antioxidans, das sich als vielversprechendes Anregungsmittel für das Gehirn erweisen könnte. Interessanterweise ist der NADH-Spiegel bei Alzheimer-Patienten um 25 bis 50 Prozent niedriger als bei gesunden Gleichaltrigen. In einer Studie wurde bei Alzheimer-Patienten, die täglich zehn Milligramm NADH erhielten, eine merkliche Besserung der kognitiven Funktion und des Gedächtnisses erzielt. Nehmen Sie bis zu zwei 5-mg-Tabletten täglich auf nüchternen Magen ein.

Traubenkern-Extrakt

Traubenkern-Extrakt ist reich an Flavonoid-ähnlichen Proanthocyanidinen und kann zum Schutz der Fettzellen gegen zerstörerische freie Radikale beitragen. Er wirkt auch unterstützend bei der Vorbeugung von Herzkrankheiten, indem er das für gesunde Arterien wichtige Kollagen schützt. Nehmen Sie bis zu zwei Tabletten täglich ein.

Vitamin E

Seit Jahren fällt mir auf, daß ältere Menschen, die Vitamin E einnehmen, mehr »auf Draht« zu sein scheinen, als Gleichaltrige, die das nicht tun. Heute kenne ich den Grund dafür: Vitamin E, ein hochwirksames Antioxidans, hat eine starke Wirkung auf das Gehirn. In einer Studie erhielten Patienten, die sich im Anfangsstadium einer mäßig schweren Alzheimerkrankheit befanden, zwei Jahre lang entweder ein verschreibungspflichtiges Medikament (Selegine), 2000 IE Vitamin E, eine Kombination aus beidem oder ein Placebo. Nach der Evaluation der Patienten am Ende der Studie kamen die Wissenschaftler zu dem Schluß, daß Vitamin E allein das Fortschreiten einer Alzheimerkrankheit sogar besser als die verschreibungspflichtigen Medikamente verlangsamen kann. Vitamin E schützt nicht nur gegen freie Radikale, es unterstützt auch die Abwehr von Herzerkrankungen, die die Zerstörung von Gehirnzellen beschleunigen können.

In einer anderen hochinteressanten Studie wurde Ratten Vitamin E in Dosen verabreicht, die beim Menschen 400 IE täglich entsprechen würden. Berichten der Wissenschaftler zufolge wies nach der Einnahme von Vitamin E ein im Gehirn von Ratten (und Menschen) vorhandenes Protein bei den Ratten nicht die oxidativen »Verschleißerscheinungen« auf, die im allgemeinen Folge der normalen Gehirnalterung sind. Sie schlossen daraus, daß Vitamin E ein »altes« Gehirn jung erhalten kann! Nehmen Sie täglich 400 IE Vitamin E ein.

Mehr geistige Fitneß durch Vitamin B

Ich habe bereits darauf hingewiesen, daß zahlreiche Studienergebnisse zeigen, daß ein niedriger Vitamin-B-Spiegel bei älteren Menschen zu unmerklichen Veränderungen der Gehirnfunktion führt, die eine Mitursache für ein nachlassendes

Gedächtnis und Depressionen sein können. Folsäure vermag einer nachlassenden Gedächtnisleistung vorzubeugen, indem sie die Erhaltung eines normalen Homocysteinspiegels unterstützt, einer körpereigenen Aminosäure. Man geht davon aus, daß hohe Homocysteinwerte das Risiko von Herzerkrankungen erhöhen. Darüber hinaus stellte eine kürzlich durchgeführte Studie des amerikanischen Landwirtschaftsministeriums eine auffällige Korrelation zwischen einem hohen Homocysteinspiegel im Blut und der geringeren Lern- und Merkfähigkeit fest, von denen Depressionen bei älteren Menschen oft begleitet werden.

Nehmen Sie täglich eine Vitamin-B-Komplex-Kapsel à 50 mg zusammen mit 400 µg Folsäure, einer Vitamin-B_1- oder -Thiaminkapsel à 500 mg und einer Vitamin-B_{12}-Tablette à 1000 µg in sublingualer Form ein.

Cholin

Die Zellen des Gehirns kommunizieren miteinander, indem sie chemische Substanzen, sogenannte Neurotransmitter, freisetzen. Einer der wichtigsten Neurotransmitter ist Acetylcholin. Mit zunehmendem Alter sinkt die Menge der Neurotransmitter um bis zu 70 Prozent ab. Auch das kann ein Grund für das Altern des Gehirns sein. Wissenschaftler vermuten, daß Cholin-Ergänzungsmittel ab der Lebensmitte dazu beitragen können, die Wirkung des normalen Alterungsprozesses auf das Gehirn zu verzögern. Das Gehirn nutzt Cholin zur Herstellung von Acetylcholin, das an der Gedächtnisfunktion beteiligt ist und möglicherweise auch die Membranen der Nervenzellen einschließlich der Synapsen (der Kommunikationspunkte zwischen den Gehirnzellen) intakt hält. Acetylcholin unterstützt somit die Kommunikation und den Austausch von Informationen zwischen den Gehirnzellen.

Wenn wir älter werden, produzieren wir weniger und zugleich weniger effizientes Acetylcholin. Möglicherweise ist dies der Grund dafür, daß viele ältere Menschen vergeßlich werden. Die Verwendung von Cholin im Körper hängt von mehreren anderen Nährstoffen ab, vor allem von Vitamin B_{12}, Folsäure und der Aminosäure L-Carnitin.

Cholin wird auch unter dem Namen Phosphatidylcholin oder Phosphatidylinositol angeboten. Verwenden Sie das Produkt, das Sie am leichtesten bekommen können. Nehmen Sie zwischen 1000 und 3000 mg täglich ein.

L-Carnitin

Der Körper verwendet L-Carnitin zur Produktion eines Enzyms, das den Cholinstoffwechsel verbessert und Acetylcholin im Gehirn freisetzt. Gute L-Carnitin-Lieferanten in der Ernährung sind Eier, Sojabohnen, Kohl, Erdnüsse und Blumenkohl. Nehmen Sie bis zu 3 mg täglich ein.

DHS

Fisch gilt aus gutem Grund als Gehirnnahrung: Er ist eine reiche Quelle für Decosahexaenosäure (DHS), einer Fettsäure, die in hoher Konzentration in den grauen Zellen des Gehirns vorkommt. DHS ist für die Funktion der für die Übertragung von Gehirnsignalen zuständigen Gehirnzellmembranen unverzichtbar. In den letzten hundert Jahren ist der DHS-Verzehr ständig gesunken. Nehmen Sie drei 250-mg-Kapseln täglich ein.

DMAE

Das körpereigene DMAE ist ein weiteres Ergänzungsmittel, das die Produktion von Acetylcholin anregen und so die Gedächtnisleistung und das Denkvermögen verbessern kann. Obwohl es auch für sich allein eingenommen werden kann, ist DMAE oft in Präparaten zur Verbesserung der kognitiven Funktion enthalten. DMAE ist eine der wenigen Substanzen, die die Blut-Hirn-Schranke überwinden und direkt in die Gehirnzellen gelangen können. Vor kurzem wurde nachgewiesen, daß DMAE gut bei Kindern mit der Konzentrationsstörung *Attention Deficit Disorder* (ADD) anschlägt und als natürliche Alternative zu Ritalin angeboten wird, dem Medikament, das oft gegen diese Störung verschrieben wird. Nehmen Sie ein bis zwei Tabletten täglich ein. Ich selbst nehme täglich ein Kombinationspräparat aus DMAE, Ginkgo biloba, Phosphatidylserin, Inositol und Cholin ein.

Ginkgo biloba

Der Ginkgo-Baum, dessen Entstehungsgeschichte bis auf die Eiszeit zurückgeht, ist ein ausgezeichneter Lieferant von Bioflavonoiden (hochwirksamen Antioxidantien) und anderen Wirkstoffen mit zahlreichen medizinischen Eigenschaften. In Tierstudien wurde nachgewiesen, daß Ginkgo die Menge von Dopamin im Körper erhöht, einer chemischen Substanz im Gehirn, die die Fähigkeit des Körpers zur Übertragung von Informationen verbessert.

Ginkgo scheint auch bei Menschen die Gehirntätigkeit anzuregen. Ginkgo biloba wurde als Mittel gegen einen unzureichenden Blutfluß zum Gehirn erforscht, und die erzielten Ergebnisse klingen höchst vielversprechend. In einer kürzlich in Frankreich durchgeführten Studie erhielt eine Gruppe von 60- bis 80jährigen, bei denen leichte Probleme mit der Gehirnleistung aufgetreten waren, Ginkgo-biloba-Ergänzungsmittel bzw. ein Placebo. Eine Stunde danach absolvierten die Teilnehmer eine Reihe von Tests, mit denen die Geschwindigkeit der Informationsverarbeitung gemessen wurde. Nach der Behandlung mit Ginkgo biloba verbesserten sich die Testergebnisse der Patienten so dramatisch, daß sie denen junger gesunder Menschen kaum nachstanden.

Nehmen Sie bis zu drei 60-mg-Kapseln täglich ein.

Gotu Kola

(*Hinweis:* Gotu Kola ist eine traditionelle chinesische Medizin (TCM) und vorwiegend in den USA erhältlich.)

Gotu Kola oder Brahmi wird in Indien und China seit Jahrtausenden eingesetzt. Kürzlich durchgeführte Studien zeigen, daß Gotu Kola eine positive Wirkung auf das Herz-Kreislauf-System hat, weil es die Venen und Kapillaren stärkt und so den Blutfluß durch den Körper und das Gehirn verbessert. Gotu Kola ist in Kombinationspräparaten zur Steigerung der Gehirnleistung enthalten.

Huperzin A und B

(*Hinweis:* Huperzin ist vorwiegend in den USA erhältlich.)

Huperzin A und B werden aus Bärlapptee gewonnen und sind bestens dazu geeignet, dem Gedächtnis auf natürliche Weise auf die Sprünge zu helfen. Wissenschaftler am Shanghai Institute of Materia Medica berichten, daß Huperzin A und Huperzin B das Lernen, Erinnern und Behalten verbessern. Beide (oder Bärlapptee) sind in Präparaten zur Stärkung der Gehirnleistung enthalten.

Magnesium

Dieser Mineralstoff kann vielen Krankheiten wie Arteriosklerose und Bluthochdruck, die die Gehirnleistung beeinträchtigen, vorbeugen. Magnesium ist auch sehr wichtig für das Zusammenspiel der Nervenzellen und die Steuerung der Neuronenaktivität. Magnesiummangel wurde mit der Konzentrationsstörung *Attention Deficit Disorder* bei Kindern und Erwachsenen in Verbindung gebracht. Die meisten Amerikaner nehmen zu wenig Magnesium auf, und der Magnesiumverzehr ist weiter im Rückgang begriffen. Schützen Sie sich gegen Magnesiummangel durch die Einnahme von 250 bis 500 mg Magnesium täglich.

Phosphatidylserin

(*Hinweis:* Phosphatidylserin ist vorwiegend in den USA erhältlich.)

Ich habe bereits erwähnt, daß im Gehirn große Mengen Fettgewebe oder Phospholipide vorhanden sind, die das Gehirn besonders anfällig für den Angriff durch freie Radikale machen. Die Wiederherstellung des Phospholipidspiegels kann dazu beitragen, die Gehirnleistung zu steigern. Phospholipide halten nicht nur die Zellen zusammen, sie steuern auch den Zu- und Abgang von Wirkstoffen in die Zellen und wieder heraus. Sie sind darüber hinaus an der Kommunikation der Zellen untereinander beteiligt, ein Vorgang, der von höchster Bedeutung für die Gehirnfunktion ist.

Phosphatidylserin gehört zu den Phospholipiden, die besonders reichlich im Gehirn vorhanden sind. Seine Hauptaufgabe besteht darin, chemische Botschaften von Gehirnzelle zu Gehirnzelle zu übertragen. Studien haben gezeigt, daß sich Phosphatidylserin-Ergänzungsmittel signifikant positiv auf die Gehirnleistung auswirken können. In einer kürzlich durchgeführten Studie wurden bei 149 gesunden Männern und Frauen zwischen 50 und 70 normale altersbedingte Gedächtnisschwächen diagnostiziert, jene Art von Vergeßlichkeit also, die uns alle mit zunehmendem Alter plagen wird. Die Teilnehmer erhielten zwölf Wochen lang täglich 100 mg Phosphatidylserin (PS) bzw. ein Placebo. Die Probanden, die PS einnahmen, stellten eine signifikante Verbesserung ihrer alltäglichen Fähigkeit fest, sich Telefonnummern, Namen und Gesichter zu merken. Bei den Teilnehmern, die das Placebo erhielten, war praktisch keine Veränderung erkennbar.

Nehmen Sie zunächst täglich 200 mg PS ein. Nach vier Wochen reduzieren Sie die Dosis auf täglich 100 mg.

Pregnenolon

(*Hinweis:* Pregnenolon ist in Deutschland verschreibungspflichtig.)

Wissenschaftler haben festgestellt, daß Östrogen, Testosteron und DHEA, also die für die Fruchtbarkeit wichtigen Hormone, zugleich Neurotransmitter sind und eine wichtige Rolle für die Stimmung und Gehirnleistung spielen. Tatsächlich ist das Absinken dieser Hormone für einige der altersbedingten Veränderungen der Gehirnfunktion mitverantwortlich.

Ein neues natürliches Hormon, Pregnenolon, ist in den USA jetzt rezeptfrei erhältlich und gilt als der effektivste bisher bekannte Wirkstoff zur Steigerung der Gedächtnisleistung. In kürzlich durchgeführten Tierversuchen stellten Wissenschaftler beeindruckt fest, daß einige wenige Moleküle dieses Hormons das Gedächtnis von Mäusen enorm verbesserten – ein klarer Hinweis darauf, daß eine ähnliche Wirkung auch beim Menschen erzielt werden kann. Tatsächlich hat Pregnenolon sich bereits heute um den menschlichen Organismus sehr verdient gemacht. In den 40er Jahren wurde nachgewiesen, daß es die Lernfähigkeit verbessert, die Stimmung hebt und die beruflichen Leistungen von Facharbeitern und Piloten verbessert. Damals wurde Pregnenolon vor allem als Mittel gegen Arthritis entwickelt. Nach der Entdeckung von Kortison wurde die Pregnenolon-Forschung jedoch eingestellt. Vor einiger Zeit erweckte der Wirkstoff erneut das Interesse der Wissenschaft, diesmal als Therapie gegen den Alterungsprozeß. Pregnenolon gilt als unbedenklich, und es sind keine Nebenwirkungen bekannt. Nehmen Sie bis zu 50 mg Pregnenolon täglich ein.

Literatur

Abraham, G. E. et al. »Management of Fibromyalgia: Rationale for the Use of Magnesium and Malic Acid.« *Journal of Nutri. Med.*, vol. 3 (1992): 49–50.

Adam, M. »What Effect Does a Protein Hydrolysate Preparation Have? Therapy for Osteoarthritis.« *Therapiewoche* 39 (1989): 3153–57.

Altura, B., et al. »Magnesium: Growing in Clinical Importance.« Patient Care (January 15, 1994): 130–50.

Anderson, R. A. »Chromium, Glucose Tolerance and Diabetes.« *Biological Trace Element Research* 32 (1992): 19–24.

Baggio, E. R., et al. »Italian Multicenter Study on the Safety and Efficacy Of Coenzyme Q1O as an Adjunctive Therapy in Heart Failure (interim analysis). *Clinical Investigator* 71 (1993): 145–49.

Barnes, S., et al. »Soybeans Inhibit Mammary Tumors in Models of Breast Cancer.« *Mutagens and Carcinogens in Diet* (1990): 239–53.

Barrett-Connor, E., et al. »A Perspective Study of Dehydroepiandrosterone Sulfate, Mortality and Cardiovascular Disease.« *New England Journal of Medicine* 315, vol. 24 (April 11, 1986): 1519–24.

Batieha, A. M., et al. »Serum Micronutrients and the Subsequent Risk of Cervical Cancer in a Population-Based Nested Case-Control Study.« *Cancer Epidemiology, Biomarkers and Prevention* 2 (July/August 1993): 335–39.

Boman, G., et al. »Oral Acetylcysteine Reduces Exacerbation Rates in Chronic Bronchitis.« *European Journal of Respiratory Diseases* 64 (1983): 405–15.

Braeckman, J. »The Extract of Serenoa Repens in the Treatment of Benign Prostatic Hyperplasis: A Multicenter Open Study.« *Current Therapy Research* 55 (1994): 776–85.

Cangiano, C., et al. »Eating Behavior and Adherence to Dietary Prescriptions in Obese Subjects Treated with 5-Hydroxytryptophan.« *American Journal of Clinical Nutrition* 56 (1992): 863–68.

Chandra, R. K. »Graying of the Immune System: Can Nutrient Supplements Improve Immunity in the Elderly?« *Journal of the American Medical Association* 277, no. 17 (May 7, 1997): 1398–99

Castleman, M. »Red Pepper Is Hot.« *Medical Selfcare* (September–October 1989).

Champlault, G., et al. »A Double Blind Trial of an Extract of the Plant Serenoa Repens in Benign Prostatic Hyperplasia.« *British Journal of Clinical Pharmacology* 18 (1984): 461–62.

»Chronic Stress Is Directly Linked to Premature Aging of the Brain.« *National Institute on Aging, Research Bulletin* (October 1991).

Cichoke, A. »Maitake: The King of Mushrooms.« *Townsend Letter for Doctors* 130 (May 1994): 432–33.

– »Probiotics Balance Digestion and Improve Overall Health.« *Nutrition Science News*, vol. 2, no. 8 (August 1997): 380.

Clark, L. C., et al. »Effects of Selenium Supplementation for Cancer Prevention in Patients with Carcinoma of the Skin.« *Journal of the American Medical Association* 276, vol. 24 (December 25, 1997): 1957–63.

Crimi, A., et al. »Extract of Serenoa Repens for the Treatment of the Functional Disturbances of Prostate Hypertrophy.« *Med. Praxis* 4 (1983): 47–51.

Crook, T. H., et al. »Effects of Phosphatidylserine in Age-Associated Memory Impairment.« *Neurology* 41 (1991): 644–49.

Di Luzio, N. R. »Immunopharmacology of Glucan: A Broad Spectrum Enhancer of Host Defense Mechanisms.« *Trends in Pharmacological Sciences* 4 (1983): 344–47.

Ditre, M. Cherie, et al. »Effects of a-Hydroxy Acids on Photoaged Skin: A Pilot Clinical, Histologic and Ultrasound Study.« *Journal of the American Academy of Dermatology* 34 (2) Part 1 (February): 187–95.

Earnest, C. P. »The Effect of Creatine Monohydrate Ingestion on Anaerobic Power Indices, Muscular Strength and Body Composition.« *Acta Physiol. Scand.* 153 (1995): 207–9.

»Flax Facts.« *Journal of the National Cancer Institute* 83, no. 15 (September 7, 1991): 1050–52.

Flodin, N. W., et al. »The Metabolic Roles, Pharmacology and Toxicity of Lysine.« *American Journal of Clinical Nutrition*, vol. 16, no. 1 (1997): 7–21.

Flood, J. F., et al. »Memory Enhancing Effects in Male Mice of Pregnenolone and Steroids Metabolism Derived From It.« *Proc. Nat. Acad. Sci. USA* (1992) 89: 1567–71.

Fotsis, T., et al. »Genistein, a Dietary Derived Inhibitor of In Vitro Angiogenesis.« *Proceedings of the National Academy of Sciences* 90 (April 1993): 2690–94.

Frankel, P., et al. »Beyond Antioxidants: Methylation, Homocysteine and Nutrition.« *The Research Corner* (1996).

Gao, Y. T., et al. »Reduced Risk of Esophageal Cancer Associated with Green Tea Consumption.« *Journal of the National Cancer Institute* 86, no. 11 (June 1, 1994): 855–58.

Gibson, R.G., et al. »Perna Canaliculus in the Treatment of Arthritis.« *The Practitioner* 224 (1980): 995–99.

Giovannucci, E., et al. »Intake of Carotenoids and Retinol in Relation to Risk of Prostate Cancer.« *Journal of the National Cancer Institute* 87 (1995): 1767–76.

Hata, Y., et al. »Effects of Fructooligosaccharides (neosugar) on Hyperlipidima.« *Geriatric Medicine* 21 (1982): 156.

Herve, A. et al. »Effect of Two Doses of Ginkgo Biloba Extract (EGB 761) on the Dual-Coding Test in Elderly Subjects.« *Clinical Therapeutics* 15, no. 3 (1993): 549–58.

Hierholzer, J. C., et al. »In Vitro Effects of Monolaurin Compounds on Enveloped RNA and DNA Viruses.« *Journal of Food Safety* 4 (1982).

Jang, M., et al. »Chemoprotective Activity of Resveratrol, a Natural Product Derived from Grapes.« *Science*, vol. 275, (January 10, 1997): 218–20.

Joosten, E., et al. »Metabolic Evidence that Deficiencies of Vitamin B-12 (Cobalamin), Folate and Vitamin B-6 Occur Commonly in Older People.« *American Journal of Clinical Nutrition* 58 (1993): 468–76.

Julius, M., et al. »Glutathione and Morbidity in a Community-Based Sample of Elderly.« *Journal of Clinical Epidemiology* 47, no. 9 (1994): 1021–26.

Kahn, R. S., et al. »L-5 Hydroxytryptophan in the Treatment of Anxiety Disorders.« *Journal of Affective Disorders* 8 (1985): 197–200.

Kamikawa, T., et al. »Effects of Coenzyme Q10 on Exercise Tolerance in Chronic Stable Angina Pectoris.« *American Journal of Cardiology* 56 (1985): 247–51.

Kang, S., et al. »The Cosmetic Beautifying Effect of Retinol (Vitamin A).« *Society for Investigative Dermatology* 105 (1995): 556.

Kanter, M. M., et al. »Antioxidants, Carnitine and Choline as Putative Erogogenic Aids.« *International Journal of Sports Nutrition* 5 (1995): S120–S131.

Kato, M., et al. »Induction of Gene Expression for Immunomodulating Cytokines in Peripheral Blood Mononuclear Cells in Reponse to Orally Administered PSK, an Immunomodulating Protein-Bound Polysaccharide.« *Cancer Immunol. Immunother.* 40 (1995): 152–56.

Kleijnin, J., et al. »Ginkgo Biloba.« *The Lancet* 340 (1992): 1136–39.

Kreider, R. B. »Effects of Ingesting Supplements Designed to Promote Lean Tissue Accretion on Body Composition During Resistance Training.« *International Journal of Sports Nutrition* 6: 234–46.

Lee, J. R. »Osteoporosis Reversal: The Role of Progesterone.« *International Clinical Nutrition Review* 10 (1990): 384–91.

Loike, J. D., et al. »Extracellular Greatine Regulates Creatine Transport in Rat and Human Muscle Cells.« *Proc. Natl. Acad. Sci. USA* 85 (February 1988): 807–11.

Messina, M., et al. »Soy Intake and Cancer Risk: A Review of the In Vitro and In Vivo Data.« *Nutrition and Cancer* 21, no. 2 (1994).

Meydani, S. N., »Vitamin E.« *The Lancet* 435 (January 21,1995): 170–75.

Meydani, S. N., et al. »Vitamin E Supplementation and In Vivo Immune Response in Health Elderly Subjects: A Randomized Controlled Trial.« *Journal of the American Medical Association* 227, no. 17 (May 7, 1997): 1380–85.

Michnovicz, J. J., et al. »Altered Estrogen Metabolism and Excretion in Humans Following Consumption of Indole-3 Carbinol.« *Nutrition and Cancer* 16 (1991): 56–66.

Morales, A. J., et al. »Effect of Replacement Dose of DHEA in Men and Women of Advancing Age.« *Journal of Clinical Endocrinology Metabolism* (1994): 1360–67.

Nagabhushan, M., et al. »Curcumin as an Inhibitor of Cancer.« *Journal of the American College of Nutrition* 11 (1992): 192.

Nissen, S., et al. »Effect of Leucine B-Hydroxy-B-Methylbutyrate on Muscle Metabolism During Resistance Training.« *Journal of Applied Physiology* (1996), vol. 81, no. 5: 2095–104.

Packer, L., et al. »Alpha-lipoic Acid As a Biological Agent.« *Free Radical Biological Medicine* 19 (August 1995): 227–50.

Parry-Billings, M., et al. »A Communication Link Between Skeletal Muscle, Brain and Cells of the Immune System.« *International Journal of Sports Medicine* 11 (1990): S122–S128.

Pederson, R, et al. »Long Term Effects of Vanadyl Treatment on Streptozotocin-Induced Diabetes in Rats.« *Diabetes* 38 (1989): 1390–95.

Pierpaoli, W., et al. *The Melatonin Miracle*. New York: Simon & Schuster, 1995.

Pincus, G., et al. »Effects of Administered Pregnenolone on Fatiguing Psychomotor Performance.« *Aviation Medicine* (April 1944): 98–135.

Pinnell, S., et al. »Induction of Collagen Synthesis by Ascorbic Acid: A Possible Mechanism.« *Archives of Dermatology* (1987): 1684–86.

– »Regulation of Collagen Biosynthesis by Ascorbic Acid: A Review.« *Yale Journal of Biological Medicine* 58 (1985): 553–59.

Platt, D., et al. »Modulation of the Lung Colonization of B_{12}-F1 Melanoma Cells by Citrus Pectin.« *Journal of the National Cancer Institute* 84 (1992): 438–42.

Prior, J. C. »Progesterone as a Bone-Tropic Hormone.« *Endocrine Revievs* 11 (1990): 386–98.

Press, R. J., et al. »The Effect of Chromium Piccolinate on Serum Cholesterol and Apolipoprotein Fractions on Human Subjects.« *The Western Journal of Medicine* 152, no. 1 (January 1990).

Rall, L., et al. »Vitamin B-6 and Immune Competence.« *Nutrition Reviews* 51, no. 8 (1993): 217–25.

Regelson, W., and Colman, C. *The Superhormone Promise.* New York: Simon & Schuster, 1996.

Salmi, H. A., et al. »Effect of Silymarin on Chemical, Functional and Morphological Alterations of the Liver.« *Scandinavian Journal of Gastroenterology* 17 (1982): 517–21.

Sand, M., et al. »A Controlled Trial of Selegiline, Alpha Tocopherol, or Both as a Treatment for Alzheimer's disease.« *The New England Journal of Medicine* 336, no. 17 (April 24, 1997): 1216–22.

Satyavata, G. V. »Guggulipid: A Promising Hypolipidemic Agent from Gum Guggul (Commiphora Wightii.)« *Economic and Medicinal Plant Research*, 5 (1991): 48–81.

Schenker, S., et al. »Polyunsaturated Lecithin and Alcoholic Liver Disease: A Magic Bullet?« *Alcoholism: Clin. Exp. Res.* 18 (1994): 1286–88.

Seddon, J., et al. »Dietary Carotenoids, Vitamins A, C, and E, and Advanced Age Related Macular Degeneration.« *Journal of the American Medical Association* 272, no. 18 (1994): 1413–20.

Seddon, J. H., et al. »The Use of Vitamin Supplements and the Risk of Cataract Among U.S. Male Physicians.« *American Journal of Public Health* 84, no. 5 (May 1994): 788–92.

Shansugasundaram, E. R. B., et al. »Use of Gymnema Sylvestre Leaf Extract in the Control of Blood Glucose in Insulin-Dependent Diabetes Mellitus.« *Journal of Ethnopharmacology* 30 (1990): 281–94.

Sikora, R., et al. »Ginkgo Biloba Extract in the Therapy of Erectile Dysfunction.« *Journal of Urology* 141 (1989): 141–88A.

Simopoulos, A. »Omega-3 Fatty Acids in Health and Disease and in Growth and Development.« *American Journal of Clinical Nutrition* 54 (1991): 438–63.

Singh, Y. N. »Kava: An Overview.« *Journal of Ethnopharmacology* 37, vol. 1 (1992): 13–45.

Sperduto, R. H., et al. »The Linxian Cataract Study: Two Nutrition Intervention Trials.« *Archives of Ophthalmology* 111 (September 1993): 1246–53.

Stanko, R. T., et al. »Body Composition, Energy Utilization, and Nitrogen Metabolism with a 4.25 MJ/d Low-energy Diet Supplemented with Pyruvate.« *American Journal of Clinical Nutrition* 56 (1992): 630–35.

Stephens, N. G., et al. »Randomized Controlled Trial of Vitamin E in Patients with Coronary Disease: Cambridge Heart Antioxidant Study (CHAOS).« *The Lancet* 347, no. 9004 (March 23, 1996): 781–86.

Teel, R. W., et al. »Antimutagenic Effects of Polyphenolic Compounds.« *Cancer Letter* 66, no. 2 (September 30, 1992): 107–223.

Van Scott, E. J., et al. »Alpha Hydroxyacids: Therapeutic Potentials.« *The Canadian Journal of Dermatology.* 1 (5) (November/December 1989): 108–12.

Varma, S. »Scientific Basis for Medical Therapy of Cataracts by Antioxidants.« *American Journal of Clinical Nutrition* 53 (1991): 335S–345S.

Yuji, M., et al. »Hypocholesterolemic Effect of Chitosan in Adult Males.« *Bioscience Biotechnology Biochemistry* 5 (May 1995): 786–90.

Zhang, X., et al. »Protective Effects of Nicotinic Acid on Disturbance of Memory Retrial Induced by Cerebral Ischemia-Reperfusion in Rats.« *Chin. J. Pharm. Tox.* 10 (1996): 178–80.

Zuchrua Zakay-Rones, Mumcuoglu, M., et al. »Inhibition of Several Strains of Influenza Virus in Vitro and Reduction of Symptoms by an Elderberry Extract (Sambucus nigra) During an Outbreak of Influenza B Panama.« *The Journal of Alternative and Complementary Medicine* 1 (1995): 361–69.

Register

B

C

I

L

M

X

W

Y

Z

Bezugsquellen

Nun können Sie mit Dr. Earl Mindell's Empfehlungen optimal für Ihre Gesundheit sorgen!

In den vergangenen 30 Jahren hat Dr. Earl Mindell die Nährstoffe, die der Körper täglich benötigt, um optimal zu funktionieren und Gesundheit zu gewährleisten, erforscht. Auf der Basis seiner neuesten Forschungsergebnisse hat Dr. Earl Mindell eine Reihe von individuell zusammengestellten Nährstoffprodukten entwickelt. Dr. Mindell's Produkte können Sie leider nicht in Läden kaufen. Sie können Sie aber bestellen. Wenn Sie nähere Informationen wünschen, wenden Sie sich bitte an:

Dr. Earl Mindell
P.O. Box 5400
Milford, CT 06460
Tel.: (001) 203/882-7250
Fax: (001) 203/882-7255

Die meisten in Deutschland, der Schweiz und Österreich erhältlichen Nahrungsergänzungsmittel erhalten Sie in Apotheken, Drogerien oder Reformhäusern.

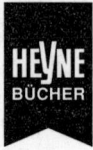

Body & Soul

Harmonie des Lebens

Erich Bauer/Uwe Karstädt
Das Tao der Küche
08/5186

Chao-Hsiu Chen
Feng Shui
08/5181

Laneta Gregory
Geoffrey Treissman
Das Aura-Handbuch
08/5183

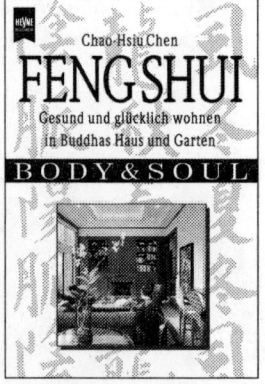

08/5181

Christopher S. Kilham
Lebendiger Yoga
08/5178

Ulrike M. Klemm
Reiki
08/5176

Anita Martiny
Fourou Turan
Aura-Soma
08/5175

Dr. med. H. W.
Müller-Wohlfahrt
Dr. med. H. Kübler
**Hundert Prozent fit
und gesund**
08/5179

Brigitte Neusiedl
Heilfasten
08/5180

Donald Norfolk
Denken Sie sich gesund!
08/5182

Magda Palmer
**Die verborgene Kraft
der Kristalle und der
Edelsteine**
08/5185

Susi Rieth
Die 7 Lotusblüten
08/5177

Dr. Vinod Verma
Ayurveda
08/5184

H e y n e - T a s c h e n b ü c h e r

Bezugsquellen

Nun können Sie mit Dr. Earl Mindell's Empfehlungen optimal für Ihre Gesundheit sorgen!

In den vergangenen 30 Jahren hat Dr. Earl Mindell die Nährstoffe, die der Körper täglich benötigt, um optimal zu funktionieren und Gesundheit zu gewährleisten, erforscht. Auf der Basis seiner neuesten Forschungsergebnisse hat Dr. Earl Mindell eine Reihe von individuell zusammengestellten Nährstoffprodukten entwickelt. Dr. Mindell's Produkte können Sie leider nicht in Läden kaufen. Sie können Sie aber bestellen. Wenn Sie nähere Informationen wünschen, wenden Sie sich bitte an:

Dr. Earl Mindell
P.O. Box 5400
Milford, CT 06460
Tel.: (001) 203/882-7250
Fax: (001) 203/882-7255

Die meisten in Deutschland, der Schweiz und Österreich erhältlichen Nahrungsergänzungsmittel erhalten Sie in Apotheken, Drogerien oder Reformhäusern.

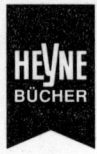

Body & Soul

Harmonie des Lebens

Erich Bauer/Uwe Karstädt
Das Tao der Küche
08/5186

Chao-Hsiu Chen
Feng Shui
08/5181

Laneta Gregory
Geoffrey Treissman
Das Aura-Handbuch
08/5183

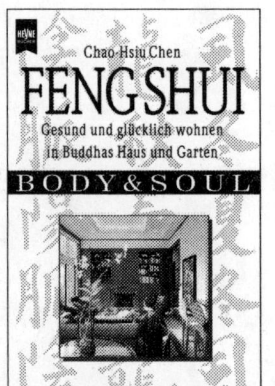

08/5181

Christopher S. Kilham
Lebendiger Yoga
08/5178

Ulrike M. Klemm
Reiki
08/5176

Anita Martiny
Fourou Turan
Aura-Soma
08/5175

Dr. med. H. W.
Müller-Wohlfahrt
Dr. med. H. Kübler
**Hundert Prozent fit
und gesund**
08/5179

Brigitte Neusiedl
Heilfasten
08/5180

Donald Norfolk
Denken Sie sich gesund!
08/5182

Magda Palmer
**Die verborgene Kraft
der Kristalle und der
Edelsteine**
08/5185

Susi Rieth
Die 7 Lotusblüten
08/5177

Dr. Vinod Verma
Ayurveda
08/5184

Heyne-Taschenbücher